李宗智

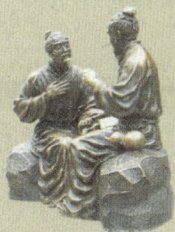

名老中医经验集萃

王利民 · 主编

贵州科技出版社

图书在版编目（CIP）数据

李宗智名老中医经验集萃 / 王利民主编. —— 贵阳：
贵州科技出版社，2016.6（2025.1重印）
ISBN 978 - 7 - 5532 - 0474 - 1

Ⅰ．①李… Ⅱ．①王… Ⅲ．①中医学 - 临床医学 - 经
验 - 中国 - 现代 Ⅳ．①R249.7

中国版本图书馆 CIP 数据核字（2016）第 125033 号

LIZONGZHI MINGLAOZHONGYI JINGYAN JICUI

出版发行	贵州科技出版社	
地　　址	贵阳市中天会展城会展东路 A 座（邮政编码：550081）	
网　　址	http://www.gzstph.com　http://www.gzkj.com.cn	
出 版 人	熊兴平	
经　　销	全国各地新华书店	
印　　刷	北京兰星球彩色印刷有限公司	
版　　次	2016 年 6 月第 1 版	
印　　次	2025 年 1 月第 2 次	
字　　数	420 千字	
印　　张	21.75	
开　　本	710 mm × 1000 mm　1/16	
书　　号	ISBN 978 - 7 - 5532 - 0474 - 1	
定　　价	89.00元	

天猫旗舰店:http://gzkjcbs.tmall.com

编辑委员会

李宗智简介

　　李宗智教授曾是贵阳中医学院第一附属医院眼科主任。李宗智教授生于1938年，其外公是其幼时当地较为有名的老中医，在外公的熏陶下，李宗智教授在潜移默化中喜欢上了祖国医学。1959年，在毛泽东同志"中国医药学是一个伟大的宝库，应当努力发掘、整理、提高"的伟大号召下，李宗智教授进入当时刚刚成立的贵阳中医学院学习，在临床实践中，曾先后师从于袁家玑、石玉书、徐明远、夏生柏等老一辈名老中医，后到成都中医学院学习中医眼科，并开始从事中医眼科的教学、临床、科研等工作，从医至今已50余年。在多年的从医生涯中，李宗智教授逐渐形成了自己独特的学术思想和临床诊病经验。

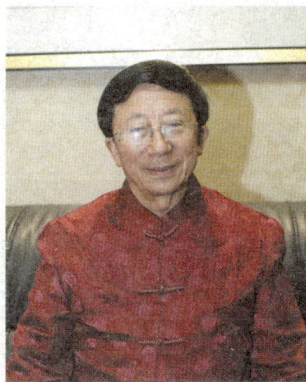

　　李宗智教授是国家级名老中医及贵州省名老中医，在贵州省和全国中医学界及中医眼科界享有较高声誉。历任贵阳中医学院第一附属医院眼科主任、贵州省中医眼底病诊疗中心主任、贵州省中西医结合眼科学会副主任委员、贵州省政协常委等职，是第四批、第五批全国老中医药专家学术经验继承指导老师。李宗智教授用药精炼，疗效卓越，给广大患者解除病痛、带来福音，被患者誉为"李神仙"。李宗智教授曾被中央电视台国际频道采访并在专题名医栏目中播出，吸引了国内外众多的眼疾患者前来求医问药。

李宗智教授喜研历代医家文献,在工作中不断总结临床经验,博采众长,创立了"眼底病阴常不足,阳常有余"及"眼病多郁证"的学术思想,在其带领下创立了贵州省中医眼底病诊疗中心,汇集多年的临床经验研制了眼保1号及眼保2号胶囊,这两种胶囊成为临床中治疗眼疾的良药,并荣获国家发明专利2项。

李宗智教授擅于用中医药治疗角膜炎、小儿弱视、眼底疾患,用药精练,疗效显著。角膜炎的治疗用药善用轻清之品,使药易走清窍,药达病所,驱散外邪;在小儿弱视的治疗中擅于补虚泻实,常以清肝养肝、滋肾明目、祛风解痉之品共用,达到促进视细胞发育、缓解视疲劳的功效,使广大弱视患儿重获良好视力。

李宗智名老中医工作室
2016 年 5 月

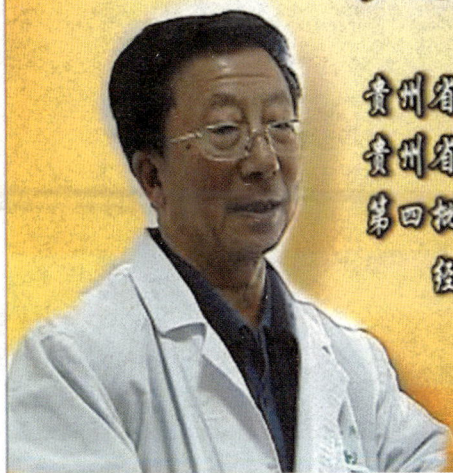

李宗智

贵州省中西医结合眼科学会副主任委员
贵州省政协常委
第四批、第五批全国老中医药专家学术
　经验继承指导老师

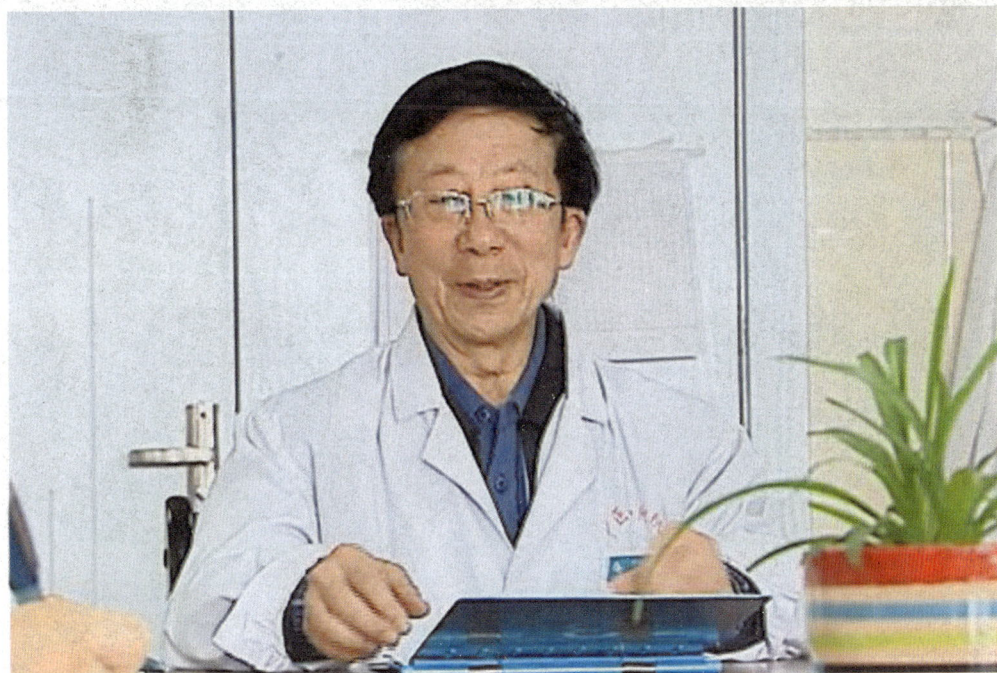

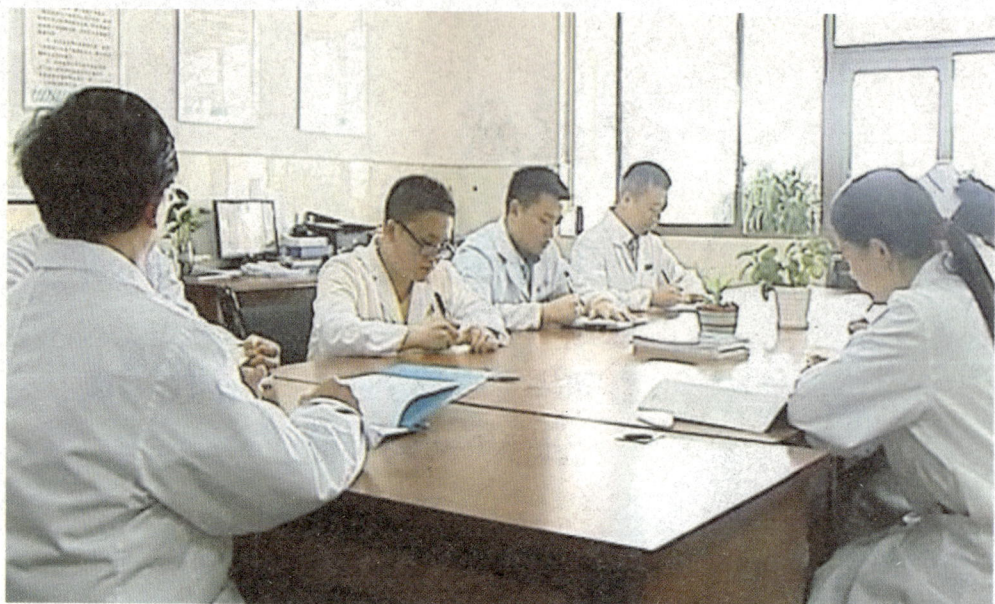

李老工作剪影

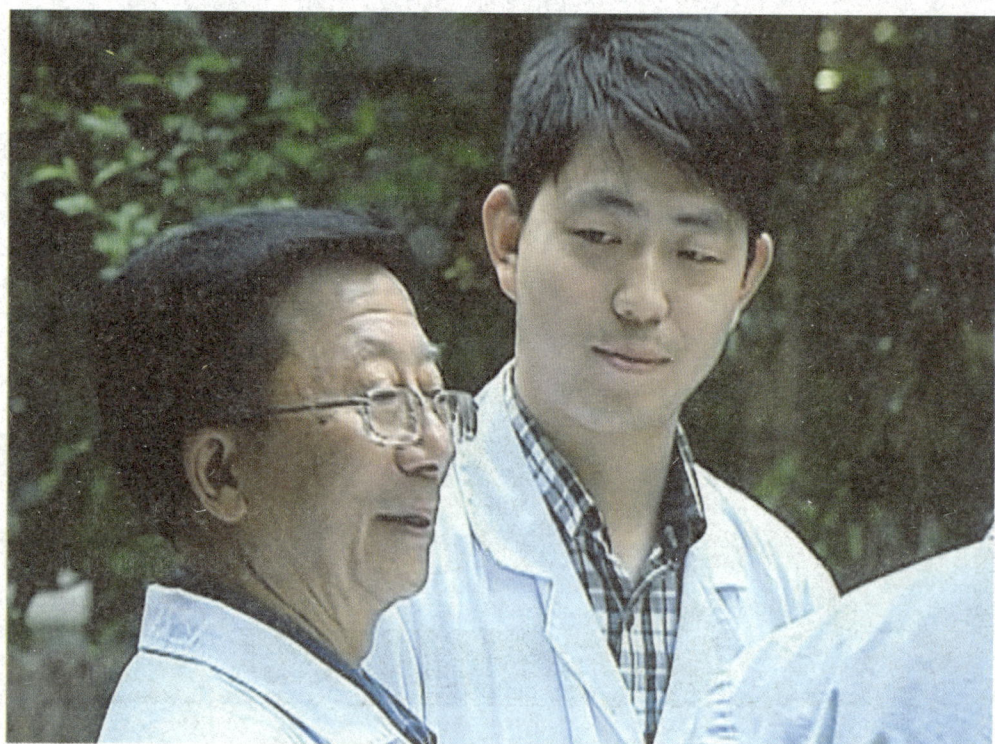

李老传授学生临床知识

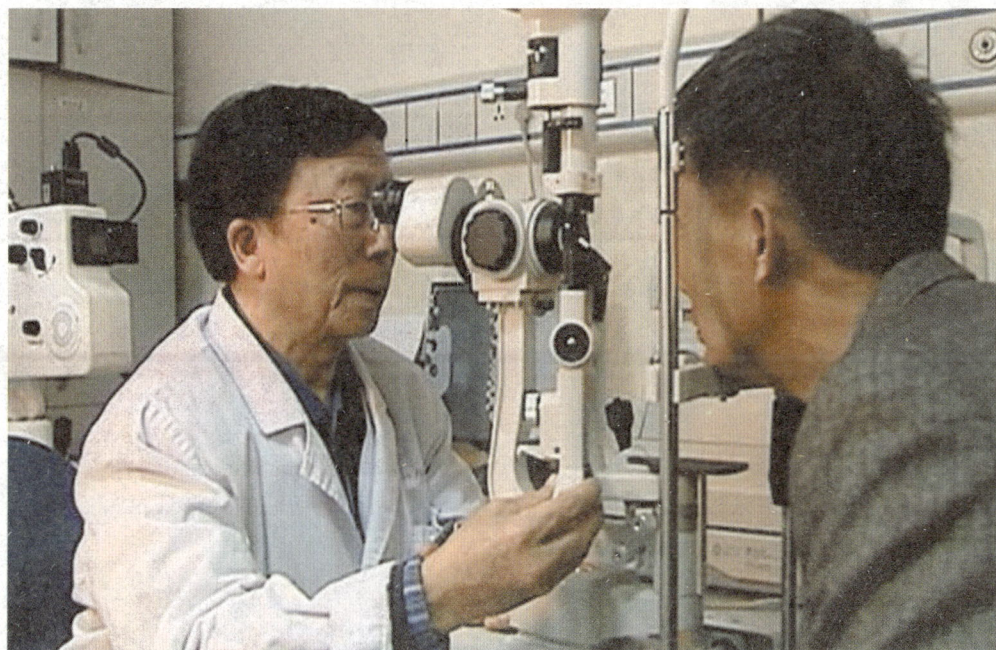

李老为患者诊治

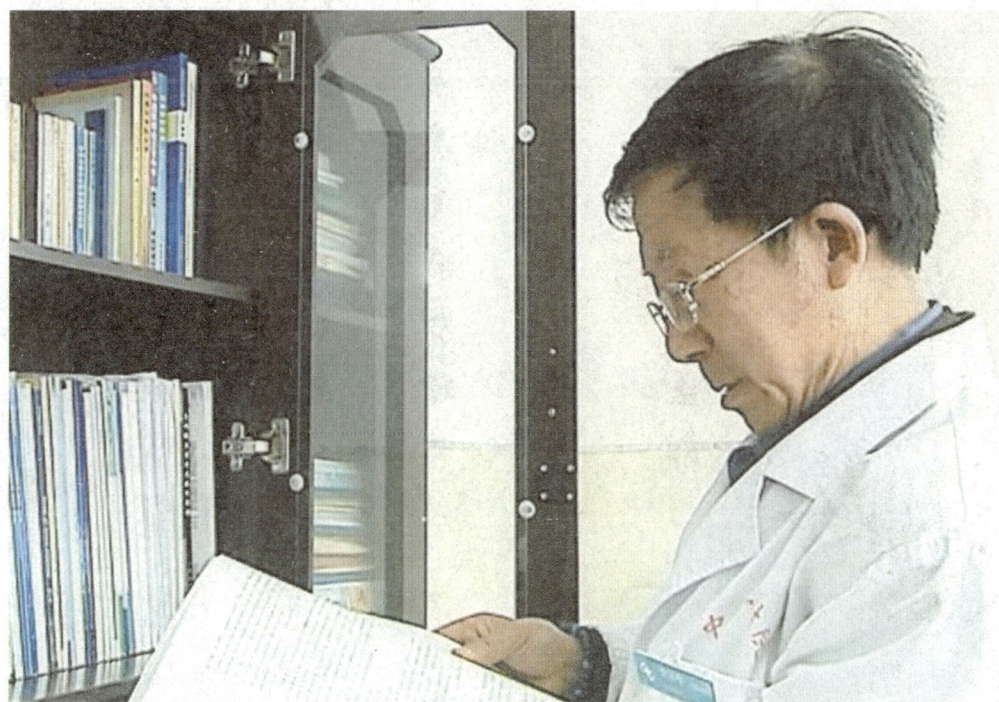

李老查阅古籍资料

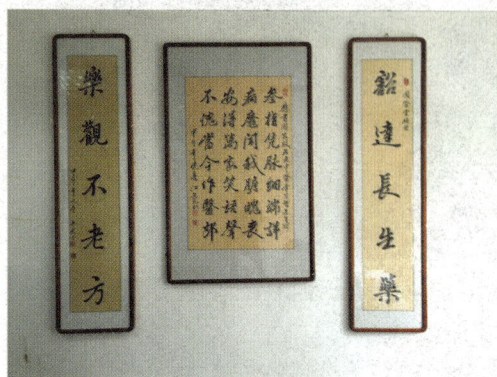

李老书法作品

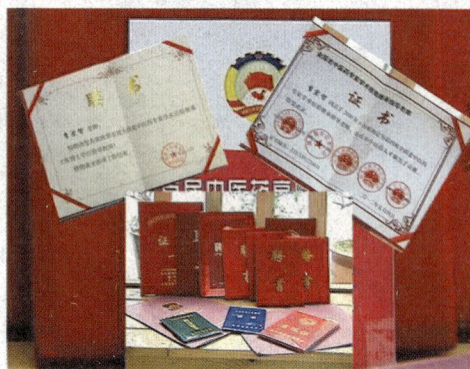

李老所获的荣誉证书

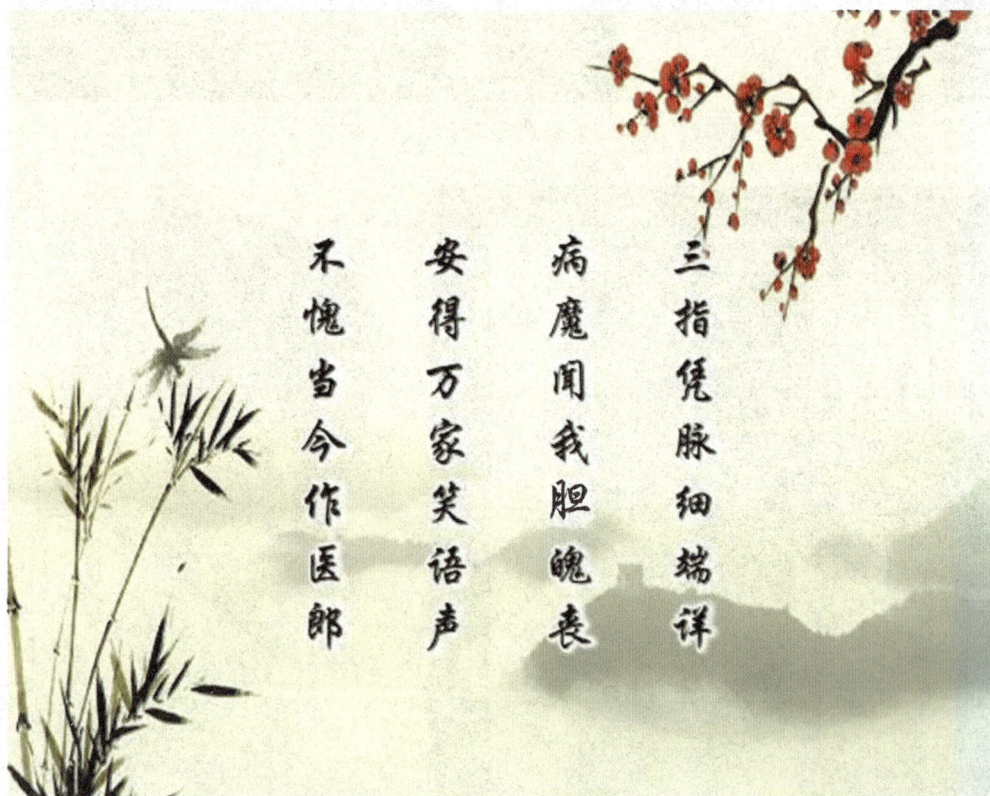

三指凭脉细端详

病魔闻我胆魄丧

安得万家笑语声

不愧当今作医郎

李老诗作

　　名老中医传承工作室是国家中医药管理局为进一步做好名老中医学术思想传承工作,培养高层次中医临床和科研人才,提高中医药学术水平,探索和建立中医药学术传承和推广应用的有效方法和创新模式。李宗智名老中医传承工作室(以下简称工作室)创建于2012年,为中医药学术的传承搭建了一个平台。工作室秉承做好名老中医学术思想传承工作,培养高层次中医临床和科研人才,提高中医药学术水平的理念,先后吸纳初、中、高级中医临床工作人员作为工作室的成员,对李老先生的学术思想及临证经验进行传承,按照培养计划对工作室成员进行培养,工作室多名成员在传承工作中攻读并获得硕士、博士学位。工作室先后接纳了多名实习、见习、进修人员,通过跟随李老先生侍诊抄方,得到口授心传临证诊治经验,参加工作室学习沙龙、病例研讨等活动,学习了名老中医的学术思想和临证经验,将中医理论与临床实践有机结合,培养了中医思维模式,传承了中医诊疗心法,夯实了中医思想。工作室不仅在传统的面面相传上做了大量工作,还进行了网络建设,利用现代化的网络信息技术,将传统、单一的师承模式向"一对多""多对多"模式延伸,体现了师承的现代特色。工作室还通过"派出去、请进来"的模式,与其他名老中医传承工作室进行交流,通过研讨班、学术讲座等多种形式对中医人才进行培养。

　　工作室经过3年的建设,传承了李老先生的一些学术思想及临证经验,我们在其中选其精华,编辑成书,分别介绍了李老先生的学术思想、方药心得、经典医案。

李老先生年近80,这些学术思想、方药心得、经典医案可以说是李老先生毕生的心血,是其智慧的结晶。书中还介绍了各位师承李老先生的弟子在传承工作中对中医学传承、发扬及临证经验的体会。中医学是一个伟大的宝库,必须后继有人、薪火相传。传承中医学,是每个中医工作者的使命和责任;发扬、光大中医事业,不仅有利于国家发展,也是为世界人民的健康做贡献。中医虽然姓"中",但这一宝藏是中国的,也是世界的,是人类文明成果的结晶。

本书的编纂出版得到了工作室全体人员的大力支持,是工作室全体人员的共同成果,也得到了贵阳中医学院第一附属医院各级领导的大力支持,以及工作室管理部门的鼎力相助,在此表示衷心的感谢。本书在编纂过程中,得到了李老先生的亲自审阅、指导。李老先生已近80高龄,仍然对中医学的传承和发展满注心血,治学态度严谨、认真,在此向李老先生表示深深的敬意。

由于我们师从李老先生时间不长,且学术水平有限,没能将李老先生几十年的临证精华完全展现,在此表示深深的遗憾。由于时间仓促,书中难免有不足和错误之处,恳请读者予以指正。

编　者
2016 年 5 月

目　录
CONTENTS

第一章　学术思想 //001

　　第一节　阴阳平衡，重视"调"阴 //003
　　第二节　中西合参，重视望诊 //008
　　第三节　精察局部，重视整体 //010
　　第四节　眼底疾病阴常不足，阳常有余 //011
　　第五节　眼病多郁证 //012
　　第六节　巧用引药，直达病所 //014
　　第七节　药情同治，调摄结合 //015
　　第八节　兼容并收，与时俱进 //016

第二章　方药心得 //019
　　第一节　眼科常用药 //021
　　第二节　耳鼻喉科常用药 //040
　　第三节　肺科常用药 //058
　　第四节　经验方 //065

第三章　验案撷英 //079
 第一节　五官科验案 //081
 第二节　呼吸系统疾病验案 //253
 第三节　神经系统疾病验案 //256

第四章　论文选编 //259
 从郁论治青光眼 //261
 石斛护睛汤治疗干眼病的临床研究 //269
 李宗智治疗复发性单纯疱疹病毒性角膜炎58例 //279
 李宗智教授治疗增龄性黄斑病变的特色及优势 //282
 李宗智弱视治疗经验的临床研究 //298
 李宗智教授诊治慢性咽炎经验琐谈 //302

第五章　薪火相传 //305
 第一节　水轮病治疗以"导滞"为先 //307
 第二节　"中浆"从脾、肝、肾论治 //309
 第三节　眼病治疗善用寒凉，不远温热 //311
 第四节　对眼底病与肝、肾之脏腑病机的认识 //312
 第五节　眼底出血的治疗经验 //314
 第六节　李老对决明子临床应用的经验体会 //316
 第七节　滋阴活血法治疗增龄性黄斑病变的体会 //318
 第八节　玻璃体混浊的治疗体会 //319
 第九节　淡竹叶用作使药之体会 //320
 第十节　做医先做人，用药处用兵 //322
 第十一节　小儿近视、弱视治疗体会 //324
 第十二节　李宗智教授治疗咳嗽经验体会 //326
 第十三节　从肺、肝、肾看中医诊治干眼 //327
 第十四节　李宗智诊病经验体会 //329
 第十五节　从心、脾、肾论治眼科年龄相关性疾病 //330

第一章

学 术 思 想

　　李宗智老先生出生于中医世家,自幼耳濡目染中医文化,从医60余年,不仅积累了丰富的中医诊疗经验,也形成了自己独特的学术思想。作为李老的弟子,我们有责任挖掘其丰富的临床经验及其独特的学术思想。李老在疾病的诊治中,推崇朱丹溪"阳有余,阴不足"的观点,用药时强调药情同治、调摄结合。以下几点是李宗智名老中医工作室成员对其学术思想的一些粗浅认识,但也只是管中窥豹而已,希望在今后的工作中进一步深度挖掘,将李老学术思想的精华呈现给大家。

第一节　阴阳平衡,重视"调"阴

　　阴阳是中国古代哲学中的基本概念,在春秋战国时期被引入医学理论中,从而形成了阴阳学说。中医学运用阴阳学说阐释了生命运动的动因、起源及普遍联系,阴阳学说的核心即阴阳平衡。李老认为:"阴阳平衡,天地使然,人亦然也。养身健体,治病除疾,均在调节阴阳之中,人必须保持自身的阴阳平衡,与天保持平衡,与地保持平衡,方可康健。万物生命应天而存,应地而生,必须顺其规律,正所谓天、地、人和。"如《素问·生气通天论》曰:"凡阴阳之要,阳密乃固。两者不和,若春无秋,若冬无夏,因而和之,是谓圣度……阴平阳秘,精神乃治;阴阳离决,精气乃绝。"强调了阴阳和谐的重要性,同时也指出阴阳失衡人体就会出现病态,而治疗的原则是"谨察阴阳所在而调之,以平为期",阴阳和合则病自愈矣。

　　《灵枢·本神》曰:"是故五脏主藏精者也,不可伤,伤则失守而阴虚,阴虚则无气,无气则死矣。"首先提出了"阴虚"的概念。现代中医学认为阴虚是指人体阴液(包括精、津、血、髓、液)等物质亏耗,以及阴不制阳,而导致对立方阳相对亢盛,机能虚性亢奋的病理表现。阴虚时因阴液亏虚,阴气不足,凉润、宁静、潜降功能减退,多表现为干燥及因阳气相对偏盛而呈现的虚热和虚性亢奋症状。五脏六腑均常见阴虚之证,尤以肺、肝、肾为主。

（一）阴精易亏

阴液是人体生命活动的物质基础,其生成、转化、输布均有赖于阳气的推动、温煦、固摄、防御、气化,故而自身失常和阳气不和都可导致阴液亏虚。李宗智老先生认为:现代人中阴虚者居多,其产生的原因不外先天因素和后天因素。

1. 先天因素

（1）性别差异:古代医家早在《黄帝内经》中就已经指出男女有别,《素问·上古天真论》以肾气、肾精盛衰变化论述了男女（“男八女七”）在生长发育过程中的差异。男性以气为本,以阳为主,其衰始于肾;女性以血为本,以阴为主,其衰始于阳明。女性的一生,所经历的经、带、胎、产、乳均有赖于阴血维系而又数伤于血,必导致女子常气有余而血不足,故而女子阴虚多见。如刘完素在《素问·病机气宜保命集》中指出:“妇人童幼,天癸未行之间,皆属少阴,天癸既行,属从厥阴论之,天癸已绝,乃属太阴经也。”遵于此,李老认为脾、肝、肾三脏皆为生血、藏血、藏精之要脏,与阴精关系密切,论女性疾病宜多从此三脏论治,其中因肝藏血,尤为重要。另外,女性与男性的心理情感特征相较,女性更为敏感、细腻、重感情,情绪易波动,面对学习、工作、生活、家庭等多方面压力反应更为激烈。《备急千金要方》就说道:“女人嗜欲多于丈夫,感病倍于男子,加以慈恋、爱憎、嫉妒、忧患,染着坚牢,情不自抑,所以为病根深,疗之难瘥……”故而治疗女性病人时,李老强调开郁散结、调和气血与心理疏导并重。

（2）年龄因素:李老认为小儿之体具有“纯阳之体”和“稚阴稚阳之体”两种特质。“纯阳之体”说明小儿如初升之太阳,又如初萌之草木,生机勃勃,生长迅速,但因其“脾常不足”,生化不及,故阴常不足,而阳自然有余,处于“生理性阴虚”状态。一旦感受外邪,又易从热化,热灼津液,加重阴液亏损,故患儿多呈现虚热之相。“稚阴稚阳之体”说明小儿虽然发育快,但其脏腑、气血津液尚未发育成熟,生理机能也未能完善,易感外邪且传变迅速,正如《小儿药证直诀》中所言“易虚易实,易寒易热”。故而诊治时当结合儿童特殊的体质特点,重视调节“阴阳平衡”,强调顾护阴精,同时兼顾勿伤阳气,用药上讲究轻灵通透,戒辛温燥烈、苦寒伤津、攻伐太过之品,宜多以酸甘入药,以同时兼顾小儿脾胃虚弱的特点。

对于老年病的辨证论治,李老认为肾为人体脏腑阴阳之本,生命之源,藏五脏六腑之精。如《素问·上古天真论》言:“女子……五七,阳明脉衰,面始焦,发始堕;六七,三阳脉衰于上,面皆焦,发始白;七七,任脉虚,太冲脉衰少,天癸竭,地道不通,故形坏而无子也。丈夫……五八,肾气衰,发堕齿槁;六八,阳气衰竭于上,面焦,发鬓斑白;七八,肝气衰,筋不能动,天癸竭,精少,肾藏衰,形体皆极;八八,则齿发去。"人到老年,肾中精气日渐亏虚,精血俱耗,无以充养,故而五脏阴阳皆虚,而现衰老之象。肾为先天之本,脾为后天之本,肾中精气有赖于脾胃运化的水谷精微补养,方可充实。治病求本,治疗老年病时宜以肾、脾为本,再根据他脏之病分而治之。常用女贞子、枸杞、黄精等滋补肾阴,补髓填精。

2. 后天因素

(1)内伤:李老认为情志不调和错误的生活方式是内耗的重要因素。随着现代社会快速发展,生活节奏越来越快,竞争日趋激烈,人际关系越发复杂,家庭、学习、工作等各个方面带来的压力,外界的种种诱惑以及对于欲望的渴求等因素,使得现代人的心理承受着巨大的压力,羡慕、焦虑、嫉恨、愤怒、喜悦、悲伤、失落、忧思、恐惧、抑郁等各种情绪使得人们的内心失去了应有的宁静,五脏之气不调,则会动而化火,内耗阴精。加之性观念开放,纵欲无度、熬夜、劳倦过度、嗜食辛辣、嗜酒等现代人不健康的生活方式都是导致真阴渐乏的重要因素,故李老认为现今患者多真阴不足,或基于此再生变故。

(2)外泄:李老认为阴液外泄,常见原因如下:一是气失固摄,而致机体血、精、津液耗散、脱失,如汗出亡阳、滑精不禁、呕血、衄血、便血、泄泻、多尿等;二是邪热入里,实热熏蒸,津从汗泻;三是因外伤导致失血、失精。

(3)生化乏源:阴液的生成主要依赖于水谷精微,如食物摄入不足,或脏腑功能特别是脾胃功能异常亦可致阴精生成不足。

(4)失治误治:一则医者之过,过度下吐、汗、利,或过用辛燥温热伤津之品;二则患者之过,在没有医者指导下妄用大量苦寒伤阴药;三则久病失治,暗耗阴津,均可导致阴液受损。

综上所述,李老认为现代社会诸多因素均可导致阴津亏耗,由此引起的病证也是极为常见的,辨证论治时宜以存阴为重,根据导致疾病的不同病因,相因而变,固护阳气同时兼顾阴液。

(二)养阴实为调阴

李老在临床实践中善用养阴法治疗各种急、慢性疑难杂症,他对养阴法的"养"

有自己的理解——"养"者,"调"也。所谓养阴,并不能单纯理解为一味盲目地给予大量滋阴养阴之品补养亏虚的阴液,当概之为"调",寓调补、调畅、调理等义于其中,由此可见李老对于疾病的深刻认识。疾病的发展过程可能是变幻莫测的,在缓解期未必全是虚像,在急性期也未必全是实邪,调阴之法贯穿于整个疾病治疗过程中,只是侧重不同而已,临证之时当灵活机变,在脏腑辨证的基础上结合滋阴、行气、化湿、温阳等诸法,辨证处方。李老常用治法有:燥者濡之的滋阴润燥法,阴虚发热的滋阴退热法,阴虚兼表证的滋阴解表法,阴虚火旺的滋阴降火法,热入营血的滋阴凉血法,阴虚痹证的养阴通络法,阴虚湿热的养阴祛湿法,阴虚风动的滋阴熄风法,阴虚阳亢的滋阴潜阳法,肠燥便秘的润肠通便法,阴血亏虚的养阴柔肝法,阴虚肝郁的养阴疏肝法,以及针对各种原因导致的五脏六腑阴虚的滋阴润肺法、滋养脾阴法、滋养心阴法、滋养肝阴法、滋养肾阴法、滋养胃阴法、滋养肺胃阴法、滋养肺肾法、滋养肝肾法、交通心肾法等。

(三)调阴的特点

(1)轻灵见长,随证异而变。李老临床用药灵活多变,强调临床验效的关键在于药物的选择、配伍,而不在药物性味的厚薄或剂量的轻重,平素用药多偏"轻""灵"。此"轻",一指常用轻清滋补之品且药量适中,如石斛、天冬、芦根、玉竹、泡参、麦冬等,同时合以桑叶、银花、连翘、淡竹叶、大力子等,取养阴而不敛邪之意;二指遇痼疾沉疴时,因其病程日久,早已耗伤阴津,胃气亏虚,若投以大剂量峻猛之品,恐不耐药力,不利于吸收,反伤胃气,治疗时应时时顾护胃气,忌不中病后妄自加大剂量,致重浊滋腻阻胃。"灵"是指李老用药能灵活应变,虽然平素多"轻",但却不会被"轻"束缚。吴鞠通言:"治下焦如权,非重不沉。"如病及下焦,肝肾阴虚,李老亦会酌情选用天冬、枸杞、阿胶等厚味质黏,甚或血肉有情之品以滋肝肾之阴。

(2)善调气机,气行则津布。气的运动变化是津液运行、输布以及排泄的原动力。有道是:"气行一有衍滞,则运化之枢机失其灌溉之布。""气机愈窒,津液愈干。"李老认为阴虚者常见两种情况:一是阴液已然亏少,出现干燥不润、虚火燥扰之证;二则是虽然津液尚未亏损,但如气机升降运动失常,亦会导致津液之运行、输布随之受阻,而致四肢百骸、五脏六腑皆失灌溉润泽,出现相对的阴津亏虚之象。故而李老在治疗中常在滋养阴液的同时,辅以行气之品,以调畅气机,气行津布,则润泽如常。李老常用理气之品有香橼、香附、枳壳等。香橼,辛、微苦、酸,温,入肝经、脾经、胃经、肺经,功行散疏泄,《本草从新》曰其"理上焦之气而止呕,进中州之食而健脾",《本草再新》曰其"平肝舒郁,理肺气,通经利水";香附,辛、微苦、微甘,入肝经、脾经、三焦经,功疏肝解郁、理气宽中,《本草纲目》曰其"利三焦,解六郁,消饮食积聚","乃气病之总司,女科之主帅也";枳壳,苦、辛、酸、温,入脾经、胃经,功理气宽中、行滞消胀,《历代本草药性汇解》曰"肺苦气上逆,急食苦以泄之,枳壳味苦,能泄至高之气,故主之也"。李老方中还常佐以砂仁、厚朴畅通气机,助脾胃运化,使补而不滞,充分发挥补益药的功效。

(3)乙癸同源,从肝肾调阴。李老在临床辨证论治时,尤重肝肾,认为肝肾是人体重要的脏器,对生命活动意义重大。男子以肾为先天,女子以肝为先天,故肝肾为人之先天。肾藏精,肝藏血,精血相互滋生,故曰精血同源,肾精肝血,可谓休戚相关,一荣俱荣,一损俱损。肝木肾水,母子相生,两者关系密切。《类证治裁》云:"凡肝阴不足,必得肾水以滋之。"也即少阴藏精,少阴精足而后厥阴方能生,肾水充足,木方得润泽,实即"母虚累子"。反之,若肝阴不足,"子盗母气",亦可见肾阴不足,由此可知,补肾即补肝,补肝即补肾。治法有二:一是滋阴法,如滋养肝阴法、滋养肾阴法、滋养肝肾法;二是潜阳法,如滋阴熄风法、滋阴潜阳法。肝肾同寄相火,为相火发源地,肝有雷火则血不凝,司气机之升发,尽疏泄之职;肾有龙火则水不寒,司气化于一身,奉生身之根本。肾之龙火得潜,则雷火不致暴动;肝之雷火得藏,则龙火不致升腾,如相火妄动,则耗伤阴血,损伤元气。其治法有二,即滋阴降火法和柔肝清肝法。李老在小儿疾病及妇科用药时尤重肝肾的调理。常用治法有三:温补肾阳法,固摄补肾法,补髓填精法。

李老常说"药不在繁,而在效"。他善用柔肝、养肝、平肝、清肝、泻肝、疏肝之法调肝,柔肝常用酸枣仁、白芍;养肝常用女贞子、旱莲草、枸杞;平肝常用牡蛎、磁石、决明子;清肝常用玄参、丹皮、冬桑叶、夏枯草;泻肝常用枯芩、广枝仁、泽泻;疏肝常用柴胡、郁金、川楝子。肾之用药,补阳药善用淫羊藿、续断、肉苁蓉、补骨脂、菟丝子;夜尿多者善用桑螵蛸;肾阴虚者善用石斛、黄精、生地、旱莲草、天冬、女贞子、阿胶、枸杞;夜寐差者善用酸枣仁、首乌藤。

(4)未伤先护,存阴者存正。"存阴者存正也",可见阴液的多寡决定机体正气盛衰与否。细究李老的制方化裁,发现他时时不忘顾护阴津之念,这不光体现在补已伤之阴,还可见未伤先护。李老在遣方用药上首先反对过用如附子、干姜、吴茱萸、肉桂、大黄、芒硝、黄连等温燥、升散、攻伐、苦寒之品,以免造成阴津亏耗之害,再去补救,主张准确辨证论治,处方以平和清淡为宜。其次,因"人以胃气为本","有胃气则生,无胃气则死",人体的生命存亡与胃气的盛衰可谓休戚相关,"盖十二经皆禀气于胃,胃阴复而气降得食,则十二经之阴皆可复矣"。所以李老强调,保住胃阴即是保住五脏,保住津液化生之源,如胃气衰败则百药莫施。切不可妄施苦寒之品,即使必用,也宜中病即止,同时可佐以白芍酸甘化阴,以免化燥伤阴。

第二节　中西合参,重视望诊

李老对中医理论有较高的造诣,但却从不排斥西医。李老认为,中西医各有其长处和不足,中医精髓在其整体观和辨证论治思想,中医眼科也是把"眼"这样一个小器官放到"人体"这样一个整体里去进行辨证论治的。《证治准绳·杂病》曰:"五脏六腑之精气,皆上注于目而为之精。精之窠为眼,骨之精为瞳子,筋之精为黑眼,血之精为络,其窠气之精为白眼,肌肉之精为约束,裹撷筋骨血气之精而与脉并为系,上属于脑,后出于项中。"《审视瑶函·内外二障论》:"眼乃五脏六腑之精华,上注于目而为明,如屋之有天窗也。"这些指明了眼虽是一个局部的器官,但其生长发育、生理功能正常与否都与五脏六腑相关,这种把眼的局部和五脏六腑统一起来的整体观,是中医眼科的长处。西医则以还原论为指导思想,重视局部、微观、结构、共性及治疗已病,在这种思想的指导下,往往忽视了人体是一个有机的整体,忽视了在共性的基础上每个个体的差异,忽视了防患于未然,忽略了治未病,而中医是重视整体的,在治疗中强调个体化,强调治未病。故中西医在不同理论体系下,其优点、长处各不相同,也各有不足。李老在眼病的诊治中,注重中西合参。由于历史条件的限制,中医在一些眼病的认识上概念比较模糊,这限制了中医眼科学的进一步发展,比如由于没有眼底检查设备,对眼底疾病认识不足,只能对发病时眼的功能做一个大概的描述。例如临床中常见的暴盲一症,只是说明了眼的视力急剧下降这一表现,由于条件的限制,不能认识到这一表现后面的众多细微变化,现在通过眼底检查设备,我们能清楚认识到暴盲一症有急性视神经炎、视网膜静脉阻塞、视网膜动脉阻塞、缺血性视神经病变等,这样的认识可以让暴盲一症进一步的细化,为临床准确辨证论治奠定基础。所以,李老在临床中注重中西合参,掌握现代医学的先进理论和知识,利用现代高科技的检查诊疗设备,以弥补中医学诊治上的不足。例如视网膜光学相干断层成像仪、眼底血管造影仪、裂隙灯显微镜、眼电生理诊断仪等,这些现代科技发展的成果,不能仅仅局限在西医中用,中医完全可以把它们当成是望诊的延伸,合理利用。

　　眼病的诊察中,望诊是重点。《审视瑶函·目不专重诊脉说》:"尤望闻问居其先,而切脉居其后……必于诊脉之外,更加详视,始不至有误矣。"眼病望诊的重点在眼部,其次是舌象、面色、形体及其他。《灵枢·论疾诊尺》说:"诊目痛,赤脉从上下者,太阳病;从下上者,阳明病;从外走内者,少阳病。"通过望诊,为眼科经络辨证提供了理论依据。《灵枢·本脏》云:"视其外应,以知其内藏,则知所病矣。"眼是一个局部小器官,其与全身五脏六腑有着密切的联系,但临证中常常是眼病较著,但全身症状不明显,这给辨证论治带来了难度。正如《丹溪心法》中"有诸内者形诸外",眼既然与五脏六腑有着密切关联,只要详察患眼,必能探知其内在脏腑的病变。李老在多年的临床实践中,对眼病的诊治注重望诊,并总结了眼部望诊的一些经验。①望胞睑:肿为火,烂为湿,上睑属脾,下睑属胃。②望白睛:内眦赤者心有实火,外眦赤者心有虚火,白睛红赤者肺有邪热,抱轮红赤者肝有火热,白睛混赤者心肝肺热。③望黑睛:黑睛生翳如星或如片状者为外感风热证,黑睛生翳陷下者为肝脾湿热证,黑睛溃烂久而不愈者为肝肾阴虚证。④望视衣(视网膜):视衣脉络充盈,伴点状出血或灰白渗出,为阴虚内热,水少火多;脉络充盈紫黯,为肝胆火炽,气滞血瘀;脉络阻塞不通,为瘀血凝滞;脉络细小变黄,多为肝阳上亢,肾阴亏损或气血不足;视衣水肿,多为三焦相火,蒸水化气,随寒水上逆或气机不利所致;视衣污秽,多为三焦热盛化燥,损伤眼底脉络,津液外溢浸渍而成。目系(视神经)与肾、心、肝的关系最为密切。凡目系颜色深红,境界不清,多为心火上炎或肝胆实火上扰;颜色蜡黄或苍白,伴眼底脉络细小,多为肾精不足,肝血亏虚;颜色淡黄或污浊,多为相火旺盛,热气蒸沸,灼伤目系而成。

第三节　精察局部,重视整体

李老在临证时既重视眼局部病变,也注重整体辨证论治。在诊察、治疗过程中,均把眼这一局部器官放到全身整体中去进行思考辨证论治。

在四诊上,除了详察眼部外,还要特别留意舌质、舌苔。李老认为舌质、舌苔的变化可帮助辨明病邪之性质、病位之所在,了解邪正之盛衰、津液存在与否,能较真实地反映整体的证候特征。角膜病患者,如有舌苔白,属表寒者,则用祛寒之羌活、防风、荆芥、细辛;若舌红苔黄,如属表热,则用桑叶、菊花、银花、连翘等;如属里热,则用石膏、知母、黄芩、黑栀子等。但对一些严重的角膜病,病程长,再加辗转失治、误治,病机复杂,则须舌脉结合,辨证施治。一般脏腑主脉的运动,在正常情况下是规则的,在病变情况下则出现相应的改变。如果人的体质好,则六脉皆强;人的体质差,则六脉皆弱;表病则脉浮,里病则脉沉;虚病则脉细,实病则脉粗;寒则脉迟,热则脉数。但究竟何脏何腑的表里、虚实、寒热,则应在切脉时仔细揣度、体会。

在治疗上,李老注重整体辨治基础上的分阶段治疗。比如角膜炎,在外感初期,或用祛风清热,或以祛风散寒,前者如《审视瑶函》中的祛风散热饮子,《原机启微》中的羌活胜风汤;后者如《审视瑶函》中的明目细辛汤。此期邪初入而正未伤,当全力驱邪,邪去则正安。而中期则应扶正以驱邪,因目受血而能视,而肝开窍于目,肝为藏血之脏,未有血虚而目不病者,亦未有目疾日久而不损血者,又肝主风轮,故此时当养血祛邪并重,临证多以四物汤加味治之。此时病因虽有寒热之不同,但寒邪郁久化热,故祛邪多以清热祛风,用药如柴胡、黄芩、牡丹皮、木贼草、桑叶、菊花、栀子等。在后期当以补益为主,或以四物汤加味以补血,或以益气聪明汤以补气,或以助阳活血汤以助阳,或以杞菊地黄丸以补阴,再辅以祛邪之品。

第四节 眼底疾病阴常不足,阳常有余

李老在眼底疾病的诊治中,推崇朱丹溪"阳有余,阴不足"的观点及相火论。《素问·阴阳应象大论》云:"年四十,而阴气自半也,起居衰矣",又说"男子六十四而精绝,女子四十九而经断"。可见阴气之难于成,且人的情欲无限,此难成易亏的阴气,自然更不足了。再者,肾主闭藏,肝主疏泄,两脏皆有相火,皆听命于心。《医学纲目》中讲"心动则相火亦动,动则精自走,相火翕然而起",阴气在无形中自然消耗了。瞳神属肾所主,肝亦开窍于目,肾主藏精,《医经原旨》谓:"肾者主水,受五脏六腑之精而藏之"。《灵枢·五癃津液别》指出:"五脏六腑之津液,尽上渗于目",若肾气、肾精充沛,津液在肾的调节下,化生有源,不断输送至目。肝主藏血,《审视瑶函·目为至宝论》曰:"真血者,即肝中升运于目,轻清之血,乃滋目经络之血也。"《诸病源候论·目病诸候》曰:"目为肝之外候。"瞳神的功能正常与否与肝肾所藏精血密切相关,肝肾精血充沛,则双目有神,能辨五色;肝肾所藏精血亏耗,则目病生矣。眼底疾病在中医眼科学属瞳神疾病范畴,其发病常常与肝肾精血及阴津不足有关。

在治疗方面,要以滋补阴液为主,但在治疗中要注意不能一味地重视补阴而忽视调和阴阳,阴液的化生需要阳气的推动,阳不足则阴液无以化生;阴液的输布也需要阳气的推动,且目为清窍,位居其上,五脏六腑之精气要上输于眼,要依赖阳气的推动。另外,眼底疾病在老年人中偏多,如果一味补阴,恐其滋腻太过而变生他症。故在治疗中,李老强调在补阴的同时要注意阳气的充和调达,补养阴津,要慢补,不能急补,忌讳应用过于滋腻之品。应用此理论,李老在临床中常用于视网膜血管炎、年龄相关性黄斑病变、视神经炎、眼底出血、玻璃体浑浊等的治疗。

第五节 眼病多郁证

　　眼为玄府之官。所谓玄府,是人体内一种至微至小的微观结构,是中医学从微观角度对生命的认识。《证治准绳·杂病》:"玄府者,无物不有,人之脏腑皮毛、肌肉筋膜、骨髓爪牙,至于世间万物,尽皆有之,乃气出入升降之道路门户也,人之眼耳鼻舌、身意神识,能为用者,皆升降出入之通利也。"玄府作为一个独特的人体结构,拥有其独特的特性:①广泛性。玄府广泛存在于自然界的万物之中,存在于整个生命体中,遍布全身,五脏六腑、经络血脉、皮肤肌腠、五官九窍等。②微观性。玄府形态玄冥幽微,非肉眼所能窥见,是一种至微至小的微观结构,是中医学中迄今为止的有关人体结构层次上最为细小的单位。③开阖性。玄府具有孔门似的结构,具备相应的开放与关闭的作用,能调节并控制着气血津液的运行,表现出开阖的特性。④通利性。玄府是遍布人体各处的微细结构,是连接人体内外、上下的微小通道,举凡营卫的流通、气机的升降、血液的灌注、津液的输布、神机的运转等,均依赖于玄府的畅通利滑,才能保证其正常的生理活动。

　　眼能视物变色,其功能的正常发挥需要玄府的开阖、通利。《古今医案按》说:"五脏六腑之精气,皆上注于目而为之精。"肝开窍于目,目为肝之外候;肝气通于目,肝和则能变色视物;肝主藏血,肝受血而目能视。心主血,血养目珠;心合血脉,诸脉属目。脾输精气,上贯于目;脾升清阳,通至目窍。肺为气本,气和目明;肺主宣降,眼络通畅。肾主藏精,精充目明;肾寓阴阳,涵养瞳神。五脏与眼的这种密切关系,依赖于眼与五脏之间玄府的开阖、通利。玄府不仅存在于眼与五脏之间,也存在于眼窍本身。神水的运行、神光的发越等无不与玄府的动能密切相关。玄府具有流通气液、渗灌气血、运转神机、调理阴阳的生理功能,其生理功能关系着生命活动所需基本物质的顺利运行。若玄府闭塞,五脏之精气不能上注于目,眼本身之气、液、血脉、荣卫、精神的升降出入也会失常。在胞睑，可能为开合不利，胞睑浮肿；在白睛，可能为赤脉怒张，碜涩不适；在黑睛，可能为黑睛起翳，神光发越受阻；在神水，可能为神水瘀滞，头目胀痛；在晶珠，可能为晶珠生翳；在视衣，可能为神光不能发越，从而引发一系列眼病。

玄府闭塞之病机，"郁"是其关键。《证治准绳·杂病》中指出："人之眼耳鼻、舌、身意神识，能为用者，皆升降出入之通利也。有所闭塞者，不能为用也。""悉由热气怫郁，玄府闭密而致气液血脉荣卫精神，不能升降出入故也，各随郁结微甚，而为病之重轻。"认为"郁"乃玄府闭塞的关键，是导致玄府闭塞的基本病机。郁证的发生与肝失疏泄密切相关。肝主疏泄，调情志，喜调达。若情志不遂，郁怒不解，可致肝失条达、气机不畅而致肝气郁结，形成气郁。气为血帅，气行则血行，气滞则血瘀，气郁不解，日久及血，血行不畅而致血郁。正如《杂病广要·诸气病》所说："郁之为病，气郁为最。"朱丹溪提出气、血、痰、热、湿、食等六郁，此六郁中以气郁最为常见。目为肝之外窍，最易受肝的影响，肝失疏泄，目之气机亦失常，玄府闭塞，其流通气液、渗灌气血和运转神机功能失常，眼病生矣。

眼为肝之外窍，眼的功能失常、疾病的产生，多由肝失疏泄，气机失常，眼之玄府闭塞所致。玄府不仅遍布全身，亦遍布眼窍各处，从胞睑、白睛、黑睛，到神水、神膏、视衣、视系，无不存在玄府，眼各个组织结构要保持正常的生理功能，无不与肝之疏泄、玄府的开阖及通利关系密切，一旦肝失疏泄，气机不畅，眼之玄府闭塞，则眼之各个部位均可致病。其发病的关键病机在于玄府的闭塞，而玄府的闭塞在于气机不畅、郁证的产生，故曰"眼病多郁证"。

治疗上则宜以通为要，治宜疏肝理气、调畅气机，郁滞一开，则气血通畅，玄府通利，气血、津液、精神升降出入有节，则眼病自去。

第六节　巧用引药，直达病所

传统意义上的归经是指药物对于人体特定部位具有特殊选择性的亲和作用，从而能对这些部位的病变起到主要或特殊的治疗作用。每种药物都有一定的归经，走行方向、道路各不相同，虽然功效一样，但由于走行不同，发挥的作用也不同。例如同是利尿剂，麻黄归肺、膀胱经，宣肺利尿；黄芪归脾、肺经，健脾利尿；附子归心、肾、脾经，温阳利水；猪苓归肾、膀胱经，通利膀胱水湿。引经药不仅归某经，而且还可通过遍行全身，将人体的四肢百骸、五脏六腑连结成为一个统一有机的经络系统，将其他药物带入靶器官发挥药效。尤在泾在《医学读书记》中道"兵无向导则不达贼境，药无引使则不通病所"，形象地说明了引经药的作用。李老临证用药时强调引经药的选用，认为引经药善走不守，如导弹一般，可将诸将精准地送达病所，从而顺利实施作战意图，有增效剂之功，可达事半功倍之效。李老对引经药的使用，如按六经论：太阳经病用羌活、蔓荆子、细辛引经；少阳经病用柴胡、川芎、黄芩引经；阳明经病用葛根、知母引经；太阴经病用苍术引经；少阴经病用独活引经；厥阴经病用川芎、细辛引经。如按部位论：病在头，用连翘心、桑叶、菊花、僵蚕做引；病在胸胁，用柴胡、郁金、制香附、苏子、枳壳做引；病在背，用威灵仙、羌活、防风做引；病在腰，用淫羊藿、补骨脂、枸杞、山萸肉做引；病在耳窍，用石菖蒲、灵磁石做引；病在目，用决明子、刺蒺藜、蝉蜕、蛇蜕做引；病在咽喉，用桔梗、芦根做引；病在鼻窍，用白芷、路路通做引。李老在继承前人经验的同时，根据临床辨证、病变部位、立方原则、治疗目的、药物性味，灵活准确地选择引药，使药物直达病所，从而起到显著增效的目的，正如《医述》所云："汤之有引，如舟之有楫"。

第七节 药情同治,调摄结合

春秋时期甚至更早,医家就已经认识到心理调摄的重要性。如《类经》道:"人身以气血为本,精神为用,合是四者以奉生,而性命周全矣。"《灵枢·口问》:"夫百病之始生也,皆生于风雨寒暑,阴阳喜怒,饮食居处。"则进一步指出七情是与六淫、疠气一样重要的致病因素,过激的情志变化可以导致人体气血、阴阳、脏腑生理活动出现异常,从而打破机体的内在平衡,使机体呈现病理状态。李老认为现今的医学模式已转变为生理-心理-社会医学模式,人作为社会动物,其情志活动会受到诸多因素的影响,如气候、环境、人际关系、生活状态、社会现象、工作状况等。医者应密切注意情志因素在疾病过程中所扮演的角色,一者是直接由情志过激或某种情志变化持续时间过久而导致的疾病;二者是因疾病诱使患者出现某种情志异常改变,这种改变又反过来进一步加重气机阻滞、阴阳不和、脏腑功能失调;再者是这两种情况混杂,互为因果,相互推进,从而致使病情更加复杂。李老常强调情志致病在各个系统疾病中都很常见,要注意辨识。例如肺系疾病中的咳血,在《血证论·咳血》中就指出:"盖咳嗽固不皆失血,而失血未有不咳嗽者……由肝之怒火上逆而咳,此失血之实证,必致咳嗽者也。"患者多因情志怫郁,而致气机郁滞,肝郁而化火,木火刑金,灼伤肺络,故见咳血。消渴病,刘完素《三消论》中曰:"此乃五志过极,皆从火化,热盛伤阴,致令消渴。"提出消渴为情志失调,五志过极,化火伤阴而成。叶天士在《临证指南医案·三消》中又进一步指出:"心境愁郁,内心自然,乃消渴大病。"认为消渴之重症是因为心境愁郁,郁而化火所致。乳癖,《疡医大全》云:"乳癖乃乳中结核,形如丸卵,或坠重作痛,或不痛,皮色不变,其核随喜怒消长……"直观地指出了乳癖的病因是为"怒",因怒而使肝郁不舒,枢机不畅,气不行津,痰凝血瘀,终郁而成结。鼻衄,《校注医醇賸义》曰:"鼻衄之证,其平日肺气未伤,只因一时肝火蕴结,骤犯肺穴,火性炎上,逼血上行,故血从鼻出。"可见暴怒之后,肝火上炎,迫血妄行,故血多难止。暴喑,即暂时性发音障碍,《景岳全书·杂证谟·声喑》曰:"凡五脏之病皆能为喑……惊恐愤郁猝然致喑者,肝之病也",足见骤然的精神刺激是发病的关键所在。

由此可知,情志致病可导致机体出现阴阳失调、经络不畅、气机紊乱、脏腑受损、化火伤阴、形体亏耗、血瘀痰凝等种种复杂的病机变化,临证之时除需准确辨证、灵活处方外,李老尤为强调对患者的心理疏导。首先,成为一个耐心的倾听者,是取得患者信任的基本条件,医者可以从中了解导致患者发病的情志诱因以指导治疗;另外,倾诉还可以使患者郁闷、愤怒的情绪得到一定的疏泄。其次,取得病患的认同感,通过亲切的态度、耐心的倾听、适当的交流,让患者感受到大夫对他的理解,对他的痛苦感同身受,从而增加患者对于医者及治疗的信心。再次,恰当的心理治疗,对于一些不良的情绪反应,能给予正面、积极、善意的心理调适,以减轻过度的情志刺激。最后,疾病指导,向患者及家属进行简单的疾病知识介绍,使之对疾病有正确的认识,从而能够主动配合医者进行相应的心理调整,减少或避免一切外来不良的刺激。"药""情"同治,方可事半功倍。

第八节　兼容并收,与时俱进

中医是中华民族五千年文明中最为璀璨的瑰宝,在数千年的发展历程中,它对于保障人类的健康繁荣做出了卓越的贡献,为后人留下了极为宝贵的财富。如何用发展的眼光更好地将它传承下去,使之继续闪耀璀璨光芒,造福全人类,是广大中医学者所面临的一个严峻问题。

从奠定中医基本理念体系的《黄帝内经》开始;到确立了六经辨证体系,将理、法、方、药融为一体,记载397法、113方的《伤寒论》;到在继承前人学术观点的基础上,结合当时长期战乱,人民生活困苦,疫病流行的情况下,在宋代医学的丰富和革新中产生的"金元四家";再到因疫病肆虐而迅速崛起,建立了"三焦辨证"体系,提出卫、气、营、血传变规律,形成中医传染病学雏形的明清时期"温病学派";最后到因近代洋务运动的兴起、社会的动荡而催生的对现代医学颇有影响的《医学衷中参西录》。从中医的成长历程可以看出,它所取得的每一次进步,无不是历代学者在前人的理论和实践中,结合当时社会现状,用发展的眼光所做出的创新,正是在这样一个百家争鸣、不断破立的过程中,中医学才不断地发展壮大。

因此,李老强调,不能因为我们是中医人,就以为只有全盘接受前人留给我们的所有理论才是"继承",要学会用辨证的思维正确看待中医学。李老非常认同董竞成教授所提出的"中医基本结构分为三部分"的理论,即:已经被现代医学所证实并认可的部分;领先于现代医学并被认可但还有待于进一步研究阐释的部分;需要修正、调整甚至抛弃的部分。对于这"三部分"的正确认识和区分将有利于我们确定理性的继承方向,取其金玉,弃其糟粕,才是真正意义上的将对中医的继承与发扬进行到底。

与时俱进是李老一直以来秉承的理念,他坚持对于疾病的病因、病机、诊断、治疗以及转归的认知应该随时代的变迁不断调整、丰富、发展,切不可生搬硬套,应善于结合不同时代背景下人们所呈现出的生活特点、自然环境、人文环境、社会环境,深入地洞察疾病的细微改变,才能灵活运用前人留下的理法方药,激发出创新灵感,从而推动中医的持续健康发展。而他对于调阴法的运用也正是这一理念的充分体现。

第二章

方 药 心 得

李老在多年的从医生涯中,积累了丰富的用药经验,其用药少而精,力争每味药都能充分发挥其效能。李老强调用药如用兵,如徐大椿《医学源流论》中所云:"以草木之偏性,攻脏腑之偏胜,必能知彼知已,多方以制之,而后无丧身殒命之忧。"我们将李老治病常用药物及其经验方做了一些简单总结,现呈现给大家,希望对大家今后的临床用药有所裨益。

第一节　眼科常用药

(一)治疗青光眼常用药

青光眼是一组威胁和损害视神经功能的眼病,主要与病理性眼压升高有关的临床症候群。中医对该病早有认识,《龙树菩萨眼论》说:"若眼初觉患者,头微旋,额角偏痛,连眼眶骨及鼻额时时痛,眼涩,兼有花,睛时痛,……初患皆从一眼前恶,恶后必相牵俱损。其状妇人患多于男子,……初觉即急疗之,……若瞳仁开张,兼有青色,绝见三光者,拱手无方可救"。《太平圣惠方·治眼内障诸方》说:"治青风内障,瞳仁虽在,昏暗渐不见物,状如青盲。"《诸病源候论·目病诸候》说:"青盲者,谓眼本无异,瞳子黑白分明,直不见物耳。"中医眼科把该病归属于"五风内障"的范畴。

1. 决明子

决明子,是豆科植物决明或小决明的干燥成熟种子,以其有明目之功而名之。秋季采收成熟果实,晒干,打下种子,除去杂质。

性味归经　苦、甘、咸,微寒。归肝经、肾经、大肠经。

功　　效　润肠通便,降脂明目。

主　　治　目赤涩痛,畏光多泪,头痛眩晕,目暗不明,大便秘结。

用法用量 煎服,9~15 g;用于润肠通便,不宜久煎。

禁 忌 气虚便溏者不宜用。

现代药理研究 现代药理研究认为,决明子富含大黄酚、大黄素、决明素等成分,具有降压、抗菌和降低胆固醇的作用。老年人饮用决明子茶不仅有助于大便通畅,还能起到明目、降血压、调脂等保健功能。

2. 槟 榔

槟榔,棕榈科槟榔属常绿乔木。中药槟榔主产于广东、海南、福建、云南等地。春末至秋初采集成熟果实,用水煮后,晒干,除去果皮,取出种子,浸润切片。

性味归经 苦、辛,温。归胃经、大肠经。

功 效 杀虫,破结,下气行水。

主 治 虫积,食滞,脘腹胀痛,泻痢后重,水肿,疟疾,痰癖。

用法用量 煎服,9~12 g。

禁 忌 脾虚便溏者不宜使用;槟榔可引起变态反应。

现代药理研究 其具降血压作用,抗病原微生物作用,抗肿瘤作用,利尿作用,泻下作用,可促进胆汁排出,使胃肠平滑肌张力增高、增强蠕动,亦可使瞳孔缩小,收缩肺支气管,减慢心率。

3. 泽 泻

泽泻,多年生水生或沼生草本植物。

性味归经 甘,寒。归肾经、膀胱经。

功 效 利水,渗湿,泄热。

主 治 小便不利,水肿胀满,呕吐,泻痢,痰饮,脚气,淋病,尿血。

用法用量 煎服,6~10 g。

禁 忌 肾虚精滑者忌服。

现代药理研究 ①降血脂作用,对肝脏的保护作用。②对心血管系统的作用:泽泻浸膏给犬和家兔静脉注射,有轻度降血压作用,并持续30 min左右。③降血压作用:泽泻摩醇对各种实验动物有轻度降血压作用,其降血压作用并不明显影响血浆肾素和人血管紧张素I(Angiotensin I human acetate hydrate,ACE)活性或醛固酮水平。泽泻醇提物在体外对肾上腺素引起的兔离体主动脉条件收缩有缓慢的松弛作用。泽泻摩醇可抑制由血管紧张素引起的家兔主动脉的收缩,其收缩作用具有剂量依赖性。泽泻摩醇用离体心脏灌流技术可见减少心输出量、心率以及左心室压力,但可增加冠状动脉流量。④利尿作用。

4. 王不留行

王不留行,为石竹科植物麦蓝菜的干燥成熟种子。

性味归经　苦,平。归肝经、胃经。

功　　效　活血通经,下乳消肿,利尿通淋。

主　　治　青光眼、高眼压,经闭,痛经,乳汁不下,乳痈肿痛,淋证涩痛。

用法用量　5~10 g。

禁　　忌　孕妇慎用。

现代药理研究　煎剂及醇浸液对大鼠离体子宫有收缩作用,以醇浸液作用较强。对组织缺血、缺氧有保护作用。体外可抗癌。

5. 皂角刺

皂角刺,为豆科植物皂荚的干燥棘刺,全年均可采收。干燥,或趁鲜切片。

性味归经　辛,温。归肝经、肺经。

功　　效　行气理气,温经通络,活血祛瘀,消毒透脓,搜风,杀虫。

主　　治　青光眼,眼胀痛,痈疽肿毒,瘰疬,疮疹顽癣,产后缺乳,疠风。

用法用量　内服,煎汤,3~9 g。

禁　　忌　凡痈疽已溃者不宜服,孕妇亦忌之。

现代药理研究　①抗癌作用,抗菌、抗炎作用:皂角刺能抑制或杀灭多种革兰阳性菌和革兰阴性菌。②免疫调节作用:研究表明,皂角刺可调节体内的免疫系统。③抗过敏作用:皂角刺还可抑制肥大细胞依赖性过敏反应。④抗凝血作用:皂角刺水煎剂可明显延长小鼠凝血时间,抑制血小板聚集。

6. 牡　蛎

牡蛎,为牡蛎科动物牡蛎及其近缘动物的全体,是海产贝壳。

性味归经　咸,微寒。归肝经、胆经、肾经。

功　　效　平肝潜阳,重镇安神,软坚散结,收敛固涩。生用镇静、软坚、解热的效力良好;煅用,则涩而带燥,收敛固涩之力较强。具有壮阳作用。

主　　治　高眼压,软化眼球,眩晕耳鸣,惊悸失眠,瘰疬,瘿瘤,症瘕痞块,自汗、盗汗,遗精,崩漏,带下。

用法用量　内服,煎汤,15~30 g,先煎。

禁　　忌　不宜多服、久服,以免引起便秘和消化不良。

现代药理研究　对胃及十二指肠溃疡的作用:牡蛎所含的碳酸钙有收敛、制酸、止痛等作用,有利于胃及十二指肠溃疡的愈合。牡蛎富含蛋白质、锌、ω-3脂肪酸及酪氨酸,胆固醇含量低。其中锌含量极高,有助于改善男性性功能。

7. 桑　叶

桑叶,是桑科植物桑的干燥叶。

性味归经　寒,甘、苦。归肺经、肝经。

功　　效　疏散风热,清肺润燥,平肝明目,凉血止血。

主　　治　风热感冒,肺热燥咳,头晕头痛,目赤昏花。

用法用量　内服,煎汤,10~15 g。

禁　　忌　经期妇女及孕妇不宜使用。

现代药理研究　①抗凝血作用:桑叶提取物能明显延长小鼠体内全血凝固时间和显著延长家兔血浆的激活部分凝血活酶时间(activated partial thromboplastin time,APTT)、凝血酶原时间(prothrombin time,PT)和凝血酶时间(thrombin time,TT)。②降血压作用:桑叶中的芦丁、槲皮素、槲皮苷能增加离体及在位蛙心的收缩力与输出量,并减慢心率。芦丁使蟾蜍下肢及兔耳血管收缩,槲皮素可扩张冠状动脉血管,改善心肌循环。γ-氨基丁酸、芦丁、槲皮素有降血压的作用。γ-氨基丁酸是神经传导物质,能促进脑组织的新陈代谢和恢复脑细胞功能,同时,能改善脑部血液流动,增强血管紧张肽Ⅰ转化酶的活性,促使血压下降。③降血糖、降血脂、降胆固醇、抗血栓形成和抗动脉粥样硬化作用:桑叶有抑制脂肪肝的形成、降低血清脂肪和抑制动脉粥样硬化形成的作用。④抑菌、抗炎作用:桑叶汁对大多数革兰阳性菌、革兰阴性菌以及部分酵母菌有良好的抑制生长作用。⑤解痉、抗溃疡作用:桑叶中的槲皮素能降低肠、支气管平滑肌的张力,其解痉作用强于芦丁,芦丁能降低大鼠的胃运动功能,并能解除氯化钡引起的小肠平滑肌痉挛。

8. 葛　根

葛根,为豆科植物野葛的干燥根。

性味归经　甘、辛,凉。归肺经、胃经。

功　　效　解肌退热,透疹,生津止渴,升阳止泻。

主　　治　表证发热,项背强痛,麻疹不透,热病口渴,阴虚消渴,热泻热痢,脾虚泄泻。

用法用量 煎服,9～15 g。

禁　　忌 虚寒者忌用,胃寒呕吐者慎用。

现代药理研究 ①对心肌梗死和心律失常的作用:大豆苷元和葛根素均有明显地对抗乌头碱和氯化钡诱发的心律失常作用,葛根素还能明显缩短氯仿、肾上腺素诱发的家兔心律失常时间,葛根素能明显缩小心肌梗死范围,被认为是一种 β - 肾上腺素受体阻滞剂。对血压和外周血管的作用,葛根素能使血浆肾素活性和血管紧张素显著降低,血压下降。②葛根素对微循环障碍有明显的改善作用:主要表现为增加微血管运动的振幅和提高局部微血流量;葛根总黄酮具有明显扩张脑血管的作用,改善脑微循环和外周循环。③抑制血小板聚集作用:葛根素能抑制二磷酸腺苷(adenosine diphosphate,ADP)诱导和 5 - 羟色胺(5 - hydroxy tryptamine,5 - HT)与 ADP 联合诱导的人和动物的血小板聚集;另外,葛根素还能明显抑制由凝血酶诱导的血小板中 5 - HT 的释放,具有抗血栓形成作用。④对平滑肌的作用:葛根中的大豆苷元具有抗乙酰胆碱作用,能够明显收缩平滑肌,被认为是葛根解痉作用的主要成分。

(二)治疗黄斑病常用药

1. 茺蔚子

茺蔚子,为唇形科植物益母草的干燥成熟果实。

性味归经 辛、苦,微寒。归心包经、肝经。

功　　效 活血祛瘀,凉肝明目,利水消肿,清热解毒,活血降压。

主　　治 目赤翳障,头晕胀痛,月经不调,经闭痛经。

用法用量 煎服,5～10 g。

禁　　忌 瞳孔散大者慎用。

现代药理研究 ①降血压作用:茺蔚子水浸出液或醇 - 水浸出液对麻醉动、静脉注射有轻微降血压作用。②毒性:1 次口服茺蔚子30 g 以上者,可于4～6 h 后出现中毒反应,症状为全身无力,下肢不能活动,全身酸麻疼痛,重者汗多呈虚脱状态。

2. 山　药

山药又称薯蓣、土薯、山薯蓣,是《中华本草》收载的草药,药用来源为薯蓣科植物山药的干燥根茎。

性味归经 甘,平,无毒。归脾经、肺经、肾经。

功　　效 补脾养胃,生津益肺,补肾涩精。

主　　治 便溏腹泻,妇女脾虚带下,肺虚久咳咽干,肾虚遗精。

用法用量 煎服,15～30 g。

禁　　忌 不可与甘遂同用。食用过量,容易胀闷,个别人有过敏反应。

现代药理研究　近些年的研究表明,山药具有诱导产生干扰素,增强人体免疫功能的作用。其所含胆碱和卵磷脂有助于提高人体记忆力,常食可健身强体、延缓衰老,是人们所喜爱的保健佳品。以山药为主、辅以魔芋做成的仿生食品,具有营养丰富、滋补健身、养颜美容之功效,是不可多得的健康营养美食。

3. 石　斛

石斛,又名万丈须、吊兰、林兰、禁生、金钗花等。茎直立,肉质肥厚,稍扁的圆柱形,长10～60 cm,粗1.3 cm。

性味归经 甘、淡、微咸,寒。归胃经、肾经、肺经。

功　　效 益胃生津,滋阴清热。

主　　治 阴伤津亏,口干烦渴,食少干呕,病后虚热,目暗不明。

用法用量 内服,煎汤,6～15 g,鲜品加倍;或入丸、散;或熬膏。鲜石斛清热生津力强,热津伤者宜之;干石斛用于胃虚夹热伤阴者为宜。

禁　　忌 脾胃虚寒者少食。

现代药理研究　有研究报道称,铁皮石斛含有多种微量元素如钙、铁、锌、硒、钠等,在提高人体免疫力,抗衰老,排毒养颜,滋养脾胃,降低血糖、血压、血脂,防治糖尿病和防癌、抗癌等方面都有功效。

4. 连翘心

连翘心,为木樨科植物连翘的干燥果实。别名:连壳、黄花条、黄链条花、黄奇丹、青翘、落翘。秋季果实初熟尚带绿色时采收,除去杂质,蒸熟,晒干,习称"青翘";果实熟透时采收,晒干,除去杂质,习称"老翘"。

性味归经 苦,微寒。归肺经、心经、小肠经。

功　　效 清热,解毒,散结,消肿。

主　　治 视网膜出血,温热,丹毒,斑疹,痈疡肿毒,瘰疬,小便淋闭。

用法用量 内服,煎汤,6～15 g;或入丸、散。

禁　　忌 脾胃虚弱,气虚发热,痈疽已溃、脓稀色淡者忌服。

现代药理研究 ①抗菌作用:连翘浓缩煎剂在体外有抗菌作用,可抑制伤寒杆菌、副伤寒杆菌、大肠杆菌、痢疾杆菌、白喉杆菌及霍乱弧菌、葡萄球菌、链球菌等。朝鲜连翘果实的乙醇、丙酮提取物以及从五指挪藤中提取出的树脂有抗真菌作用。②其他作用:连翘能抑制洋地黄对鸽静脉注射的催吐作用,减少呕吐次数,但不改变呕吐的潜伏期,其镇吐效果与注射氯丙嗪2 h后的作用相仿。它又能抑制犬皮下注射阿扑吗啡所引起的呕吐,故推测其镇吐作用原理可能是抑制延脑的催吐化学感受区。连翘的果皮中含齐墩果酸,有强心、利尿作用。

5. 女贞子

女贞子,为木樨科植物女贞的干燥成熟果实。别名:女贞实、冬青子、蜡树、鼠梓子。

性味归经 甘、苦,凉。归肝经、肾经。

功　　效 补益肝肾,明目,清虚热。

主　　治 视物昏花,阴虚发热,头晕目眩,须发早白。

用法用量 内服,煎汤,6~15 g;或入丸剂。外用,适量,敷膏点眼。

禁　　忌 脾胃虚寒泄泻及阳虚者忌服。

现代药理研究 女贞子含齐墩果酸、甘露酸、葡萄酸、棕榈酸、硬脂酸、油酸、亚油酸等,能提高外周白细胞、增强网状内皮系统吞噬能力,有增强细胞免疫和体液免疫的作用,又有降血脂、抗动脉粥样硬化作用,对因化学药物治疗或放射治疗引起的白细胞减少有升高作用,能抑制动物某些移植性肿瘤的生长,有强心、利尿及保肝作用,并有止咳、缓泻、抗菌等作用。现代医学研究认为,女贞子抑制幽门螺杆菌的作用可以治疗胃病,还具有抑制嘌呤异常代谢作用,可用于高尿酸血症(痛风)的治疗。

6. 浙　贝

浙贝,本品为百合科植物浙贝母的干燥鳞茎。

性味归经 苦,寒。归肺经、心经。

功　　效 清热化痰,开郁散结。

主　　治 风热犯肺,痰火咳嗽,肺痈,乳痈,瘰疬,疮毒。

用法用量 内服,煎汤,3~10 g;或入丸、散。外用,适量,研末撒。

禁　　忌 寒痰、湿痰及脾胃虚寒者慎服。

现代药理研究 ①镇咳:浙贝母碱和去氢浙贝母碱4 mg/kg灌胃,对小鼠氨气引咳有抑制作用,4 mg/kg 皮下注射对电刺激麻醉猫喉上神经引咳也有镇咳作用。
②解痉:浙贝母生物碱具有阿托品样作用,对兔、猫离体肺灌流表明,低浓度可使支气管松弛,高浓度则对支气管有轻微收缩作用。③对中枢神经的作用:浙贝母碱和去氢浙贝母碱 2 mg/kg 皮下注射使小鼠自发活动减少,4 mg/kg 灌胃使小鼠戊巴妥钠引起的小鼠睡眠时间延长,2 mg/kg 皮下注射对小鼠醋酸扭体法试验,有镇痛作用。④其他作用:浙贝母碱和去氢浙贝母碱的各种药理作用均颇相似。
1:5000 ~ 1:1000 浓度蛙心灌流,可使心率减慢并产生房室传导完全阻滞。
10 mg/kg 给麻醉猫静脉注射,有降血压作用。5 mg/kg 给兔静脉注射,呈现中等度的血糖升高;10 mg/kg 时,则呈现四肢无力、共济失调及震颤。小鼠静脉注射的最小致死量两者均为 9 mg/kg。贝母碱苷比贝母素甲具有较强的降血压作用,开胸狗左冠状动脉注射 2 mg 能增加冠状动脉血流量。

7. 丹　参

丹参,为唇形科植物丹参的干燥根和根茎。

性味归经　苦,寒。归心经、肝经。

功　　效　活血祛瘀,通经止痛,清心除烦,凉血消痈。

主　　治　视网膜出血,胸痹心痛,脘腹胁痛,症瘕积聚,热痹疼痛,心烦不眠,月经不调,痛经经闭,疮疡肿痛。

用法用量　煎服,10 ~ 15 g。活血化瘀,宜酒炙用。

禁　　忌　不宜与藜芦同用。

现代药理研究　丹参中的化学成分主要分为脂溶性的二萜类化合物和水溶性的酚酸类成分。现代药理研究表明,丹参具有保护血管内皮细胞,抗心律失常,抗动脉粥样硬化,改善微循环,保护心肌,抑制和解除血小板聚集,增加冠状动脉血流量,提高机体耐缺氧能力,抑制胶原纤维的产生和促进纤维蛋白的降解,抗炎,抗脂质过氧化和清除自由基,以及保护肝细胞、抗肺纤维化等作用。目前,对丹参的化学成分已基本清楚,但各化学成分的药理作用机制,尤其是各成分之间的相互作用还没有完全了解。

（三）治疗角膜炎常用药

1. 青葙子

青葙子,为苋科植物1年生草本青葙的成熟种子。别名:野鸡冠花子、狗尾巴子、牛尾巴花子。

性味归经 苦,微寒。归肝经。

功　　效 清肝明目,清热泻火,明目退翳。

主　　治 目赤肿痛,眼生翳膜,视物昏花,肝火眩晕,高血压,鼻衄,皮肤风热瘙痒,疮癣。

用法用量 内服,煎汤,3~15 g。外用,适量,研末调敷;捣汁灌鼻。

禁　　忌 瞳子散大者忌服。

现代药理研究 ①抗菌作用:煎剂对铜绿假单孢菌有较强抑制作用,感染伤口经用10%煎剂,铜绿假单孢菌不再生长,对伤口无明显刺激。②干粉能缩短家兔血浆再钙化时间。③有降眼压作用:青葙子水煎液(1 mL相当于1 g生药)对正常家兔瞳无明显影响,连续用药6 d后,眼压有轻度下降,和对照组比较差异显著,但不能阻止水负荷后的眼压升高。

2. 麦　冬

麦冬,为百合科植物麦冬的干燥块根。

性味归经 甘、微苦,微寒。归心经、肺经、胃经。

功　　效 养阴生津,润肺清心。

主　　治 肺燥干咳,虚痨咳嗽,津伤口渴,心烦失眠,内热消渴,肠燥便秘,咽白喉。

用法用量 内服,煎汤,6~12 g。

禁　　忌 脾胃虚寒泄泻,胃有痰饮湿浊及暴感风寒咳嗽者均忌服。

现代药理研究 麦冬主要含沿阶草苷、甾体皂苷、生物碱、谷甾醇、葡萄糖、氨基酸、维生素等,具有抗疲劳、清除自由基、提高细胞免疫功能以及降血糖的作用。另外,麦冬有镇静、催眠、抗心肌缺血、抗心律失常、抗肿瘤等作用,尤其对增进老年人身体健康具有多方面功效。此外,麦冬还有促进胰岛细胞功能恢复、增加肝糖原、降低血糖的作用,是糖尿病人处方中的常用品。麦冬可代茶饮。取适量麦冬,开水浸泡,每天多服几次,能有效缓解口干渴的症状。

3. 蝉　蜕

蝉蜕,为蝉科昆虫黑蚱羽化后的蜕壳。

性味归经　甘、咸,凉。归肺经、肝经。

功　效　疏散风热,透疹,明目退翳,利咽开音,熄风止痉。

主　治　风热感冒,温病初起,风疹瘙痒,目赤翳障,咽痛喑哑,麻疹不透,急、慢惊风,破伤风,小儿夜啼不安。

用法用量　煎服,3~6 g;或单味研末冲服。

禁　忌　孕妇慎用。

现代药理研究　①抗惊厥作用:蝉蜕散、五虎追风散(蝉蜕、明天麻、天南星、僵蚕、全蝎)对由破伤风毒素引起的家兔破伤风,不论在与破伤风毒素注射同时给予,或者在全身性破伤风症状发作后给予,都能使发病动物的平均存活时间延长,但不能使它们免于死亡。②镇静作用:蝉蜕散、五虎追风散能抑制小白鼠的自由活动,与环己巴比妥钠有协同作用;同时能引起家兔活动减少,安静,横纹肌紧张度降低,翻正反射迟钝等全身反应。③蝉蜕煎剂能阻断猫颈上交感神经节的传导作用,对肾上腺素能受体和乙酰胆碱降血压反应则无影响。

4. 蛇　蜕

蛇蜕,为游蛇科动物黑眉锦蛇、锦蛇或乌梢蛇等蜕下的干燥表皮膜。

性味归经　咸、甘,平。归肝经。

功　效　祛风,定惊,解毒,退翳。

主　治　翳障,喉痹,疔肿,皮肤瘙痒,小儿惊风,抽搐痉挛。

用法用量　煎服,3~6 g;或单味研末冲服。

禁　忌　孕妇忌服。

现代药理研究　①抗炎症作用:采用煮沸的蛇蜕水提取物,冻干后得黄褐色粉末,用吲哚美辛(Indomethacin,IDM)、保泰松(Phenylbutazone,PB)作为对照药物。动物采用雄性大鼠(300 g)和dd系雄性小鼠(20 g)。饲料、水自由摄取。实验结果表明:急性毒性试验无明显的毒性。对白细胞游走的抑制作用表明,提取液20 mg/kg静脉注射,抑制率约51.1%($P < 0.01$),每天口服200 mg/kg,5 d抑制率为33.7%($P < 0.02$)。②对足跖浮肿的抑制作用,对角叉菜胶所致浮肿的抑制作用,口服无效。50 mg/kg皮下注射和20 mg/kg静脉注射呈现与IDM同等显著的抗浮肿作用。给发炎剂后,静脉注射20 mg/kg,2 h后出现明显的抗浮肿作用。对芥

末糊(Mustarol)所致浮肿的抑制作用,IDM 在 7 d 后有抑制浮肿的作用,蛇蜕提取液从第 6 d 开始有效,但与保泰松一样都无持续抗浮肿作用。③对血管通透性亢进的抑制作用:100 mg/kg 口服对葡聚糖所致皮肤浮肿抑制率为 60%(P < 0.02)。口服对照药物 IDM 10 mg/kg 抑制率为 37.5%(P < 0.01),但对色素扩散的抑制率,提取液仅为 15%(P < 0.05),IDM 则为 72.6%(P < 0.01),这表明两种药物的作用机理不同。

5. 木贼草

木贼草,本品为木贼科植物木贼的干燥地上部分。

性味归经　甘、苦,平。归肺经、肝经。

功　　效　散风热,退目翳。

主　　治　用于风热目赤,迎风流泪,目生云翳。

用法用量　内服,煎汤,3 ~ 9 g;或入丸、散。外用,研末,撒。

禁　　忌　气血虚者慎服。

现代药理研究　①有增加冠状动脉血流量作用。②有抗心律失常作用,可对抗和缓冲垂体后叶索导致的 T 波升高与心律减慢。③有降血压、降血脂、扩张血管作用。④有兴奋或者抑制平滑肌作用。⑤有抗菌作用。对金黄色葡萄球菌、大肠杆菌、炭疽杆菌、乙型链球菌、白喉杆菌、伤寒杆菌、铜绿假单孢菌与痢疾杆菌有不同程度的抑制作用。⑥有抗脂质过氧化作用。⑦有抗惊厥与镇静作用。

6. 菊　花

菊花,为菊科植物菊的干燥头状花序。

性味归经　甘、苦,微寒。归肺经、肝经。

功　　效　散风清热,平肝明目。

主　　治　风热感冒,头痛眩晕,目赤肿痛,眼目昏花。

用法用量　内服,煎汤,10 ~ 15 g;或入丸、散;或泡茶。外用,适量,煎水洗;或捣敷。

禁　　忌　气虚胃寒,食少泄泻之病,宜少用之。凡阳虚或头痛而恶寒者均忌用。

现代药理研究　①抗病原体作用:菊花在体外对革兰氏阳性细菌(金黄色葡萄球菌及 β - 溶血性链球菌)、人型结核杆菌有某些抑制作用。其水浸剂(1:4)对某些常见皮肤致病性真菌亦有某些抑制作用。高浓度在体外还有抗病毒(PB8 株)及抗螺旋体作用。②增强毛细血管抵抗力:菊花提取物鼠腹腔注射,可使皮内注射组织胺的局部台盼蓝的扩散较小,显示其能抑制毛细血管的通透性而有抗炎作用。其提取物 10 mg 相当于芦丁片 2.5 mg 的效力。

7. 防　风

防风,为伞形科植物防风的干燥根。

性味归经　辛、甘,微温。归膀胱、肺经、脾经、肝经。

功　　效　解表祛风,渗湿,止痉。

主　　治　用于角膜炎,感冒头痛,风湿痹痛,风疹瘙痒,破伤风。

用法用量　内服,煎汤,5~10 g;或入丸、散。外用,适量,煎水熏洗。

禁　　忌　血虚痉急或头痛不因风邪者忌服。

现代药理研究　①解热作用:对人工发热家兔,经口给予防风煎剂或浸剂,有明显解热作用,煎剂的作用较浸剂好。②镇痛作用:小鼠灌服防风(品种未鉴定)50%乙醇浸出液(蒸去乙醇),能明显提高痛阈(电刺激鼠尾法),皮下注射同样有效。③抗菌作用:新鲜防风榨出液在体外试验,对铜绿假单孢菌及金黄色葡萄球菌有一定抗菌作用。品种未经鉴定的防风煎剂对溶血性链球菌及痢疾杆菌也有一定的抗菌作用。

(四)治疗结膜炎常用药

1. 枯　芩

枯芩就是生长年限较长的黄芩,为唇形科植物黄芩的干燥根。

性味归经　苦,寒。归肺经、心经、肝经、胆经、大肠经。

功　　效　清热泻火,燥湿解毒,止血,安胎。

主　　治　目赤肿痛,肺热咳嗽,热病高热神昏,肝火头痛,湿热黄疸,泻痢,热淋,吐衄血,崩漏,胎热不安,痈肿疔疮。

用法用量　内服,煎汤,3~9 g;或入丸、散。外用,适量,煎水洗;或研末调敷。

禁　　忌　脾肺虚热者忌之。

现代药理研究　①抗炎、抗变态反应:黄芩苷、黄芩苷元对豚鼠离体气管过敏性收缩及整体动物过敏性气喘,均有缓解作用,并与麻黄碱表现协同。②抗微生物作用:黄芩有较广的抗菌谱,在试管内对痢疾杆菌、白喉杆菌、铜绿假单孢菌、葡萄球菌、链球菌、肺炎双球菌以及脑膜炎球菌等均有抑制作用。③解热作用:早前报告,对疫苗引起发热的家兔静脉注射6%黄芩浸剂4~6 mL有解热作用,后有人用大剂量黄芩水煎剂(比上述报告静脉注射黄芩浸剂之量大4~30倍)口服或肌内注射均未能证实有解热作用。④降压、利尿作用:黄芩酊剂、浸剂、煎剂、醇或水提取物、黄芩苷对麻醉犬(猫、兔)静脉、肌内注射或灌胃,均可引起降压作用。⑤对血脂及血糖的作用:黄芩及三黄制剂(黄连∶黄芩∶川军为1∶1∶1)对正常家兔血清中总胆甾醇与总磷脂之比值无影响,但能降低饲养胆甾醇7周后家兔的此种比值,对切除甲状腺家兔的此种比值,三黄制剂亦能降低之。黄芩能使血糖轻度上升。⑥和胆,解痉作用:黄芩煎剂和乙醇提取液可增加犬、兔胆汁排泄量,黄芩苷元较黄芩苷作用明显,汉黄芩素无影响;黄芩苷使结扎总输胆管的家兔在1~6 h内胆红素(较对照组)增高,但24~48 h后则降低。黄芩酊剂、煎剂对在位肠管有明显的抑制作用,酊剂可拮抗毛果芸香碱引起的肠管运动增强现象,切断迷走神经后并不影响其作用,用小白鼠小肠段进行解痉的效价测定,汉黄芩素只有较弱的解痉作用,黄芩苷元则无解痉效力。⑦镇静作用:黄芩苷能抑制小白鼠的自主活动,作用强度与剂量有关,黄芩煎剂可抑制小鼠阳性条件反射,此作用可能是由于它加强了皮层抑制过程所致,可用于神经兴奋性增高及失眠的高血压患者。

2. 地 黄

地黄,为玄参科植物地黄的新鲜或干燥块根。

性味归经 鲜地黄:甘、苦,寒。生地:甘,寒。归心经、肝经、肾经。

功 效 鲜地黄:清热生津,凉血,止血。生地:清热凉血,养阴,生津。

主 治 鲜地黄:热病伤阴,舌绛烦渴,发斑发疹,吐血,衄血,咽喉肿痛。生地:热病舌绛烦渴,阴虚内热,骨蒸劳热,内热消渴,吐血,衄血,发斑发疹。

用法用量 鲜地黄,12~30 g;生地,9~15 g。

禁 忌 生地,脾虚湿滞、腹满便溏者不宜使用。熟地,本品性质黏腻,有碍消化,凡气滞痰多、脘腹胀痛、食少便溏者忌服。重用久服宜与陈皮、砂仁等同用,以免黏腻碍胃。

现代药理研究 ①对心血管系统的作用。a. 对心脏的作用:实验证明,生地流浸膏对蛙心的收缩力有显著增强作用,对衰弱的心脏更显著,但大剂量能使正常蛙心中毒,大白鼠静脉注射地黄的乙醇提取物、水提取物,对心脏有明显的抑制作用,使心跳变慢甚至停止。因此,大剂量使用地黄时应注意对心脏的毒性。b. 对血压的影响:大鼠腹腔注射地黄水、醇、醚提取液,结果表明水提取液对急性实验性高血压有明显降压作用,而醇、醚提取液对高血压无明显影响,对寒冷(室温23℃)情况下的血压则有稳定作用。②对血液的作用。地黄乙醇提取物所得的黄色针状结晶能缩短兔凝血时间,而其水煎剂的作用不明显。实验证明,生地、熟地、生地炭、熟地炭的水煎剂都能明显缩短凝血时间,相互之间也无显著性差异。地黄既有止血作用,又有抗凝血作用,其机制有待进一步研究。③对血糖的影响。地黄对血糖的作用有待进一步研究,煎剂、浸剂或醇浸膏给家兔灌胃或注射后,能降低正常血糖和由肾上腺素、氯化铵引起的高血糖。④对中枢神经系统的作用。地黄有明显镇静作用,其作用部位可能在大脑皮层。其水提取液可抑制小鼠的自主活动,并能加强阈下催眠剂量戊巴比妥钠和硫喷妥钠的催眠作用,同时也能对抗安钠咖的兴奋作用,但不能对抗硝酸士的宁和戊四氮所致的惊厥作用。地黄的镇静作用有利于缓解高血压病人的症状,明显改善因高血压引起的失眠,有效率达94%。有人认为地黄的镇静成分主要为水溶物,口服地黄水煎浸膏剂、醇浸剂或腹腔注射10 g/kg,均能对戊巴比妥钠的催眠效应产生协同作用。⑤抗炎、抗过敏作用。地黄煎剂灌胃对大白鼠甲醛性关节炎和蛋清性关节炎有明显的对抗作用,并能抑制松节油皮下注射引起的肉芽肿和组胺引起的毛细血管通透性增加。地黄水提取液对组胺引起的血管通透性增加和醋酸引起的小鼠腹膜炎有明显的抑制作用,对蛋清所致的急性炎症也有抗炎作用。地黄的醇及醚提取液则无抗炎作用。⑥抗真菌作用。地黄水浸剂对须疮癣菌、石膏样小芽孢癣菌、羊毛状小芽孢癣菌及奥杜盎小芽孢癣菌等多种真菌的生长有抑制作用。⑦对内分泌的影响。地黄具有对抗地塞米松对垂体-肾上腺皮质系统的抑制作用,并能促进肾上腺皮质激素的合成。

3. 银　花

银花,为忍冬科植物忍冬、红腺忍冬、山银花(毛萼忍冬)或毛花柱忍冬的干燥花蕾或初开的花。

性味归经　甘、寒。归肺经、胃经。

功　　效　清热解毒。

主　　治　角膜炎,温病发热,热毒血痢,痈肿疔疮,喉痹及多种感染性疾病。

用法用量　内服,煎汤,10~20 g;或入丸、散。外用,适量,捣敷。

禁　　忌　脾胃虚寒及气虚疮疡脓清者忌服。

现代药理研究　①抗菌作用:在体外对多种细菌(伤寒杆菌、副伤寒杆菌、大肠杆菌、变形杆菌、铜绿假单胞菌、百日咳杆菌、霍乱弧菌以及葡萄球菌、链球菌、肺炎双球菌、脑膜炎球菌等)均有抑制作用。②其他作用:给禁食大鼠服大量胆甾醇,如同时服金银花,则血胆甾醇水平较对照组为低,故金银花似能减少肠道对胆甾醇的吸收。另据报道,金银花热水浸剂对大鼠幽门结扎性胃溃疡有轻度预防作用。

4. 滑　石

滑石,为硅酸盐类矿物滑石族滑石。

性味归经　甘、淡,寒。归膀胱、肺经、胃经。

功　　效　利尿通淋,清热解暑,祛湿敛疮。

主　　治　热淋,石淋,尿热涩痛,暑湿烦渴,湿热水泻;湿疹,湿疮,痱子。

用法用量　内服,煎汤,9~24 g,包煎;或入丸、散。外用,适量,研末撒;或调敷。

禁　　忌　脾虚气弱、精滑及热病津伤者忌服;孕妇慎服。

现代药理研究　①保护皮肤和黏膜的作用:滑石粉由于颗粒小,总面积大,能吸着大量化学刺激物或毒物,因此当撒布于发炎或破损组织的表面时,有保护的作用;内服时除保护发炎的胃肠黏膜而发挥镇吐、止泻作用外,还能阻止毒物在胃肠道中的吸收。滑石也不是完全无害的,在腹部、直肠、阴道等可引起肉芽肿。②抗菌作用:用平板法使培养基含 10% 的滑石粉,对伤寒杆菌与副伤寒甲杆菌有抑制作用;用纸片法则仅对脑膜炎球菌有轻度抑菌作用。

5. 大　贝

大贝,为百合科植物浙贝母的鳞茎。

性味归经　苦,寒。归肺经、心经。

功　　效　清热化痰,开郁散结。

主　　治　风热、燥热、痰火咳嗽,肺痈,乳痈,瘰疬,疮毒,心胸郁闷。

用法用量　内服,煎汤,3~10 g;或入丸、散。外用,适量,研末撒。

禁　　忌　寒痰、湿痰及脾胃虚寒者慎服。反乌头。

现代药理研究　①对平滑肌及腺体的作用:猫和家兔离体支气管肺灌流,浙贝母碱在低浓度时对支气管平滑肌有明显扩张作用,高浓度则显著收缩。②对循环系统及呼吸系统的作用:浙贝母生物碱大剂量可使狗、猫及兔血压中等程度降低,呼吸抑制,小量可使兔血压微升,离体蛙心或兔心灌流可使心脏搏动立即停止。

6. 桑　叶

桑叶,为桑科植物桑的干燥叶。

性味归经　甘、苦,寒。归肺经、肝经。

功　　效　疏散风热,清肺润燥,清肝明目。

主　　治　目赤昏花,风热感冒,肺热燥咳,头晕头痛。

用法用量　内服,煎汤,4.5~9 g;或入丸、散。外用,适量,煎水洗或捣敷。

禁　　忌　无。

现代药理研究　①抗菌作用:鲜桑叶煎剂体外实验,对金黄色葡萄球菌、乙型溶血性链球菌、白喉杆菌和炭疽杆菌均有较强的抗菌作用,对大肠杆菌、伤寒杆菌、痢疾杆菌、铜绿假单胞菌也有一定的抗菌作用。煎剂还有杀钩端螺旋体的作用。②降血糖作用:桑叶在脱皮固酮对四氧嘧啶引起的大鼠糖尿病,或肾上腺素、胰高血糖素、抗胰岛素血清引起的小鼠高血糖均有降血糖作用。脱皮固酮促进葡萄糖转变为糖原,但不改变正常动物的血糖水平。有人认为桑叶中所含的某些氨基酸能刺激胰岛素的分泌,因而具有降低血糖的作用。③其他作用:对大鼠肠肌有抑制作用,对动情期子宫有兴奋作用。稀释液静脉注射可出现暂时的血压下降。

7. 桑白皮

桑白皮,为桑科植物桑的干燥根皮。

性味归经　甘、寒。归肺经。

功　　效　泻肺平喘,利水消肿。

主　　治　肺热喘咳,水肿胀满尿少,面目肌肤浮肿。

用法用量　内服,煎汤,9~15 g;或入散剂。外用,适量,捣汁涂或煎水洗。

禁　　忌　肺虚无火,小便多及风寒咳嗽者忌服。

现代药理研究　①利尿作用:家兔以桑白皮煎剂2 g/kg灌胃,6 h内排尿量及其氯化物均有较显著增加,7~24 h恢复正常。②降压作用:用乙醚、热水或温甲醇的提取液对兔皮下注射1 g/kg时可使血压下降15~25 mmHg。从桑白皮中提取的一种物质给兔静脉注射10 mg/kg,血压立即显著下降。

(五)治疗小儿弱视常用药

1. 决明子

决明子,是豆科植物决明或小决明的干燥成熟种子,以其有明目之功而名之。秋季采收成熟果实,晒干,打下种子,除去杂质。

性味归经　苦、甘、咸,微寒。入肝经、肾经、大肠经。

功　　效　润肠通便,降脂明目。

主　　治　目赤涩痛,畏光多泪,头痛眩晕,目暗不明,大便秘结。

用法用量　煎服,9~15 g;用于润肠通便,不宜久煎。

禁　　忌　气虚便溏者不宜用。

现代药理研究　现代药理研究认为,决明子富含大黄酚、大黄素、决明素等成分,具有降压、抗菌和降低胆固醇的作用。老年人饮用决明子茶不仅有助于大便通畅,还能起到明目、降血压、调脂等保健功能。

2. 刺蒺藜

刺蒺藜,为蒺藜科植物蒺藜的干燥成熟果实。

性味归经　辛、苦,微温;有小毒。归肝经。

功　　效　平肝解郁,活血祛风,明目,止痒。

主　　治　目赤翳障,头痛眩晕,胸胁胀痛,乳闭乳痈,风疹瘙痒。

用法用量　煎服 6~10 g。

禁　　忌　血虚气弱者及孕妇慎用。

现代药理研究　含挥发油、皂苷、脂肪油、硝酸盐类、树脂、黄酮类化合物及微量生物碱等。白蒺藜提取物,能自然提升睾酮,增长力量,提高整体竞技状态,无毒副作用;蒺藜皂苷在运动界正成为热门话题,其受欢迎的程度也在与日俱增。因为它能自然提高运动员的血睾酮,其中又不含任何兴奋剂成分。经研究证明,服用蒺藜皂苷 1 个星期,血睾酮水平可以提高 40% 或者更多。蒺藜皂苷是非荷尔蒙营养补剂,因为这种草本植物中不含 3 种主要的荷尔蒙(雌激素、黄体酮和睾酮)中的任何 1 种。

3. 钩　藤

钩藤,为茜草科植物钩藤、大叶钩藤、毛钩藤、华钩藤或无柄果钩藤的干燥带钩茎枝。

性味归经　甘,凉。归肝、心包经。

功　　效　清热平肝,熄风定惊。

主　　治　头痛眩晕,感冒夹惊,惊痫抽搐,妊娠子痫,高血压。

用法用量　3~12 g,入煎剂时宜后下。

禁　　忌　最能盗气,虚者勿投。

现代药理研究　①镇静作用:钩藤煎剂 0.1 g/kg 给小鼠腹腔注射,能产生明显的镇静作用,但无明显的催眠作用。②降压作用:钩藤煎剂对麻醉犬(0.05 g/kg)、兔(2~3 g/kg)和实验性大鼠(每天5 g/kg,口服)均有降血压作用。

4. 枸 杞

枸杞,为茄科植物宁夏枸杞的干燥成熟果实。

性味归经 甘,平。归肝经、肾经。

功　　效 养肝,滋肾,润肺。

主　　治 目昏不明,虚劳精亏,腰膝酸痛,眩晕耳鸣,内热消渴,血虚萎黄。

用法用量 内服,煎汤,5~15 g;或入丸、散、膏、酒剂。

禁　　忌 外邪实热,脾虚有湿及泄泻者忌服。

现代药理研究 ①抗脂肪肝的作用:枸杞的水浸液(20%,8 mL/d灌胃),对由四氯化碳毒害的小鼠,有轻度抑制脂肪在肝细胞内沉积、促进肝细胞新生的作用。②拟胆碱样作用:枸杞的水提取物静脉注射,可引起兔血压降低,呼吸兴奋;予以阿托品或切断迷走神经可抑制此反应。它还能抑制离体兔心、兴奋离体肠管(在离体豚鼠小肠上,8 mg约等于组胺1 μg,其作用可被苯海拉明或阿托品所阻断)、收缩兔耳血管等。甜菜碱无此作用,对兔耳血管则为扩张作用。其甲醇、丙酮、乙酸乙酯等提取物亦有轻度降血压作用。

5. 女贞子

女贞子,为木樨科植物女贞的干燥成熟果实。别名:女贞实、冬青子、蜡树、鼠梓子。

性味归经 甘、苦,凉。归肝经、肾经。

功　　效 补益肝肾,明目,清虚热。

主　　治 视物昏花,阴虚发热,头晕目眩,须发早白。

用法用量 内服,煎汤,6~15 g;或入丸剂。外用,适量敷膏点眼。

禁　　忌 脾胃虚寒泄泻及阳虚者忌服。

现代药理研究 女贞子含齐墩果酸、甘露酸、葡萄酸、棕榈酸、硬脂酸、油酸、亚油酸等,能提高外周白细胞、增强网状内皮系统吞噬能力,有增强细胞免疫和体液免疫的作用,又有降血脂、抗动脉粥样硬化作用,对因化疗或放疗引起的白细胞减少有升高作用,能抑制动物某些移植性肿瘤的生长,有强心、利尿及保肝作用,并有止咳、缓泻、抗菌等作用。现代医学研究认为,女贞子抑制幽门螺杆菌的作用可以治疗胃病,还具有抑制嘌呤异常代谢作用,可用于高尿酸血症(痛风)的治疗。

6.连翘心

连翘心,为木樨科植物连翘的干燥果实。别名:连壳、黄花条、黄链条花、黄奇丹、青翘、落翘。秋季果实初熟尚带绿色时采收,除去杂质,蒸熟,晒干,习称"青翘";果实熟透时采收,晒干,除去杂质,习称"老翘"。

性味归经 苦,微寒。归肺经、心经、小肠经。

功　　效 清热,解毒,散结,消肿。

主　　治 视网膜出血,温热,丹毒,斑疹,痈疡肿毒,瘰疬,小便淋闭。

用法用量 内服,煎汤,6～15 g;或入丸、散。

禁　　忌 脾胃虚弱,气虚发热,痈疽已溃、脓稀色淡者忌服。

现代药理研究 ①抗菌作用:连翘浓缩煎剂在体外有抗菌作用,可抑制伤寒杆菌、副伤寒杆菌、大肠杆菌、痢疾杆菌、白喉杆菌及霍乱弧菌、葡萄球菌、链球菌等。朝鲜连翘果实的乙醇、丙酮提取物以及从五指挪藤中提取出的树脂有抗真菌作用。②其他作用:连翘能抑制洋地黄对鸽静脉注射的催吐作用,减少呕吐次数,但不改变呕吐的潜伏期,其镇吐效果与注射氯丙嗪2 h后的作用相仿。它又能抑制犬皮下注射阿扑吗啡所引起的呕吐,故推测其镇吐作用原理可能是抑制延脑的催吐化学感受区。连翘的果皮中含齐墩果酸,有强心、利尿作用。

7.丹　参

丹参,为唇形科植物丹参的干燥根和根茎。

性味归经 苦,微寒。归心经、肝经。

功　　效 活血祛瘀,通经止痛,清心除烦,凉血消痈。

主　　治 视网膜出血,胸痹心痛,脘腹胁痛,癥瘕积聚,热痹疼痛,心烦不眠,月经不调,痛经经闭,疮疡肿痛。

用法用量 煎服,10～15 g。活血化瘀,宜酒炙用。

禁　　忌 不宜与藜芦同用。

现代药理研究 丹参中的化学成分主要分为脂溶性的二萜类化合物和水溶性的酚酸类成分。现代药理研究表明,丹参具有保护血管内皮细胞,抗心律失常,抗动脉粥样硬化,改善微循环,保护心肌,抑制和解除血小板聚集,增加冠状动脉血流量,提高机体耐缺氧能力,抑制胶原纤维的产生和促进纤维蛋白的降解,抗炎,抗脂质过氧化和清除自由基,以及保护肝细胞、抗肺纤维化等作用。目前,对丹参的化学成分已基本清楚,但各化学成分的药理作用机制,尤其是各成分之间的相互作用还没有完全了解。

第二节　耳鼻喉科常用药

（一）治疗咽炎常用药

1. 泡　参

泡参,为桔梗科植物轮叶沙参或沙参的干燥根。

性味归经　甘,微寒。归肺经、胃经。

功　　效　养阴清肺,化痰,益气。

主　　治　肺热燥咳,阴虚劳嗽,干咳痰黏,气阴不足,烦热口干。

用法用量　煎服,9~15 g。

禁　　忌　不宜与藜芦同用。风寒作嗽者忌服。

现代药理研究　①祛痰作用:轮叶沙参煎液对家兔的祛痰作用较紫菀等为差,但可持续作用4 h以上。1∶40沙参浸液在试管内未见溶血现象。②强心作用:1%沙参浸剂对离体蟾蜍心脏有明显强心作用。③抗真菌作用:沙参水浸剂(1∶2)在试管内对奥杜盎氏小芽孢癣菌、羊毛状小芽孢癣菌等皮肤真菌有不同程度的抑制作用。

2. 麦　冬

麦冬,为百合科植物麦冬的干燥块根。

性味归经　甘、微苦,微寒。归心经、肺经、胃经。

功　　效　养阴生津,润肺清心。

主　　治　肺燥干咳,肺胃阴虚之津少口渴、干咳咯血,心阴不足之心悸易惊及热病后期热伤津液等证。

用法用量 煎服,6~12 g。

禁　　忌 脾胃虚寒泄泻,胃有痰饮湿浊及暴感风寒咳嗽者均忌服。

现代药理研究 ①麦冬注射液对小鼠在低压缺氧条件下,有明显提高耐缺氧能力。②麦冬根注射液低剂量(25%,1.5 mL)对离体豚鼠心脏的冠状动脉血流量增加54.59%,心收缩力增强;在体兔静脉注射2.5 g/kg,心收缩力增强,大剂量20 g/kg时产生心律失常;另能显著对抗垂体后叶引起的大鼠心电图T波变化并能降低心律失常的发生率。③麦冬能保护心肌缺血、缺氧性损害,改善心脏血流动力学效应。④麦冬注射液加小剂量硫酸镁可预防心肌梗死后心律失常的发生,降低心肌耗氧量,增加心肌能量供给,限制心肌梗死范围。

3. 芦　根

芦根,为禾本科植物芦苇的新鲜或干燥根茎。

性味归经 甘,寒。归肺、胃、膀胱经。

功　　效 清热生津,除烦,止呕,利尿。

主　　治 热病烦渴,胃热呕哕,肺热咳嗽,肺痈吐脓,热淋涩痛。

用法用量 内服,煎汤,15~30 g,鲜品60~120 g;或鲜品捣汁。外用,适量,煎汤洗。

禁　　忌 脾胃虚寒者忌服。

现代药理研究 ①芦根中所含的薏苡素对骨骼肌有抑制作用,能抑制蛙神经肌肉标本的电刺激所引起的收缩反应及大鼠膈肌的氧摄取和无氧糖酵解,并能抑制肌动蛋白-三磷酸腺苷系统的反应。还有比较弱的中枢抑制作用,表现为对大鼠及小鼠均有镇静作用,并能与咖啡因相拮抗。在家兔的脑电图上,出现波幅增大,频率减少,显示对中枢神经系统的机能有抑制现象。在大鼠尾部电刺激试验中,有镇痛作用,强度与氨基比林相似。有解热作用,对组织型转谷氨酰胺酶(TTG)引起的发热的解热作用较好,对二硝基酚引起的发热无作用。对多突触反射(猫腓神经-腓肠肌标本)有短暂的抑制作用。静脉注射可引起家兔血压短暂下降,皮下注射可使血糖略有下降,对离体蟾蜍心脏及离体兔肠均呈抑制作用,对兔耳血管无明显影响。其毒性很低,小鼠每天口服0.5 g/kg,未引起异常改变。②芦根中所含的苜蓿素对离体豚鼠肠管有松弛作用。4 mg注入在位兔小肠腔,可使肠蠕动收缩减慢。每天给大鼠口服2 mg,可使血中甲状腺素显著增高。有轻度抗氧化作用,可防止肾上腺素的氧化。

4. 杏 仁

杏仁,为蔷薇科植物杏或山杏等的干燥种子。

性味归经 苦,温;有毒。归肺经、脾经、大肠经。

功 效 祛痰止咳,平喘,润肠,下气开痹。

主 治 外感咳嗽,喘满,伤燥咳嗽,寒气奔豚,惊痫,胸痹,食滞脘痛,血崩,耳聋,痈肿胀,湿热淋证,疥疮,喉痹,肠燥便秘。

用法用量 内服,煎汤,3~10 g;或入丸、散。外用,捣敷。

禁 忌 阴虚咳嗽及大便溏泄者忌服。

现代药理研究 ①抗炎:杏仁球蛋白组分 KR - A 40 mg/kg、KR - B 5 mg/kg,白蛋白组分 KR - A 0.5 mg/kg、AR - B 0.5 mg/kg 静脉注射,对卡拉胶引起的大鼠足跖肿胀有抑制作用。②镇痛:杏仁球蛋白组分 KR - A 5 mg/kg、KR - B 5 mg/kg,白蛋白组分 AR - A 5 mg/kg、AR - B 0.5 mg/kg 静脉注射,对小鼠苯醌扭体法试验,表明有镇痛作用。③20% 杏仁煎剂 1 mL/kg 给猫静脉注射,可致明显持久的血压下降。④杏仁中含苦杏仁苷及苦杏仁酶,内服后,苦杏仁苷可被酶水解产生氢氰酸和苯甲醛,普通 1 g 杏仁约可产生 2.5 mg 氢氰酸。氢氰酸是剧毒物质,人的致死量大约为 0.05 g(氰化钾为 0.2~0.3 g),苯甲醛可抑制胃蛋白酶的消化功能。成人服苦杏仁 50~60 个,小儿 7~10 个即可致死,致死原因主要为组织窒息,苦杏仁久贮,苦杏仁苷含量可减少,同时服糖,毒性可降低。关于杏仁中毒的报道不少,主要症状为呼吸困难,抽搐,昏迷,瞳孔散大,心跳速而弱,四肢冰冷。急救必须争取时间,立即口服活性炭或过锰酸钾(1∶1000)或硫代硫酸钠(5%),尽快洗胃,并吸入亚硝酸异戊酯,静脉注射亚硝酸钠(3%,10 mL),随后注射硫代硫酸钠(25%,50 mL),及其他对症治疗如人工呼吸、输血等。有人认为服用少量杏仁,杏仁在体内慢慢分解,逐渐产生微量的氢氰酸,不致引起中毒,而呈现镇静呼吸中枢的作用,因此能使呼吸运动趋于安静而奏镇咳平喘的功效。1/20 最小致死量的氢氰酸静脉注射能短暂而强烈地兴奋呼吸中枢。直接涂于正常皮肤,可产生局部麻醉(如止痒等)。⑤促进肺表面活性物质合成作用:苦杏仁在正常动物体内可促进肺表面活性物质的合成,在油酸型急性呼吸窘迫综合征(acute respiratory distress syndrome,ARDS)实验动物体内不仅可促进肺表面活性物质的合成,并可使病变得到改善。⑥其他作用:苦杏仁苷有抗突变作用和预防、治疗抗肿瘤药四氧嘧啶引起的糖尿病的作用。此外,苦扁桃油(即苦杏仁油)有驱虫、杀菌作用,体外试验对人蛔虫,蚯蚓等均有杀死作用,并能杀死伤寒、副伤寒杆菌,临床应用对蛔虫、钩虫及蛲虫均有效,且无副作用。

5. 法半夏

半夏,为天南星科植物半夏的干燥块茎。法半夏,为半夏的炮制加工品。

性味归经 辛、温。归脾经、胃经、肺经。

功　　效 燥湿化痰,降逆止呕,消痞散结。

主　　治 湿痰冷饮,呕吐,反胃,咳喘痰多,胸膈胀满,痰厥头痛,头晕不眠,痈肿。

用法用量 煎服,3~9 g。

禁　　忌 一切血证及阴虚燥咳、津伤口渴者忌服。不宜与乌头类药材同用。

现代药理研究 ①镇咳作用:生半夏、姜半夏、姜浸半夏和明矾半夏的煎剂,0.6~1.0 g/kg 静脉注射或静脉滴注,对猫碘液注入胸腔或电刺激喉上神经所致的咳嗽有明显的镇咳作用,且可维持5 h 以上。0.6 g/kg 上述煎剂的镇咳作用接近于可待因1 mg/kg 的作用。②抑制腺体分泌的作用:半夏制剂半固体,对毛果芸香碱引起的唾液分泌有显著的抑制作用,亦有报道煎剂口服时,唾液分泌先增加,后减少。③镇吐和催吐作用:半夏加热炮制或加明矾、姜汁炮制的各种制剂,对阿扑吗啡、洋地黄、硫酸铜引起的呕吐,都有一定的镇吐作用。上述3 种催吐剂的作用机制不同,而半夏都可显示镇吐作用,推测其镇吐作用机制是对呕吐中枢的抑制。

6. 薄　荷

薄荷,为唇形科薄荷属植物薄荷的干燥地上部分。

性味归经 辛,凉。归肺经、肝经。

功　　效 宣散风热,清头目,透疹。

主　　治 风热感冒,风温初起,头痛,目赤,喉痹,口疮,风疹,麻疹,胸胁胀闷。

用法用量 口服3~6 g,入煎剂时宜后下。

禁　　忌 阴虚血燥、肝阳偏亢、表虚汗多者忌服。

现代药理研究 ①抗病毒作用:薄荷水煎剂1:20 浓度,对埃可病毒(Echovirus11)有抑制作用。②镇痛、止痒作用:薄荷脑主要作外用止痒、微弱的局部麻醉及对抗刺激剂,涂于局部由于刺激神经而引起凉感,并抑制痛觉神经。③抗刺激、止咳作用:薄荷脑的抗刺激作用导致气管产生新的分泌,而使稠厚的黏液易于排出,故有祛痰作用,亦有报道称薄荷脑对豚鼠及人均有良好的止咳作用。④杀菌作用:薄荷脑有很强的杀菌作用,d-薄荷脑比1-薄荷脑的抑菌作用强。

7. 桔 梗

桔梗,为桔梗科植物桔梗的干燥根。

性味归经 苦、辛,平。归肺经。

功　　效 宣肺,利咽,祛痰,排脓。

主　　治 咳嗽痰多,胸闷不畅,咽痛,音哑,肺痈吐脓,疮疡脓成不溃。

用法用量 内服,煎汤,3～10 g;或入丸、散。外用,适量,烧灰研末敷。

禁　　忌 阴虚久嗽、气逆及咳血者忌服。

现代药理研究 ①祛痰与镇咳作用:麻醉犬口服本品煎剂 1 g/kg,能显著增加呼吸道黏液的分泌量,其强度可与氯化铵相比。对麻醉猫亦有明显的祛痰作用。有报道称桔梗皂苷的祛痰作用强于远志,次于美远志。而小鼠酚红法试验结果则弱于远志。桔梗所含皂苷口服时对咽喉黏膜及胃黏膜造成某种程度的刺激,反射地引起呼吸道黏膜分泌亢进,使痰液稀释,促使其排出。粗制桔梗皂苷有镇咳作用。豚鼠腹腔注射和镇咳半数有效量为 6.4 mg/kg。②降血糖作用:兔灌胃桔梗水或醇提取物 200 mg/kg 可使血糖下降,水提取物的降血糖曲线与灌胃 25～50 mg/kg 甲苯磺丁脲相似。水和醇提取物 500 mg/kg 连续 4 d 灌胃,对实验性四氧嘧啶糖尿病兔亦有降血糖作用,降低的肝糖原在用药后也可见恢复,且能抑制食物性血糖上升,醇提取物的作用较水提取物的强。③抑制胃液分泌和抗溃疡作用:粗制桔梗皂苷在低于 1/5 半数致死量的剂量时有抑制大鼠胃液分泌和抗消化性溃疡作用。100 mg/kg 剂量时,几乎能完全抑制大鼠幽门结扎所致的胃液分泌。大鼠十二指肠注入 25 mg/kg 粗制桔梗皂苷,可防止消化性溃疡形成,其作用与皮下注射 10 mg/kg 阿托品相当,但 100 mg/kg 灌胃对应激性溃疡形成的预防作用比皮下注射阿托品 10 mg/kg 弱;对大鼠醋酸所致的溃疡模型,粗制桔梗皂苷可使溃疡系数明显减少,且每日 25 mg/kg 组的疗效比甘草甲醇提取物 FM100 每日 200 mg/kg 组为高。④抗炎作用:粗制桔梗皂苷有抗炎作用,灌服 1/10～1/5 半数致死量的剂量对大鼠后肢卡拉胶性脚肿与醋酸性肿胀均有抗炎效果。灌胃小于 1/10 半数致死量的剂量,每日 1 次,连续给药,对大鼠棉球肉芽肿也有显著抑制作用,且对大鼠佐剂性关节炎也有效。此种制剂还能降低过敏反应,小鼠的毛细血管通透性。腹腔注射桔梗皂苷引起的小鼠扭体反应与腹腔渗出,灌胃同一皂苷可产生抑制。桔梗无直接抗菌作用,但其水提取物可增强巨噬细胞吞噬功能,增强中性白细胞的杀菌力,提高溶菌酶的活性。

(二)治疗喉喑常用药

1. 蝉　脱

蝉蜕,为蝉科昆虫黑蚱羽化后的蜕壳。

性味归经　甘、咸,凉。归肺经、肝经。

功　　效　利咽开音,疏散风热,透疹,明目退翳,熄风止痉。

主　　治　风热感冒,温病初起,咽痛音哑,风疹瘙痒,目赤翳障,麻疹不透,急慢惊风,破伤风,小儿夜啼不安。

用法用量　煎服,3~6 g;或单味研末冲服。

禁　　忌　孕妇慎用。

现代药理研究　①抗惊厥作用:蝉蜕散、五虎追风散(蝉蜕、明天麻、天南星、僵蚕、全蝎)对由破伤风毒素引起的家兔破伤风,不论在与破伤风毒素注射同时给予,或者在全身性破伤风症状发作后给予,都能使发病动物的平均存活时间延长,但不能使它们免于死亡。②镇静作用:蝉蜕散、五虎追风散能抑制小白鼠的自由活动,与环己巴比妥钠有协同作用;同时能引起家兔活动减少、安静、横纹肌紧张度降低、翻正反射迟钝等全身反应。③蝉蜕煎剂能阻断猫颈上交感神经节的传导作用,对肾上腺素能受体和乙酰胆碱降血压反应则无影响。

2. 炒枳壳

枳壳,为芸香科植物酸橙及其栽培变种的干燥未成熟果实。

性味归经　苦、辛、酸,温。归脾经、胃经。

功　　效　理气宽中,行滞消胀。

主　　治　胸胁气滞,胀满疼痛,食积不化,痰饮内停;胃下垂,脱肛,子宫脱垂。

用法用量　内服,煎汤,5~9 g;或入丸、散。外用,适量,煎汤洗或炒热熨。

禁　　忌　脾胃虚弱者及孕妇慎用。

现代药理研究　①枳壳中所含的N-甲基酪胺能增加冠状动脉血流量和肾血流量,降低心肌氧耗量,并有明显的利尿作用。②对心、脑、肾等血流量的影响:麻醉犬静脉注射枳实注射液(1 mL相当于4 g生药)1 mL/kg,有显著的增加脑血流量的作用,每 100 g 脑重脑血流量平均增加 82.6 ± 20.56 mL/min($P < 0.01$),平均增加数相当于注射前脑血流量的 86.4%,脑血管阻力指数平均降低 0.428 ± 0.12($P < 0.01$),有显著降低脑血管阻力的作用。静脉滴注 1.5 mL/kg 对脑血流量的影响不明显。麻醉犬静脉注射枳实注射液 1.5 mL/kg 有显著的增加肾血流量的作用,每 100 g 肾重肾血流量平均增加 64.5 ± 9.4 mL/min($P < 0.01$),平均增加数相当于注射前肾血流量的 53.9%,肾血管阻力指数平均降低 0.519 ± 0.176($P < 0.05$),有显著的降低肾血管阻力的作用。同样剂量静脉滴注则作用不明显。上述剂量静脉注射后在血压升高的同时,股动脉血流量均减少,平均减少量为用药前的 41.3%,血管阻力亦增加。③对胃肠平滑肌的作用:枳实煎剂对小鼠离体肠管部分呈抑制作用,而兔离体肠管则全部表现抑制。此作用可被乙酰胆碱所拮抗。但给胃瘘及肠瘘的犬灌胃 100% 浓缩枳实液后却有兴奋作用,能使胃肠运动收缩节律增加。给犬灌胃 100% 浓缩枳实液 1 mL/kg,可见小肠消化间期综合肌电的周期和Ⅰ相时程缩短,Ⅱ相时程延长。表明枳实有增强小肠平滑肌紧张程度和位相性收缩功能。④对子宫平滑肌的作用:枳实煎剂对未孕及已孕的兔离体子宫、在位子宫和未孕子宫萎缩均有明显的兴奋作用,能使子宫收缩节律增加。但对小鼠离体子宫不论已孕或未孕部分都起抑制作用。

3. 玄　参

玄参,本品为玄参科植物玄参的干燥根。

性味归经　甘、苦、咸,微寒。归肺经、胃经、肾经。

功　　效　凉血滋阴,泻火解毒。

主　　治　热病伤阴,舌绛烦渴,温毒发斑,津伤便秘,骨蒸劳嗽,目赤,咽痛,瘰疬,白喉,痈肿疮毒。

用法用量　内服,煎汤,9~15 g;或入丸、散。外用,适量,捣敷或研末调敷。

禁　　忌　脾胃有湿及脾虚便溏者忌服。不宜与藜芦同用。

现代药理研究　①对心血管系统的作用:本品水浸液、醇浸液和煎剂对麻醉犬、猫、兔等多种动物可引起血压下降。口服玄参煎剂 2 g/kg,每日 2 次,对肾性高血压犬的降血压作用较健康犬更为明显。本品所含的天门冬酰胺静脉注射可引起动物血压下降,外周血管扩张,心收缩力增强,心率变慢和尿量增加。玄参乙醇提取物能明显增加离体兔心冠状动脉血流量,增加小鼠心肌 86Rb 摄取量,对垂体后叶素所致家兔实验性心肌缺血有保护作用,还能增强小鼠耐缺氧能力,对麻醉猫有一定降血压作用。此外,玄参还能增加离体兔耳灌流量,对氯化钾和肾上腺素所致兔主动脉血管痉挛有一定的缓解作用。②中枢抑制作用:本品浸剂对小鼠有镇静、抗惊作用。③抗菌作用:玄参50%煎剂用平板稀释法,对金黄色葡萄球菌有抑制作用。鲜玄参叶用平板打洞法,对铜绿假单孢菌有抑制作用。浸剂用试管稀释法,1:160 对须癣毛菌、羊毛状小孢子菌有抑制作用。

4.百 合

百合,为百合科植物卷丹、百合或细叶百合的干燥肉质鳞叶。

性味归经 甘,寒。归心经、肺经。

功 效 养阴润肺,清心安神。

主 治 阴虚久咳,痰中带血,虚烦惊悸,失眠多梦,精神恍惚。

用法用量 内服,煎汤,6~12 g;或入丸、散;亦可蒸食、煮粥。外用,适量,捣敷。

禁 忌 风寒咳嗽、中寒便滑者忌服。

现代药理研究 ①镇咳祛痰作用:百合煎剂对氨水引起的小鼠咳嗽有止咳作用,小白鼠肺灌流使流量增加,并能对抗组织胺引起的蟾蜍哮喘。②镇静作用:小鼠停食8 h后,分别静脉滴注百合煎剂20 g/kg,用酸枣仁做阳性对照,空白组用生理盐水,给药30 min 静脉滴注戊巴比妥钠40 mg/kg,以翻正反射消失到恢复的时间作为睡眠时指标。同时观察对戊巴比妥钠阈下剂量睡眠率的影响,结果显示均具有显著增加戊巴比妥钠睡眠时间及阈下剂量的睡眠率,提示有明显的镇静作用。

5.太子参

太子参,为石竹科植物孩儿参的干燥块根。

性味归经 甘、微苦,平。归脾经、肺经。

功 效 益气健脾,生津润肺。

主 治 脾虚体倦,食欲不振,病后虚弱,气阴不足,自汗口渴,肺燥干咳。

用法用量 内服,煎汤,10~15 g。

禁 忌 表实邪盛者不宜用。

现代药理研究 对机体具有适应原样作用,即能增强机体对各种有害刺激的防御能力,还可增强人体内的物质代谢。

6.桔 梗

桔梗,为桔梗科植物桔梗的干燥根。

性味归经　苦、辛,平。归肺经。

功　　效　宣肺,利咽,祛痰,排脓。

主　　治　咳嗽痰多,胸闷不畅,咽痛,喑哑,肺痈吐脓,疮疡脓成不溃。

用法用量　内服,煎汤,3～10 g;或入丸、散。外用,适量,烧灰研末敷。

禁　　忌　阴虚久嗽、气逆及咳血者忌服。

现代药理研究　①祛痰与镇咳作用:麻醉犬口服本品煎剂 1 g/kg,能显著增加呼吸道黏液的分泌量,其强度可与氯化铵相比。对麻醉猫亦有明显的祛痰作用。有报道桔梗皂苷的祛痰作用强于远志,次于美远志。而小鼠酚红法试验结果则弱于远志。桔梗所含皂苷口服时对咽喉黏膜及胃黏膜造成某种程度的刺激,反射地引起呼吸道黏膜分泌亢进,使痰液稀释,促使其排出,粗制桔梗皂苷有镇咳作用。豚鼠腹腔注射和镇咳半数有效量为 6.4 mg/kg。②降血糖作用:兔灌胃桔梗水或醇提取物 200 mg/kg 可使血糖下降,水提取物的降血糖曲线与灌胃 25～50 mg/kg 甲苯磺丁脲相似。水和醇提取物 500 mg/kg 连续 4 d 灌胃,对实验性四氧嘧啶糖尿病兔亦有降血糖作用,降低的肝糖原在用药后也见恢复,且能抑制食物性血糖上升,醇提取物的作用较水提取物强。③抑制胃液分泌和抗溃疡作用:粗制桔梗皂苷在低于 1/5 半数致死量的剂量时有抑制大鼠胃液分泌和抗消化性溃疡作用。100 mg/kg剂量时,几乎能完全抑制大鼠幽门结扎所致的胃液分泌。大鼠十二指肠注入 25 mg/kg 粗制桔梗皂苷,可防止消化性溃疡形成,其作用与皮下注射 10 mg/kg 阿托品相当,但 100 mg/kg 灌胃对应激性溃疡形成的预防作用比皮下注射阿托品 10 mg/kg 弱两倍,对大鼠醋酸所致的溃疡模型,粗制桔梗皂苷可使溃疡系数明显减少,且每日 25 mg/kg 组的疗效比甘草提取物 FM100 每日 200 mg/kg 组为高。④抗炎作用:粗桔梗皂苷有抗炎作用,灌服 1/10～1/5 半数致死量的剂量对大鼠后肢拉卡胶性脚肿与醋酸性肿胀均有抗炎效果。灌胃小于 1/10 半数致死量的剂量,每日 1 次,连续给药,对大鼠棉球肉芽肿也有显著抑制作用,且对大鼠佐剂性关节炎也有效。此种制剂还能降低过敏反应及小鼠的毛细血管通透性。腹腔注射桔梗皂苷引起的小鼠扭体反应与腹腔渗出,灌胃同一皂苷可产生抑制。桔梗无直接抗菌作用,但其水提取物可增强巨噬细胞吞噬功能,增强中性白细胞的杀菌力。提高溶菌酶的活性。

7. 浙　贝

浙贝,本品为百合科植物浙贝母的干燥鳞茎。

性味归经 苦,寒。归肺经、心经。

功　　效 清热化痰,开郁散结。

主　　治 风热犯肺,痰火咳嗽,肺痈,乳痈,瘰疬,疮毒。

用法用量 内服,煎汤,3~10 g;或入丸、散。外用,适量,研末撒。

禁　　忌 寒痰、湿痰及脾胃虚寒者慎服。反乌头。

现代药理研究 ①镇咳:浙贝母碱和去氢浙贝母碱4 mg/kg灌胃,对小鼠氨气引起的咳嗽有抑制作用,4 mg/kg皮下注射对电刺激麻醉猫喉上神经引咳也有镇咳作用。②解痉:贝母生物碱具有阿托品样作用,对兔、猫离体肺灌流表明,低浓度可使支气管松弛,高浓度则对支气管有轻微收缩作用。③对中枢神经的作用:浙贝母碱和去氢浙贝母碱2 mg/kg皮下注射,使小鼠自发活动减少,4 mg/kg灌胃使小鼠戊巴比妥钠引起的小鼠睡眠时间延长,2 mg/kg皮下注射,对小鼠醋酸扭体法试验表明有镇痛作用。④其他作用:浙贝母碱和去氢浙贝母碱的各种药理作用均颇相似。1:5000~1:1000浓度蛙心灌流,可使心率减慢并产生房室完全阻滞;10 mg/kg给麻醉猫静脉注射,有降血压作用。5 mg/kg给兔静脉注射,呈现中等度的血糖升高;10 mg/kg时,给麻醉猫静脉注射,有降压作用。5 mg/kg给兔静脉注射,呈现中等度的血糖升高;10 mg/kg时,则呈现四肢无力、共济失调及震颤;小鼠静脉注射的最小致死量两者均为9 mg/kg。贝母碱苷比贝母素甲具有较强的降血压作用,开胸狗左冠状动脉注射2 mg能增加冠状动脉血流量。

(三)治疗鼻炎常用药

1.苍耳子

苍耳子,本品为菊科植物苍耳的干燥成熟带总苞的果实。

性味归经 辛、苦,温;有毒。归肺经。

功　　效 散风除湿,通鼻窍。

主　　治 风寒头痛,鼻渊流涕,风疹瘙痒,湿痹拘挛。

用法用量 内服,煎汤,3~10 g;或入丸、散。外用,适量,捣敷;或煎水洗。

禁　　忌 血虚之头痛、痹痛者忌服。

现代药理研究 ①降血糖:苍耳子所含白色结晶性苷1 mg/kg,可使正常家兔血糖下降。②对呼吸系统作用:苍耳子100%煎剂0.3 mL/只灌胃,对小鼠有镇咳作用;15 mL/kg对兔无祛痰作用。酊剂注射,对蛙有呼吸兴奋作用,大剂量则为抑制作用。③对心血管作用:苍耳子注射液静脉注射,对兔、犬均有短暂降血压作用。④抗炎作用:本品所含的二萜羟酸苍术甙经大鼠卡拉胶水肿试验表明有抗炎作用。腹腔注射、皮下注射和口服半数致死量分别为 2.9 mg/kg、5.3 mg/kg 和 350 mg/kg。

2. 白　芷

白芷,为伞形科植物白芷或杭白芷的干燥根。

性味归经　辛,性温。归肺经、脾经、胃经。

功　　效　祛风除湿,通窍止痛,消肿排脓。

主　　治　感冒头痛,眉棱骨痛,牙痛,鼻塞,鼻渊,湿胜久泻,妇女白带,痈疽疮疡,毒蛇咬伤。

用法用量　内服,煎汤,3~10 g;或入丸、散。外用,适量,研末撒或调敷。

禁　　忌　阴虚血热者忌服。

现代药理研究　①抗炎作用:小鼠灌胃白芷或杭白芷煎剂(1 g 相当于生药 1 g)4 g/kg,可明显抑制邻二甲苯所致小鼠耳部的炎症($P < 0.01$)。②解热镇痛作用:用蛋白胨皮下注射于大白兔背部造成的高热动物模型,1 g 白芷或杭白芷煎剂 15 g/kg,有明显的解热作用。小鼠灌胃白芷或杭白芷煎剂 8 g/kg,对小鼠醋酸扭体反应次数明显减少,作用与氨基比林 8 mg/kg 类似,($P < 0.001$)。小白鼠热板法试验,给药前痛阈在 30 min 以内者,灌胃给白芷或杭白芷8 g/kg,给药后 60 min,白芷及杭白芷对痛阈值明显提高,与生理盐水组比较($P < 0.001$和0.01)。③解痉作用:本品所含的佛手柑内酯、花椒毒素、异欧前胡素对兔回肠具有明显的解痉作用。异欧前胡素还能增加兔子宫的收缩力和蚯蚓肌的紧张性。东莨菪素对雌激素或氯化钡所致在体或离体大鼠子宫痉挛有解痉作用,其半数有效量为 0.09 mg/kg。④对心血管的作用:本品所含的异欧前胡素和印度榅桲素对猫有降血压的作用,50 mg/kg降低动脉压50%,作用维持时间为 1.5 h。异欧前胡素与 N - 乙烯吡咯烷酮的共聚物可使猫动脉压降低的时间延长 5~10 倍。还能降低离体蛙心的收缩力。⑤抗菌作用:白芷煎剂对大肠杆菌、痢疾杆菌、变形杆菌、伤寒杆菌、副伤寒杆菌、铜绿假单胞杆菌、霍乱弧菌、人型结核杆菌等均有抑制作用。本品所含的氧前胡素体外试验对 11 种菌株有抗菌作用;欧前胡素亦有抗菌作用;花椒毒素对人型结核杆菌(H37RV)的抑菌浓度为 100 μg/mL。水浸剂对奥杜盎氏小芽孢癣菌等致病真菌也有一定抑制作用。

3. 川 芎

川芎,为伞形科植物川芎的干燥根茎。

性味归经 辛,温。归肝经、胆经、心包经。

功 效 活血行气,祛风止痛。

主 治 月经不调,经闭痛经,症瘕腹痛,胸胁刺痛,跌扑肿痛,头痛,风湿痹痛。

用法用量 内服,煎汤,3～10 g;研末,每次 1～1.5 g;或入丸、散。

禁 忌 阴虚火旺,上盛下虚及气弱者忌服。

现代药理研究 ①对中枢神经系统的作用:川芎有明显的镇静作用。②对心血管系统和心脏的作用:川芎煎剂对离体蟾蜍和蛙心脏,在浓度在 10^{-5} ～ 10^{-4} 时使收缩振幅增大、心率稍慢。③对冠状动脉循环的作用:川芎水提取液及其生物碱能扩张冠状动脉和血管,增加冠状动脉血流量,改善心肌缺氧状况。④对外周血管与血压的作用:川芎、川芎总生物碱和川芎嗪能使麻醉犬血管阻力下降,使脑、股动脉及下肢血流量增加。川芎生物碱、酚性部分和川芎嗪能抑制氯化钾与肾上腺素对家兔离体胸主动脉条的收缩作用。川芎浸膏、水浸液、乙醇水浸液、乙醇浸出液和生物碱对犬、猫、兔等麻醉动物,不论肌内注射或静脉注射均有显著而持久的降血压作用。⑤对血小板聚集、血栓形成和血液黏滞度的影响,川芎嗪延长在体外腺苷二磷酸诱导的血小板凝聚时间,对已聚集的血小板有解聚作用。

4. 路路通

路路通,为金缕梅科植物枫香树的干燥成熟果序。

性味归经 苦,平。归肝经、肾经。

功 效 祛风活络,利水通经。

主 治 关节痹痛,麻木拘挛,水肿胀满,乳少经闭。

用法用量 内服,煎汤,3～10 g;或煅存性研末服。

禁 忌 孕妇忌服,阴虚内热者不宜,虚寒血崩者勿服。

现代药理研究 ①外用:实验证明,枫香酒精溶剂(60%)外用,能防止钩蚴侵入小鼠皮肤。其防护效力与溶剂浓度成正比。②保肝作用:桦木酮酸具有明显的抗肝细胞毒活性作用,即在体外试验中,对由四氯化碳及氨基半乳糖诱导的初次培养的大鼠肝细胞的细胞毒性有明显的保护作用。

5. 泡 参

泡参,为桔梗科植物轮叶沙参或沙参的干燥根。

性味归经 甘,微寒。归肺经、胃经。

功　　效 养阴清肺,化痰,益气。

主　　治 肺热燥咳,阴虚劳嗽,干咳痰黏,气阴不足,烦热口干。

用法用量 煎服,9~15 g。

禁　　忌 不宜与藜芦同用。风寒作嗽者忌服。

现代药理研究 ①祛痰作用:轮叶沙参煎液对家兔的祛痰作用较紫菀等为差,但可持续作用4 h以上。1∶40沙参浸液在试管内未见溶血现象。②强心作用:1%沙参浸剂对离体蟾蜍心脏有明显强心作用,7/9离体心的振幅增大(比原来高50%以上),作用持续5 min。③抗真菌作用:沙参水浸剂(1∶2)在试管内对奥杜盎氏小芽孢癣菌、羊毛状小芽孢癣菌等皮肤真菌有不同程度的抑制作用。

6. 蔓荆子

蔓荆子,为马鞭草科植物单叶蔓荆或蔓荆的干燥成熟果实。

性味归经 辛、苦,微寒。归膀胱经、肝经、胃经。

功　　效 疏散风热,清利头目。

主　　治 风热感冒头痛,齿龈肿痛,目赤多泪,目暗不明,头晕目眩。

用法用量 内服,煎汤,6~10 g;或浸酒;或入丸、散。外用,适量,煎汤外洗。

禁　　忌 胃虚者慎服。

现代药理研究 ①镇静止痛作用:用于神经性头痛,对于高血压有效。②退热作用:镇静体温中枢。

7. 半 夏

半夏,为天南星科植物半夏的干燥块茎。法半夏,为半夏的炮制加工品。

性味归经 辛,温。归脾经、胃经、肺经。

功　　效 燥湿化痰,降逆止呕,消痞散结。

主　　治 湿痰冷饮,呕吐,反胃,咳喘痰多,胸膈胀满,痰厥头痛,头晕不眠。外消痈肿。

用法用量 煎服,3~9 g。

禁　　忌 一切血证及阴虚燥咳、津伤口渴者忌服。不宜与乌头类药材同用。

现代药理研究 ①镇咳作用:生半夏、姜半夏、姜浸半夏和明矾半夏的煎剂,0.6~1 g/kg 静脉注射或静脉滴注,对猫碘液注入胸腔或电刺激喉上神经所致的咳嗽有明显的镇咳作用,且可维持 5 h 以上。0.6 g/kg 的镇咳作用接近于可待因 1 mg/kg 的作用。②抑制腺体分泌的作用;半夏制剂腹腔注射,对毛果芸香碱引起的唾液分泌有显著的抑制作用,亦有报道煎剂口服时,唾液分泌先增加,后减少。③镇吐和催吐作用:半夏加热炮制或加明矾、姜汁炮制的各种制剂,对阿扑吗啡、洋地黄、硫酸铜引起的呕吐,都有一定的镇吐作用。上述 3 种催吐剂的作用机制不同,而半夏都可显示镇吐作用,推测其镇吐作用机制是对呕吐中枢的抑制。

(四)治疗耳鸣、耳聋常用药

1. 太子参

太子参,为石竹科植物孩儿参的干燥块根。

性味归经 甘、微苦,平。归脾经、肺经。

功　　效 益气健脾,生津润肺。

主　　治 脾虚体倦,食欲不振,病后虚弱,气阴不足,自汗口渴,肺燥干咳。

用法用量 内服,煎汤,10~15 g。

禁　　忌 表实邪盛者不宜使用。

现代药理研究 对机体具有适应原样作用,即能增强机体对各种有害刺激的防御能力,还可增强人体内的物质代谢。

2. 香　橼

香橼,为芸香科植物枸橼或香圆(西南香圆)的干燥成熟果实。

性味归经 辛、苦、酸,温。归肝经、脾经、肺经。

功　　效 疏肝理气,宽中,化痰。

主　　治 肝胃气滞,胸胁胀痛,脘腹痞满,呕吐噫气,痰多咳嗽。

用法用量 内服,煎汤,3~6 g;或入丸、散。

禁　　忌 阴虚血燥及孕妇气虚者慎服。

现代药理研究 所含挥发油对胃肠道有温和刺激作用,能促进肠胃蠕动和消化液分泌,排除肠内积气,并有祛痰作用。①抗炎作用:本品所含的橙皮苷对豚鼠因缺乏维生素 C 而致的眼睛球结膜血管内细胞凝聚及毛细血管抵抗力降低有改善作用,能降低马血细胞的凝聚。与栓塞饲料或与致动脉粥样硬化饲料共同喂养大鼠,均可延长大鼠存活时间。能刺激缺乏维生素 C 的豚鼠的生长速度,增加豚鼠肾上腺、脾及白细胞中维生素 C 的含量。②抗病毒作用:橙皮苷加入小疱性口炎病毒前,将小鼠纤维细胞放于 200 μg/mL 的橙皮苷中预先孵化处理,能保护细胞不受病毒侵害约 24 h。预先处理纤维细胞能预防流感病毒的感染。但其抗病毒的活性可被透明质酸酶所消除。③其他作用:橙皮苷有预防冻伤和抑制大鼠晶状体醛还原酶作用。黄柏酮有增强离体兔肠张力和振幅的作用。

3.佛 手

佛手,本品为芸香科柑橘属植物佛手的干燥果实。

性味归经 辛、苦、酸,温。归肝经、脾经、肺经。

功 效 疏肝理气,和胃止痛。

主 治 肝郁气滞,胸闷胁痛,肝胃不和,脘腹胀痛,嗳气呕吐,泻痢后重,咳嗽痰多。

用法用量 内服,煎汤,5~10 g;或泡茶饮;或入散剂。

禁 忌 阴虚血燥、气无郁滞者慎服。

现代药理研究 ①对消化系统的作用:佛手可促进消化液的分泌,还有促泻下作用。佛手的醇提取物对正常大鼠、兔的离体肠管及麻醉猫、兔的在体肠管均有显著的解痉作用,还能迅速缓解卡巴胆碱所致的麻醉猫的胃、肠、胆囊张力增加。能明显抑制乙酰胆碱引起的兔的十二指肠痉挛,但对氯化钡引起的痉挛抑制作用较差。②对心血管系统的作用:佛手能增加冠状动脉血流量,抑制心肌收缩力,减慢心率,降低血压,提高小鼠耐缺氧能力,对实验性心肌缺血、心律失常有保护作用。③对呼吸系统的作用:佛手煎剂能拮抗组胺引起的豚鼠离体气管收缩。柠檬油素也有类似作用,并有一定的祛痰作用及抗过敏活性。④对中枢神经系统的作用:佛手醇提取物腹腔注射能明显减少小鼠自发活动,延长戊巴比妥睡眠时间,还有一定的镇痛作用和抗惊厥作用。⑤抗炎作用:佛手中的香叶木苷对角叉菜胶所致的大鼠足跖肿胀有抑制作用,还有维生素 P、维生素 C 样作用,能降低兔毛细血管的渗透性,增强豚鼠毛细血管的抵抗力,减少肾上腺对维生素 C 的消耗。⑥其他作用:佛手中的橙皮苷对流感病毒、小疱性口炎病毒有抗病毒活性,有抑制大鼠眼晶状体醛还原酶和预防冻伤的作用;佛手还有一定的抗凝血和止血作用。

4.鸡血藤

鸡血藤,为豆科植物密花豆(大血藤、血风藤、三叶鸡血藤、九层风)的干燥藤茎。

性味归经 苦、甘,温。归肝经、肾经。

功　　效 补血,活血,通络。

主　　治 手足麻木,肢体瘫痪,风湿痹痛,妇女月经不调,痛经,闭经。

用法用量 内服,煎汤,10～15 g,大剂量可用至30 g;或浸酒。

禁　　忌 阴虚火亢者慎用。

现代药理研究 ①对造血系统的作用:据报道,密花豆藤煎剂(100%)对实验性家兔贫血有补血作用,能使血细胞增加,血红蛋白升高。②对凝血、纤溶的作用:对犬血体外凝血和纤溶过程的影响,实验用犬麻醉后暴露股动脉,采血(取血后即将试管放入冰中),抗凝剂(草酸钠、枸橼酸钠)1份加全血9份,离心分离血浆,将血浆分装成3份,分别加入生理盐水、丹参注射液、鸡血藤注射液0.03 mL。测定复钙时间(反映内在凝血过程)、凝血酶原时间、凝血酶凝固时间、血浆纤维蛋白原定量及伏球蛋白溶解试验。可见鸡血藤(每1 mL含生药3 mg)对离体犬血的凝血和纤溶过程没有明显影响。③抑制心脏和降低血压作用:50%鸡血藤煎剂对蟾蜍离体和在体心脏微呈抑制作用。给麻醉家兔0.43～0.5 g/kg煎剂和犬0.3 g/kg生药煎剂均可引起血压下降;对离体兔耳及蟾蜍血管却呈收缩作用。④抗癌作用:体外试验剂量500 μg/mL(热水提取物),对人子宫颈肿瘤JTC-26株抑制率为94.4%;噬菌体法筛选抗肿瘤药物,本品有抗噬菌体作用。⑤对脂质代谢的调节:日本鹌鹑以鸡血藤煎剂6 g/kg灌胃14 d和47 d,可升高HDL2-C,降低HDL3-C,使HDL2-C/HDL3-C的比值升高,此比值是评价脂质代谢和动脉硬化的重要指标(冠心病患者HDL2-C/HDL3-C的比值较无冠心病者为低)。对主动脉及头臂动脉病变,鸡血藤有抑制作用。

5.石菖蒲

石菖蒲,为天南星科植物石菖蒲的干燥根茎。

性味归经 辛、苦,温。归心经、胃经。

功　　效 化湿开胃,开窍豁痰,醒神益智。

主　　治 耳鸣、耳聋,健忘,脘痞不饥,噤口下痢,神昏癫痫。

用法用量 内服,煎汤,3～6 g,鲜品加倍;或入丸、散。外用,适量,煎水洗;或研末调敷。

禁　　忌 阴虚阳亢,汗多、精滑者慎服。

现代药理研究 ①对中枢神经系统的作用:抗惊厥作用,细辛醚能部分对抗震颤素引起的大鼠实验性帕金森综合征的肌肉震颤,但作用不及阿托品。菖蒲挥发油对单突触的膝反射无抑制,但对多突触的屈肌反射呈抑制作用,说明其抗惊厥作用与眠尔通相似,系中枢性的肌肉松弛剂,作用部位在脊髓或皮层下。②对消化系统的影响:内服能促进消化液的分泌及制止胃肠异常发酵,并有弛缓肠管平滑肌痉挛的作用。③对小鼠学习记忆的促进作用:对正常小鼠学习记忆的影响——美国国立卫生研究院(National Institutes of Health,简称 NIH)。小鼠雄性,体重 20±2 g,25±2 g,复杂迷宫趋食反应。复杂迷宫按文献仿制,大小 130 cm×85 cm×13 cm,由不透明塑料板制成,上盖透明有机玻璃罩以便观察,迷宫终点放有食物(炒香的稻谷)。小鼠每天 1 次逐只依次行走迷宫,寻找取食物的正确途径,到达终点时让其饱食,而在第 2 次走迷宫之间禁食。记忆小鼠从迷宫入口到达终点的所需时间和错误次数,时间越短,说明小鼠学习和记忆能力越好。在 20 s 内基本无误(错误次数不超过 3 次)到达终点为学会走迷宫。④降温作用:α-细辛醚 0.5 mg/kg 和 3 mg/kg 腹腔注射,能分别降低小鼠体温 1.8℃和 3.5℃,并能翻转麦角酸二乙胺的升温为降温,平均降低 1.3℃。亦有报道,细辛醚无降温作用,亦不能对抗麦角酸二乙胺的升温作用。⑤解痉作用:对离体豚鼠气管的解痉作用,α-细辛醚对抗致痉剂乙酰胆碱、组胺和五羟色胺的最低有较浓度为 10 μg/mL,α-细辛醚对抗组胺和五羟色胺的作用与氨茶碱相似,但对乙酰胆碱的对抗作用则远低于氨茶碱。α-细辛醚完全阻断致痉剂作用的浓度,对抗乙酰胆碱为 40 μg/mL,对抗组胺为 80 μg/mL,对抗五羟色胺为 53 μg/mL,其效力高于氨茶碱。β-细辛醚的烯丙基(1-烯丙基-2,4,5-三甲氧基苯)有相似的作用,但均比 α-细辛醚弱。

6. 骨碎补

骨碎补,为水龙骨科植物槲蕨的干燥根茎。

性味归经 苦,温。归肾经、肝经。

功 效 补肾强骨,续伤止痛。

主 治 肾虚腰痛,耳鸣耳聋,牙齿松动,跌仆闪挫,筋骨折伤;外治斑秃,白癜风。

用法用量 内服,煎汤,10~20 g;或入丸、散。外用,适量,捣烂敷或晒干研末敷;也可浸酒搽。

禁 忌 阴虚内热及无瘀血者慎服。

现代药理研究 ①据中国药科大学周铜水等研究,槲蕨根茎水煎剂(20 g/kg,30 g/kg)及柚皮苷(相当原药20 g/kg)灌胃对实验性大鼠骨损伤愈合有促进作用。②骨碎补水煎剂7.5～50 g/kg灌胃,对大鼠实验性关节炎具有刺激骨关节软骨细胞代偿性增生作用,并能部分改善由于力学应力线改变造成关节软骨的退行性变,从而降低骨关节病变率。③骨碎补双氢黄酮苷能增加体外培养大白鼠乳鼠心肌细胞的搏动频率,使其收缩有力,并对心肌细胞有起搏作用,其作用机理可能类似一种β-受体激动剂。④骨碎补水煎液(100%)0.8 mL/kg口服,对实验性高血脂兔可明显预防血清胆甾醇、甘油三酯的上升,并能防止主动脉粥样硬化斑块的形成。⑤豚鼠实验提示,骨碎补煎剂与卡那霉素合用可减轻卡那霉素对耳蜗的毒性作用,但不能控制停药后中毒性耳聋的发展。

7. 女贞子

女贞子,为木樨科植物女贞的干燥成熟果实。

性味归经 甘、苦,凉。归肝经、肾经。

功　　效 补肝肾,强腰膝。

主　　治 眩晕耳鸣,腰膝酸软,须发早白,目暗不明。

用法用量 内服,煎汤,6～15 g;或入丸剂。清虚热者宜生用,补肝肾者宜熟用。

禁　　忌 脾胃虚寒泄泻及阳虚者忌服。

现代药理研究 女贞子含齐墩果酸、甘露酸、葡萄酸、棕榈酸、硬脂酸、油酸、亚油酸等。女贞子能提高外周白细胞、增强网状内皮系统吞噬能力,有增强细胞免疫和体液免疫的作用;又有降血脂、抗动脉粥样硬化作用;对因化疗或放疗引起的白细胞减少有升高作用;能抑制动物某些移植性肿瘤的生长;有强心、利尿及保肝作用;并有止咳、缓泻、抗菌等作用。现代医学研究认为女贞子有抑制幽门螺杆菌的作用可以治疗胃病,还具有抑制嘌呤异常代谢而用于治疗高尿酸血症。

第三节　肺科常用药

肺为娇脏,清虚而位处高位,李老遵循吴鞠通"治上焦如羽,非轻不举"之理,制方轻清,以辛平甘润为法度。李老善驭简就繁,治咳常用药物极为简单,不过十余味,重在辨证,而对于药物现代药理的熟练掌握无疑对于治疗亦有辅助增效作用。

1. 防　风

防风,为伞形科植物防风的干燥根。

性味归经　辛、甘,温。归膀胱经、肝经、脾经。

功　　效　解表祛风,胜湿,止痉。

主　　治　感冒头痛,风湿痹痛,风疹瘙痒,破伤风。

用法用量　内服,煎汤,5~10 g;或入丸、散。外用,适量,煎水熏洗。

禁　　忌　血虚痉急或头痛不因风邪者忌服。

现代药理研究　①镇痛作用:对小鼠痛阈的影响,采用热板法测定痛阈,其条件是热板温度为55±0.5℃。取体重18~20 g雌性小鼠,经预测反应潜伏期后挑选其反应潜伏期不超过30 s的小鼠20只,均分为2组,分别口服防风水煎剂(相当生药40 g/kg)及同体积水,测定给药前后小鼠反应潜伏期,防风组小鼠的反应潜伏期在服药后60 s、90 s均明显延长。②镇静作用:对戊巴比妥钠阈下睡眠剂量的影响,取体重20~28 g小鼠40只,均分为2组,分别口服防风水煎剂(相当40 g/kg)和同体积水后1 h,腹腔注射戊巴比妥钠35 mg/kg,记录15 min内动物入睡数,以翻正反射消失1 min以上为入睡指标。结果防风组入睡小鼠(17只,85%)比对照组(17只,35%)明显增加($P<0.01$)。③抗炎作用:取体重24~26 g雄性小鼠20只,均分为2组,剂量同上,1 h后,用巴豆油合剂25 μL涂右耳致炎,4 h处死小鼠,称重并观察炎症反应程度。结果防风组的肿胀程度(13.9±0.9 mg)明显低于对照

组(18.4±1.2 mg)(P<0.05)。④抗过敏作用:对 2,4-二硝基氯苯(DNCB)所致迟发型超敏反应的影响,取体重 25~28 g 雄性小鼠 20 只,均分为 2 组,用 5% DNCB 丙酮溶液 0.01 mL 背部皮肤致敏,次日再致敏 1 次,5 d 后开始给药,防风组小鼠每日口服防风 20 g/kg,对照组服用同体积水,连续给药 7 d,在末次给药后用 1% DNCB 丙酮溶液 0.02 mL 涂右耳,20 h 后处死小鼠,取左、右耳片(直径 8mm)称重,以二耳片重量之差表示迟发型超敏反应的程度。结果防风组为 2.90±0.45 mg,明显低于对照组 4.88±0.78 mg(P<0.05),说明防风有抑制 DNCB 丙酮所致的迟发型超敏反应的作用。⑤解热作用:将家兔用三联疫苗(百日咳、白喉、破伤风混合疫苗)制成动物致热模型。腹腔注射关防风水煎液 2 g/kg,以安替吡啉和生理盐水作对照。防风水煎液在 1~2 h 内解热作用明显。

2. 炙麻绒

炙麻绒,为麻黄科植物草麻、中麻黄或木贼麻黄的干燥草质茎蜜炙后加工切碎,放在碾槽里反复研磨,直至纤维变疏松呈绒状而成。

性味归经 辛、微苦,温。归肺经、膀胱经。

功 效 发汗解表,宣肺平喘,利水消肿。

主 治 伤寒表实,发热恶寒无汗、头痛鼻塞、骨节疼痛、咳嗽气喘。

用法用量 煎服,3~10 g,麻黄绒作用较为缓和,宜用于小儿、老人及体弱者。

禁 忌 虚喘、高血压及失眠患者慎用。

现代药理研究 具有镇咳平喘祛痰、抗菌抗病毒、抗过敏的药理功效。

3. 薄 荷

薄荷,为唇形科薄荷属植物薄荷的干燥地上部分。

性味归经 辛,凉。归肺经、肝经。

功 效 宣散风热;清头目,透疹。

主 治 风热感冒,风温初起,头痛,目赤,喉痹,口疮,风疹,麻疹,胸胁胀闷。

用法用量 煎服,3~6 g,入煎剂时宜后下。

禁 忌 阴虚血燥、肝阳偏亢、表虚汗多者忌服。

现代药理研究 ①抗病毒作用:薄荷水煎剂 1∶20 浓度,对人类肠道致细胞病变的孤儿病毒(enteric cytopathic human orphan nirus)有抑制作用。②镇痛、止痒作用:薄荷脑主要作外用止痒、微弱的局部麻醉及对抗刺激剂,涂于局部由于刺激神经而引起凉感,并抑制痛觉神经。③抗刺激、止咳作用:薄荷脑的抗刺激作用导致气管产生新的分泌,而使稠厚的黏液易于排出,故有祛痰作用,亦有报道薄荷脑对豚鼠及人均有良好的止咳作用。④杀菌作用:薄荷脑有很强的杀菌作用,d - 薄荷脑比 l - 薄荷脑的抑菌作用强。

4. 冬桑叶

桑叶,为桑科植物桑的干燥叶。

性味归经 甘、苦,寒。归肺经、肝经。

功 效 疏散风热,清肺润燥,清肝明目。

主 治 目赤昏花,风热感冒,肺热燥咳,头晕头痛。

用法用量 内服,煎汤,4.5~9 g;或入丸、散。外用,适量,煎水洗或捣敷。

禁 忌 无。

现代药理研究 ①抗菌作用:鲜桑叶煎剂体外实验,对金黄色葡萄球菌、乙型溶血性链球菌、白喉杆菌和炭疽杆菌均有较强的抗菌作用,对大肠杆菌、伤寒杆菌、痢疾杆菌、铜绿假单胞菌也有一定的抗菌作用;煎剂还有杀钩端螺旋体的作用。②降血糖作用:桑叶在脱皮固酮对四氧嘧啶引起的大鼠糖尿病,或肾上腺素、胰高血糖素、抗胰岛素血清引起的小鼠高血糖症均有降血糖作用。脱皮固酮促进葡萄糖转变为糖原,但不改变正常动物的血糖水平。有人认为桑叶中所含某些氨基酸能刺激胰岛素的分泌以降低血糖。③其他作用:对鼠肠肌有抑制作用;对动情期子宫有兴奋作用。稀释液静脉注射可出现暂时的血压下降。

5. 炙紫菀

炙紫菀,为菊科植物紫菀的干燥根及根茎,切片,照蜜炙法炒至不黏手。

性味归经 苦、辛,温。归肺经。

功 效 润肺下气,化痰止咳。

主 治 咳嗽,肺虚劳嗽,肺痿肺痈,咳吐脓血,小便不利。

用法用量 煎汤,4.5~10 g;或入丸、散。

禁 忌 有实热者忌服。

现代药理研究 ①祛痰作用:中医认为紫菀具有温肺、下气、消痰、止咳嗽的功能。实验表明,水煎剂有祛痰作用而无镇咳及平喘作用;苯及甲醇提取物也有祛痰作用。②抗菌作用:紫菀在体外对大肠杆菌、痢疾杆菌、变形菌、伤寒杆菌、副伤寒杆菌、铜绿假单胞菌及霍乱弧菌等 7 种革兰氏阴性肠内致病菌有一定的抑制作用;

并有对抗致病性真菌的作用。③抗病毒作用:水煎剂在鸡胚尿囊中对流感病毒有明显的抑制作用。④抑制肿瘤的作用:据报道,分离出的表无羁萜醇(epifriedel-anol)对小鼠艾氏腹水癌有抑瘤作用;也有报道称,从紫菀根的正丁醇提取部分分离出的环肽类化合物对肿瘤 S180 有抗肿瘤活性。

6. 款冬花

款冬花,为菊科植物款冬的干燥花蕾。

性味归经 辛、微苦,温。归肺经。

功　　效 润肺下气,止咳化痰。

主　　治 新久咳嗽,喘咳痰多,劳嗽咳血。

用法用量 内服,煎汤,3～10 g;或熬膏;或入丸、散。

禁　　忌 肺火燔灼、肺气焦满者不可用。

现代药理研究 ①对呼吸系统的作用:具止咳、祛痰并略有平喘作用。欧洲东部一些地区亦用款冬花或叶的制剂治疗气管炎、咽炎及支气管哮喘。用 1% 碘液注入猫右胸膜腔引咳法,口服款冬花煎剂有显著镇咳作用,但不持久。小鼠口服煎剂亦有明显的止咳作用。麻醉猫口服煎剂后可使呼吸道分泌增加,但作用强度不及桔梗。离体家兔、豚鼠及猫的气管－肺灌流试验证明,款冬花醚提取液小量时可使支气管略有舒张,大剂量反而收缩;对于组胺引起的痉挛,其解痉效力不如氨茶碱有效。有人认为,其中所含的硝酸盐是止咳成分。②对循环系统的作用:麻醉猫静脉注射醇提取液对血压有先降低后升高的作用,据成分分离试验表明,款冬花醇溶醚可溶的部分呈升压作用,醇溶醚不可溶的部分呈降血压作用,其升血压作用原理初步认为是由于交感神经节的兴奋、拟交感神经作用、中枢兴奋作用和对血管平滑肌的直接兴奋等多种作用所致。煎剂及醇提取液对离体蟾蜍心脏呈抑制作用。醚提取液对蛙后肢及全身血管灌流均呈收缩作用。

7. 厚　朴

厚朴,为木兰科植物厚朴或凹叶厚朴的干燥干皮、根皮及枝皮。

性味归经 苦、辛,温。归脾经、胃经、肺经、大肠经。

功　　效 行气消积,燥湿除满,降逆平喘。

主　　治 痰壅气逆,胸满喘咳,食积气滞,腹胀便秘,湿阻中焦,脘痞吐泻。

用法用量 内服,煎汤,3～10 g;或入丸、散。

禁　　忌 孕妇慎用。

现代药理研究 ①抗菌作用:厚朴的乙醚和甲醇提取物对致龋菌变形链球菌有强抗菌作用,其抗菌活性成分确定为厚朴酚与和厚朴酚。两者对变形链球菌的最低抑菌浓度为6.3 μg/mL,其抗菌作用(对变形链球菌)比小檗碱更强。厚朴的初提成分厚朴碱与厚朴挥发油饱和水溶液对金黄色葡萄球菌、八叠球菌和枯草杆菌有一定的抑菌作用。厚朴对肺炎双球菌和痢疾杆菌也有抗菌活性。②对消化道作用:厚朴碱在0.1~1 mL(10 mg/mL)范围内使离体兔十二指肠张力逐渐升高,至1.5 mL时,肌张力逐渐抑制,频率减慢,至2.5 mL时肠肌收缩活动完全停止。厚朴醇提取物抗大鼠氯化氢－乙醇溃疡作用,大鼠体重200 g,给药组口服厚朴50%乙醇提取物,同时设对照组,给药1 h后,给予氯化氢－乙醇15%甲醇,1 h后处死动物。以黏膜部发生的溃疡长度(mm)合计值作为溃疡指数,与对照组比较。结果给药组对胃黏膜溃疡呈显著抑制作用,其活性成分之一确定为和厚朴酚与厚朴酚。采用水浸刺激法造成大鼠的应激性急性胃溃疡,用胃内灌流法测定大鼠胃液分泌,测定在人工胃液灌流条件下应激负荷大鼠的胃出血,结果表明厚朴酚具有防止应激性胃功能障碍的作用。③血小板聚集的抑制作用:厚朴酚与和厚朴酚抑制胶原和花生四烯酸诱导的兔富血小板血浆的聚集和腺苷三磷酸释放,洗过的血小板聚集比富血小板血浆的聚集更明显被抑制。全血的聚集较少被这两个抑制剂影响。厚朴酚与和厚朴酚在各种情况下抑制血栓烷B_2形成,由花生四烯酸或胶原引起的细胞内钙升高也被两者抑制。厚朴酚与和厚朴酚的抗血小板作用是由于对血栓烷B_2和细胞内钙流动的抑制。④厚朴碱对横纹肌有松弛作用。

8. 浙 贝

浙贝,本品为百合科植物浙贝母的干燥鳞茎。

性味归经 苦,寒。归肺经、心经。

功 效 清热化痰,开郁散结。

主 治 风热犯肺,痰火咳嗽,肺痈,乳痈,瘰疬,疮毒。

用法用量 内服,煎汤,3~10 g;或入丸、散。外用,适量,研末撒。

禁 忌 寒痰、湿痰及脾胃虚寒者慎服。反乌头。

现代药理研究 ①镇咳:浙贝母碱和去氢浙贝母碱4 mg/kg灌胃,对小鼠氨气引咳有抑制作用,4 mg/kg皮下注射对电刺激麻醉猫喉上神经引咳也有镇咳作用。②解痉:贝母生物碱具有阿托品样作用,对兔、猫离体肺灌流表明,低浓度可使支气管松弛,高浓度则对支气管有轻微收缩作用。③对中枢神经的作用:浙贝母碱和去氢浙贝母碱2 mg/kg皮下注射使小鼠自发活动减少,4 mg/kg灌胃使小鼠戊巴比妥钠引起的小鼠睡眠时间延长,2 mg/kg皮下注射对小鼠醋酸扭体法试验,有镇痛作用。④其他作用:浙贝母碱和去氢浙贝母碱的各种药理作用均颇相似。1:5000～1:1000浓度蛙心灌流,可使心率减慢并产生房室传导完全阻滞。10 mg/kg给麻醉猫静脉注射,有降血压作用。5 mg/kg给兔静脉注射,呈现中等程度的血糖升高;10 mg/kg时,则呈现四肢无力、共济失调及震颤。小鼠静脉注射的最小致死量两者均为9 mg/kg。贝母碱苷比贝母素甲具有较强的降血压作用,开胸狗左冠状动脉注射2 mg能增加冠状动脉血流量。

9. 炒苏子

炒苏子,为唇形科植物紫苏的干燥成熟果实,置锅内,用文火炒至有香气或起爆声为度,取出放凉。

性味归经 辛,温。归肺经、大肠经。

功　　效 降气,消痰,平喘,润肠。

主　　治 痰壅气逆,咳嗽气喘,肠燥便秘。

用法用量 内服,煎汤,5～10 g;或入丸、散。

禁　　忌 气虚久嗽、阴虚喘逆、脾虚便滑者皆不可用。

现代药理研究 ①抗癌作用:给由7,12-二甲基苯并蒽和1,2-二甲基肼诱发的乳腺癌、结肠癌和肾母细胞瘤的大鼠喂饲含10%紫苏油(富含α-亚麻酸)的饲粒有抗癌作用。②其他作用:给易于中风的自发性高血压大鼠(SHR-SP)喂紫苏油可延长其存活率,使生存时间延长。紫苏油还可提高大鼠学习能力。

10. 杏 仁

杏仁,为蔷薇科植物杏或山杏等味苦的干燥种子。

性味归经 苦,温;有毒。归肺经、脾经、大肠经。

功　　效 祛痰止咳,平喘,润肠,下气开痹。

主　　治 外感咳嗽,喘满,伤燥咳嗽;寒气奔豚,惊痫,胸痹,食滞脘痛,血崩,耳聋,疮肿胀,湿热淋证,疥疮,喉痹,肠燥便秘。

用法用量 内服,煎汤,3～10 g;或入丸、散。外用,捣敷。

禁　　忌 阴虚咳嗽及大便溏泄者忌服。

现代药理研究 ①抗炎:杏仁球蛋白组分KR-A 40 mg/kg、KR-B 5 mg/kg,白蛋白组分KR-A 0.5 mg/kg、AR-B 0.5 mg/kg静脉搏注射,对卡拉胶引起的大鼠足跗肿胀有抑制作用。②镇痛:杏仁球蛋白组分 KR－A 5 mg/kg、KR－B 5 mg/kg、白蛋白组分 AR-A 5 mg/kg、AR-B 0.5 mg/kg 静脉注射,对小鼠苯醌扭体法试验,有镇痛作用。③20% 煎剂 1 mL/kg 给猫静脉注射,可致明显持久的血压下降。④杏仁中含苦杏仁苷及苦杏仁酶,内服后,苦杏仁苷可被酶水解产生氢氰酸和苯甲醛,普通 1 g杏仁约可产生 2.5 mg 氢氰酸。氢氰酸是剧毒物质,人的致死量大约为 0.05 g(氰化钾为 0.2~0.3 g),苯甲醛可抑制胃蛋白酶的消化功能。成人服苦杏仁 50~60 个,小儿 7~10 个即可致死,致死原因主要为组织窒息,苦杏仁久贮,苦杏仁苷含量可减少,同时服糖,毒性可降低。关于杏仁中毒的报道不少,主要症状为呼吸困难,抽搐,昏迷,瞳孔散大,心跳速而弱,四肢冰冷。急救必须争取时间,立即口服活性炭或过锰酸钾(1∶1000)或硫代硫酸钠(5%),尽快洗胃,并吸入亚硝酸异戊酯,静脉注射亚硝酸钠(3%,10 mL),随后注射硫代硫酸钠(25%,50 mL),及其他对症治疗如人工呼吸、输血等。有人认为服用少量杏仁,杏仁在体内慢慢分解,逐渐产生微量的氢氰酸,不致引起中毒,而呈现镇静呼吸中枢的作用,因此能使呼吸运动趋于安静而奏镇咳平喘的功效。1/20 最小致死量的氢氰酸静脉注射能短暂而强烈地兴奋呼吸中枢。直接涂于正常皮肤,可产生局部麻醉(如止痒等)的作用。⑤促进肺表面活性物质合成作用:苦杏仁在正常动物体内可促进肺表面活性物质的合成,在油酸型 RDS 实验动物体内不仅可促进肺表面活性物质的合成,并可使病变得到改善。⑥其他作用:苦杏仁苷有抗突变作用、预防和治疗抗肿瘤药四氧嘧啶引起的糖尿病的作用。此外,苦扁桃油(即苦杏仁油)有驱虫、杀菌作用。体外试验对人蛔虫、蚯蚓等均有杀死作用,并能杀死伤寒、副伤寒杆菌,临床应用对蛔虫、钩虫及蛲虫均有效,且无副作用。

第四节 经验方

1. 退赤汤

组　成　银花 12 g　　连翘 12 g　　生地 12 g

　　　　　冬桑叶 12 g　　枯芩 12 g　　防风 12 g

　　　　　淡竹叶 9 g　　丹皮 12 g　　滑石(后下)30 g

功　效　泻火解毒,清热疏风。

主　治　天行赤眼。

方　解　李老认为,天行赤眼是传染性急性结膜炎,为肺经风热,血络受侵,病势急,但病尚在表,故用银花、连翘、冬桑叶、防风清除热毒,枯芩清解肺热,生地、丹皮清营凉血,滑石、淡竹叶清利小便、心与小肠。用方严谨,治法合理,清疏风热,利浊下行,邪无藏所也。方中用银花、连翘疏风清热,生地、丹皮凉血,枯芩清肺火、解热毒,冬桑叶、防风祛风散热,滑石清热利湿。全方重在疏风清热,以驱邪。热毒甚者加夏枯草 20 g、秦皮 10 g,有出血点或血性分泌物加蒲黄、槐花各 10 g。

2. 青葙退翳汤

组　成　青葙子(布包)15 g　　槟片 12 g　　泽泻 9 g

　　　　　蛇蜕 9 g　　　　　麦冬 30 g　　天竺黄 12 g

　　　　　淡竹叶 9 g　　　　　防风 12 g　　胆草 12 g

　　　　　蝉蜕 6 g　　　　　木贼草 12 g

功　效　祛风清热,泻火通腑,退翳明目。

主　治　凝脂翳。

方　解　凝脂翳是指黑睛生翳,状如凝脂,多伴有黄液上冲的急性眼病,相当于西医学中的化脓性角膜炎。多因黑睛外伤,风热邪毒乘虚袭入,浸淫黑睛所致。方中青葙子、胆草清肝火,槟片、泽泻利水渗湿,从而改善房水循环,增强角膜新陈代谢,促进角膜修复;防风、蝉蜕、蛇蜕祛风退翳;应用大剂量麦冬,促进角膜上皮细胞修复。素有脏腑热盛、大便干结、口干喜饮者,加生大黄泻热通腑,天竺黄清心泄热、除烦、通便。全方既清脏腑热,又退翳祛风邪,标本同治,里外兼顾。

3.睑弦止痒方

组　成	石斛 15 g	麦冬 15 g	黄连 3 g
	冬桑叶 12 g	防风 12 g	赤芍 9 g
	生地 15 g	泡参 15 g	淡竹叶 9 g
	连翘心 10 g	当归 12 g	

功　效　清心泻火,养阴润燥。

主　治　睑弦赤烂。

方　解　睑弦赤烂是以睑弦红赤、溃烂、刺痒为临床特征的眼病。多由心火内盛,风邪外犯,引动心火,风火上炎,灼伤眼眦、睑缘所致。治以清心泻火,养阴润燥。方中石斛、麦冬养阴润燥,黄连、连翘心清心泻火,赤芍清热凉血,当归活血,配以防风祛风邪,泡参滋养气阴,淡竹叶清心利尿。若睑缘赤红减轻,屑片稀少,可加玄参、知母,以加强养阴增液之效。诸药共用,共奏清心泻火,养阴润燥之功。

4.滋阴清肺汤

组　成	青葙子(布包)15 g	生地 12 g	丹皮 12 g
	当归 12 g	赤芍 12 g	枯芩 12 g
	淡竹叶 9 g	麦冬 30 g	丹参 12 g

功　效　清热养阴,活血化瘀。

主　治　火疳。

方　解　本病在中医范畴谓之"火疳",中医认为其是邪毒上攻白睛,无从宣泄,致白睛里层呈紫红色改变,多伴有局限性结节样隆起,且因疼痛拒按的眼病。此病多因肺经郁热,日久伤阴,虚火上炎,上攻白睛所致。因此治以清肺经之热,解肺经之郁,配以活血化瘀,养阴,方中生地、丹皮、丹参凉血活血,赤芍、当归活血散郁,大剂量麦冬重在养阴,枯芩清泻肺热。诸药并用,共奏清热养阴、活血化瘀之功。

5.滋阴散雾汤

组　成	黑芝麻 12 g	女贞子 30 g	淮山药 12 g
	覆盆子 12 g	冬桑叶 12 g	芫蔚子 12 g

决明子 15 g   淡竹叶 9 g   云苓 12 g

车前子 12 g

功　效　滋补肝肾,消散云雾。

主　治　云雾移睛。

方　解　云雾移睛是指患眼外观端好,自觉眼前有蚊蝇蛛丝或云雾样漂浮物的眼病。中医认为此病当属肝肾阴虚,精血不足,目窍失养,神膏浑浊所致,治以滋补肝肾为主。方中女贞子、黑芝麻、覆盆子益肾固精,云苓、淮山药健脾益气,车前子渗湿、祛痰、明目,以消云雾,配以冬桑叶、决明子清热明目,以制阴精不足,虚火上扰目窍之弊。全方在滋补肝肾的同时,又兼以健脾、渗湿、祛痰、明目,共达病所而奏效。

6. 益精明目汤

组　成　生白芍 12 g 西枸杞 12 g 女贞子 12 克

钩藤 12 g   茺蔚子 12 g 太子参 12 g

决明子 15 g 连翘心 12 g 淡竹叶 9 g

刺蒺藜 9 g   白术 10 g

功　效　滋补肝肾,增视明目。

主　治　弱视。

方　解　弱视为西医病名,是指发育期间,由于各种原因使视觉细胞的有效刺激不足,从而造成单眼或双眼视力发育障碍的眼病。其病机有二:一为先天禀赋不足,目中真精亏少,视光发越无力;二为小儿喂养不当,饮食不节,日久则脾胃虚弱,气血生化乏源,可致目失濡养,视物不明。治疗当以滋补肝肾为主。方中以西枸杞、女贞子滋补肝肾、益精明目,白芍养阴柔肝,太子参、白术益气健脾,刺蒺藜、钩藤、茺蔚子、决明子平肝解郁、活血祛风、明目,辅以连翘心、淡竹叶清心透气之品,以助药达病所。可另加外治法:单眼遮盖穿针训练和单眼遮盖看电视,这样才能有效刺激没有发育的视细胞。

7. 消肿散结方

组　成　银花 15 g 连翘 12 g 生地 12 g

赤芍 12 g   当归 12 g 皂角刺 6 g

藿香 9 g   淡竹叶 9 g 丹皮 12 g

云苓 15 g

功　效　清热化湿,消肿散结。

主　治　睑腺炎。

方　解　本方系热结脾胃上攻于目,湿邪内蕴,气血郁结不行而致睑腺炎,治疗当以清热祛湿为主,方中银花、连翘清热解毒,生地、丹皮凉血,云苓淡渗利湿,藿香行散湿浊,皂角刺、归尾、赤芍活血散结。全方内清外解,湿、热同治。若红肿消退,局部仍可触及结节,原方去藿香加大贝,以增化痰散结之功。

8. 益精聪耳方

组　成

黄精 30 g	补骨脂 12 g	泡参 15 g
知母 12 g	当归 12 g	覆盆子 12 g
淡竹叶 9 g	麦冬 30 g	桑葚 12 g

功　效　益精填髓,补气养阴。

主　治　耳鸣(髓海空虚,气阴不足)。

方　解　本方主治髓海空虚,气阴不足之耳鸣,方中以黄精补气养阴,益肾;补骨脂温肾助阳,桑葚补血滋阴,覆盆子益肾、固精,泡参、麦冬益气养阴,知母清虚热,当归补血活血。诸药合用,共奏益精填髓、补气养阴之功。

9. 养血明目汤

组　成

云苓 30 g	女贞子 15 g	连翘心 12 g
丹参 12 g	决明子 15 g	生地 12 g
淡竹叶 9 g	麦冬 15 g	茺蔚子 12 g

功　效　补肾养血,活血消肿。

主　治　年龄相关性黄斑变性。

方　解　年龄相关性黄斑变性属中医眼科视瞻昏渺范畴,系指患眼外观无异常,视物昏朦,随年龄增长而日渐加重,终致失明的眼病。多为肝肾亏虚,精亏血少或虚火灼络,视衣神光发越不及所致。治以补肝益肾,活血消瘀。方中女贞子补肾滋阴,云苓利水消肿,生地凉血止血,茺蔚子、丹参活血化瘀,决明子清肝平肝。诸药共用,达补肾养血、活血消肿明目之功。

10. 消赤退瘀方

组　成

茵陈 10 g	车前子(包煎) 10 g	黄芩 10 g
大青叶 10 g	板蓝根 12 g	菊花 10 g
甘草 3 g	金银花 10 g	薄荷 6 g

功 效 利湿清热,兼以祛风。

主 治 风赤疮痍。

方 解 本方主治湿热内郁,风邪乘袭,引动火热上攻,头目肌肤多处疮疹如串珠之风赤疮痍。方中治以茵陈、车前清利湿热,大青叶、板蓝根、黄芩清解热毒之邪,加以金银花、菊花、薄荷轻轻上浮,以祛风热之邪,用法精妙,使湿、热、风各自而解,疾病得愈。

11. 决明茯苓散

组 成 石决明 15 g　　赤芍 9 g　　　白芍 9 g

生地 12 g　　泽泻 15 g　　　茯苓 15 g

苦参 15 g　　淡竹叶 6 g　　王不留行 12 g

茺蔚子 9 g　　车前子 15 g

功 效 平肝滋阴,活血利水。

主 治 青睫综合征。

方 解 青睫综合征属中医绿风内障范畴,多因七情伤及气分,导致气火上升,肝肾阴虚,肝阳上扰目窍,并因气机不利,影响眼之局部血与水液的条畅而为病。治当平肝滋阴,活血利水。方中以石决明、白芍、生地平肝滋阴,以赤芍、茺蔚子、王不留行活血利水,泽泻、茯苓、车前子利水渗湿,苦参清热燥湿。诸药合用,达平肝滋阴、活血利水之功。

12. 清肺利咽方

组 成 忍冬藤 30 g　　连翘 15 g　　牛蒡子 15 g

黄芩 12 g　　生地 12 g　　赤芍 12 g

知母 10 g　　大黄 3 g　　　板蓝根 15 g

防风 12 g

功 效 清热解毒利咽。

主 治 乳蛾(腭扁桃体红肿)。

方 解 乳蛾多因热毒壅盛,肺胃热盛,结聚咽喉所致。本方以忍冬藤、连翘、牛蒡子、板蓝根清热解毒利咽,黄芩、知母清肺胃之热,生地、赤芍清热凉血养阴,防风祛风散邪,大黄泻腑实,以助清肺热。诸药合用,肺胃双清,表里双解,对改善咽喉疼痛,常可收到立竿见影的疗效。

13. 止衄散

组　成　水牛角(先煎)20 g　　生地 25 g　　　赤芍 10 g

山栀子 10 g　　　　　玄参 12 g　　　大黄炭 10 g

怀牛膝 10 g　　　　　生槐花 15 g　　紫珠 15 g

血余炭 10 g　　　　　牡丹皮 10 g　　墨旱莲 20 g

白茅根 20 g

功　效　凉血止血,引火下行。

主　治　鼻衄(即鼻出血,火热上冲,热迫血溢)。

方　解　李老认为,鼻衄一症多由肺胃热盛,肝火偏亢,迫血妄行所致。故治疗多以清泻肺、胃、肝之火热及凉血止血为法。而当出血量多,血色鲜红,提示热邪已经深入血分,血分热势偏盛时,则当以凉血为主,兼以泻火,引血下行。本方中水牛角、生地、赤芍、牡丹皮为犀角地黄汤,可凉血清热。李老认为内伤杂病凡血分有热者恒用之;大黄既能泻上炎之火,通降腑气,导热下行,又能凉血止血,且止血而不留瘀,合怀牛膝引血下行,对上部出血特别有利;山栀子、白茅根、生槐花、紫珠、墨旱莲、血余炭、玄参均为清热凉血止血之品,其中墨旱莲、玄参合生地又能养阴,顾护阴液。诸药合用,共奏凉血止血、引火下行之功。

14. 散风止痒方

组　成　川芎 30 g　　　红花 9 g　　　赤芍 9 g

当归 9 g　　　　生地 9 g　　　柴胡 6 g

贝母 12 g　　　僵蚕 9 g　　　地龙 12 g

桃仁 9 g　　　　白芷 6 g　　　苍耳子 12 g

功　效　散风化瘀。

主　治　鼻鼽(久病入络为瘀)。

方　解　过敏性鼻炎属中医鼻鼽范畴。论其成因,多责于外感风寒、风热。然本病常缠绵不已,久病入络,潜窍为瘀。故方中重用川芎合红花、桃仁、赤芍、当归、生地以养血活血祛瘀,僵蚕、地龙、白芷以祛风散邪止痛,贝母散结、化痰,苍耳子散风除湿、通鼻窍,柴胡和解表里、疏肝、升阳。

15. 熄风止跳散

组　成　钩藤 20 g　　　天麻 10 g　　　地龙 15 g

生地 20 g	石斛 10 g	石决明(先煎)30 g
赤芍 15 g	白芍 15 g	制白附子(先煎)6 g
怀牛膝 12 g	甘草 6 g	羚羊角粉(吞服)0.6 g

功 效 平肝潜阳,熄风和络。

主 治 胞轮振跳(眼皮跳或眼眉跳)。

方 解 眼肌痉挛,西医之病因不明,亦无特效疗法。中医认为此系肝肾阴亏于下,肝阳亢盛于上,肝风内动,风阳袭络,络脉失养所致。此之谓风,并非风邪,而是取类比象也。《黄帝内经》曰:“诸风掉眩,皆属于肝。”本方中白附子熄风和络,善去头面风痰,地龙清热平肝通络,羚羊角清肝熄风。钩藤、石决明潜镇浮阳;怀牛膝补肝肾,引火下行;天麻不仅熄风、定惊,而且可以改善脑部血流;白芍、石斛补肾滋液;甘草调和诸药。诸药合用,平肝潜阳,熄风和络,解痉止颤。

16. 温肾明目方

组 成 巴戟天 15 g	肉苁蓉 15 g	菟丝子 15 g
补骨脂 15 g	枸杞 30 g	覆盆子 15 g
川芎 15 g	茺蔚子 15 g	桂枝 6 g
柴胡 6 g	淫羊藿 15 g	丹参 15 g
生黄芪 30 g	炙鸡内金 12 g	

功 效 温肾通络明目。

主 治 高风内障(高风雀目)。

方 解 原发性视网膜色素变性是较为常见的眼科遗传病,在中医属高风内障范畴,发病率为 1/5000~1/3000,因发病与基因相关,治疗困难。中医治疗常从肝肾入手,考虑为先天肾阳不足为主,眼目失于温煦濡养所致。方中以巴戟天、肉苁蓉、菟丝子、淫羊藿、补骨脂、枸杞、覆盆子补肾阳、益精血、明目;丹参、川芎、茺蔚子活血通络;桂枝温通经脉;柴胡疏肝解郁、升举阳气;黄芪补气升阳;炙鸡内金消积滞、通络。诸药合用,达温肾阳、通脉络之功。

17. 谷精退翳方

组 成 决明子 15 g	女贞子 30 g	谷精草 15 g
石斛 15 g	淮山药 15 g	连翘心 12 g
刺蒺藜 12 g	淡竹叶 9 g	神曲 12 g
生白芍 12 g		

功　效　滋养肝肾,明目退翳。

主　治　圆翳内障(肝肾亏损)。

方　解　圆翳内障,中医认为是因人体衰老,肝肾亏损,精血不足,不能上荣于目,晶珠失养,日渐混浊,阻碍通光之道所致。病位在目,责之于肝肾。李老治疗此病以滋养肝肾精血为基,予女贞子、白芍养肝肾,石斛、淮山药兼养脾,连翘心清热,谷精草及神曲退晶状体翳障,决明子、刺蒺藜清肝明目。诸药合用,共奏滋养肝肾,明目退翳之功。

18. 益肾消朦方

组　成　女贞子 30 g　　黄精 30 g　　茯苓 15 g

决明子 15 g　　黄芪 15 g　　连翘心 12 g

郁金 12 g　　丹皮 12 g　　淡竹叶 9 g

山药 15 g　　浙贝 12 g

功　效　补脾益肾,清心化痰明目。

主　治　视瞻昏渺(脾肾亏虚,心经积热)。

方　解　视瞻昏渺是老年性退行性疾病,以中心视力下降为主要症状,因病因病机不明,目前西医治疗如光动力疗法(PDT)、瞳孔温热疗法(TTT)、血管内皮生长因子(VEGF)等治疗手段疗效并不确切,且价格昂贵,病人不易承受。中医从整体出发,以调理脏腑功能为主。李老认为本病主要是由于脾肾两脏衰老,功能失常,继而心经郁热所致。李老使用自拟方治疗本病,对于缓解疾病的发展,保持有效视力有一定作用。方中以大剂量女贞子、黄精补益肾精,以山药、茯苓、黄芪健脾、抑制阴火产生,以连翘心、淡竹叶清心,决明子平肝,浙贝化痰软坚,丹皮凉血。全方起到补脾益肾、滋养精血、清心明目之功。

19. 逐瘀明目汤

组　成　决明子 15 g　　天竺黄 12 g　　丹参 12 g

广地龙 12 g　　冬葵子 15 g　　茯苓 15 g

茺蔚子 12 g　　山药 15 g　　连翘心 12 g

生牡蛎 15 g　　黄芪 30 g　　淡竹叶 9 g

功　效　化痰逐瘀,软坚散结。

主　治　络损暴盲(痰瘀互结)。

方　解　视网膜静脉阻塞(RVO)是一种常见的视网膜血管病,中医称之为络损暴盲。研究表示,视网膜分支静脉阻塞(BRVO)的发病率为1.3%,视网膜中央静脉阻塞(CRVO)的发病率约为0.1%。其导致的黄斑囊样水肿和因阻塞出现的视网膜、视网膜下、视网膜前及玻璃体积血导致患者视力下降甚至丧失,也是此病目前治疗的两大难点。中医学认为"血不利则为水",目络瘀阻则至黄斑水肿,故应从活血利水治疗入手,在临床辨证论治的基础上加以活血利水之品,如车前子、泽兰、茯苓等。视网膜静脉阻塞当出现黄斑囊样水肿时主要从扶正与活血利水两方面来考虑。李老治疗本病以化痰逐瘀、软坚散结为法,同时也注意补益脾肾、平肝。方中以生牡蛎、广地龙两味通络、软坚散结为主药;女贞子补肾;黄芪、茯苓、山药益气健脾,使脾健旺,自然水湿运行得道;茯苓、冬葵子利水,减轻黄斑水肿;天竺黄化痰湿;丹参、广地龙活血通络,以消瘀阻之弊;决明子平肝;淡竹叶淡渗利水,调和诸药,方中还注意兼顾到肺、心、肝的健旺。诸药合用,起化痰逐瘀、软坚散结之功,在促进视网膜出血吸收、黄斑水肿消退中有不错的疗效。

20. 龙蝉散翳汤

组　　成　青葙子15 g　　槟榔12 g　　盐泽泻9 g
蛇蜕6 g　　麦冬15 g　　土茯苓15 g
淡竹叶9 g　　蝉蜕6 g　　蔓荆子12 g
玄参15 g

功　　效　滋阴散邪、退翳明目。

主　　治　聚星障(阴虚夹风证)。

方　　解　病毒性角膜炎是眼科临床常见的疾病,属于中医眼科聚星障的范畴,其病程缠绵,容易反复,是临床眼科医生较为头痛的疾病之一。李老认为本病之所以反复发作,总有气血阴阳不足的一面,"急则治其标,缓则治其本",方中青葙子、蝉蜕、蛇蜕、蔓荆子疏风清热、退翳明目,槟榔、泽泻使邪热从二便出,麦冬、玄参护阴,淡竹叶调和诸药,同时也有淡渗利水的作用。方中注重气机的升降在人体中的作用,有升有降,使邪热有外泄通道。全方起到疏风清热、退翳明目之功效。待邪热已去,正气也伤,可逐渐过渡到以扶正为主,祛邪为辅的治疗当中,根据病人情况,分别使用益气、养阴或二者兼有之品治疗,方能达到邪去正安。同时鼓励病人适当锻炼,增强体质,才能"正气存内,邪不可干",既达到控制急性期症状,又能减少复发的目的。本方组方简单,但疗效显著。

21. 五子明目丸

组　成　女贞子 30 g　　　菟丝子 12 g　　　覆盆子 12 g
　　　　　　决明子 15 g　　　连翘心 12 g　　　石斛 15 g
　　　　　　山药 12 g　　　　黄精 20 g　　　　赤芍 12 g
　　　　　　茺蔚子 12 g　　　生白芍 12 g　　　淡竹叶 9 g

功　效　滋养肝肾,活血明目。

主　治　高度近视导致视网膜病变。

方　解　高度近视导致视网膜病变属于中医视瞻昏渺范畴。高度近视患者常过用目力,耗伤肝肾真阴,目络空虚涩滞,瞳神失于濡养,神光目间衰微而为病。本方重点在于滋养肝肾之阴,但也同时兼顾了脾、心,补肾以女贞子、覆盆子、菟丝子,意在善补阴者,必于阳中求阴。黄精、石斛、白芍益气养精,山药意在补益后天脾土,使精血有源。茺蔚子、赤芍活血,决明子平肝。淡竹叶调和诸药。诸药合用,补益肝肾,活血明目,药味简单,但疗效显著。

22. 杞藜复明方

组　成　枸杞 10 g　　　　决明子 9 g　　　　女贞子 10 g
　　　　　　刺蒺藜 9 g　　　　生白芍 9 g　　　　石斛 10 g
　　　　　　焦谷芽 9 g　　　　钩藤 10 g　　　　茺蔚子 9 g
　　　　　　广枣仁 9 g　　　　山药 10 g　　　　淡竹叶 6 g

功　效　补益肝肾,养精明目。

主　治　弱视(肝肾亏虚)。

方　解　李老认为现阶段弱视及近视儿童如此之多,原因是多方面的,可能与在母体中先天不足有关,也可能是后天得不到有效的光刺激引起。城市中的孩子近视、弱视多,与缺少户外运动有关。故而治疗的重点在于滋养肝肾精血,使用枸杞、女贞子滋养肝肾,使用刺蒺藜、白芍养肝血明目,决明子清肝明目,同时也注重健脾益气,常使用山药、石斛补脾益气养脾阴。若伴有斜视者,李老认为是由于精血不足,眼带挛急动风引起,可使用葛根、钩藤生津祛风。对于部分体质较虚弱的患儿,还需注重心阳的振奋,常使用广枣仁振奋心阳。对于学习繁重的儿童,可适当加入清心的连翘心。同时应注意精细作业的训练强度,加强户外活动。

23. 祛风复聪方

组　成　蔓荆子 12 g　　　桑叶 12 g　　　　连翘 15 g

石菖蒲 12 g	浙贝 12 g	鸡血藤 15 g
泡参 15 g	麦冬 15 g	骨碎补 12 g
枯芩 12 g	丹参 12 g	淡竹叶 9 g

功　效　祛风散邪,开窍聪耳。

主　治　突发性耳聋。

方　解　突发性耳聋是临床中常见的一种疾病,属中医暴聋范畴。其形成的原因复杂,中医治疗此病有一定的优势。李老治疗本病主要是辨证施治,按照病人的发病时间,结合病史、年龄等进行治疗。风邪犯耳是最早出现的形式,症见耳鸣、听力下降,耳内吹风声,发病时间不长,通常在 10 d 以内,检查外耳可见鼓膜混浊,或内陷等,全身可见头昏、咽痛、咳嗽、咯痰等,舌淡红或红,苔薄白,脉浮。治疗以疏风散邪、开窍聪耳为法,方中蔓荆子、冬桑叶为君,祛风散邪利窍;连翘、枯芩清热散邪;石菖蒲、浙贝化痰开窍;泡参、麦冬益气护阴,防止化燥;淡竹叶调和诸药。全方以祛风散邪、宣闭通窍为主。兼心气虚,心阳不足,窍道闭塞,肾精亏损,耳失濡养者,可予丹参、鸡血藤、骨碎补活血通窍,补益肾精。

24. 芪斛护睛汤

组　成	黄芪 15 g	决明子 15 g	石斛 15 g
	女贞子 30 g	连翘心 12 g	佛手 15 g
	冬葵子 15 g	浙贝 15 g	淡竹叶 9 g
	葛根 12 g	丹参 15 g	

功　效　益气养阴活血。

主　治　消渴内障(气阴两虚,瘀阻目络)。

方　解　消渴内障是由消渴引起的。《秘传证治要诀及类门》曰:“三消久之,精血既亏,或目无见,或手足偏废如风疾非风……”认为本病的根本是精血亏虚。消渴多年,肝肾渐亏,精血不足,耗气伤阴,脉络涩滞空虚,目窍失养,神光日渐衰微而致双眼视力逐渐下降。治疗当以益气养阴为主,兼以活血化瘀、通络明目。方中以黄芪益气温补,以女贞子、石斛、葛根养阴,共为君药益气养阴,以决明子、丹参活血,决明子还有清肝、平肝、明目之功,佛手行气,浙贝化痰散结,冬葵子利水,连翘心清心,淡竹叶也可清心除烦,兼顾了消渴内障的标与本,治疗效果自然可见。

25. 平肝明目散

组　成	决明子 15 g	刺蒺藜 12 g	白芍 12 g

钩藤 12 g	桑寄生 12 g	牛膝 12 g
葛根 12 g	淡竹叶 9 g	天麻 10 g
茺蔚子 12 g		

功 效 平抑肝阳,活血明目。

主 治 暴盲(肝阳上亢)。

方 解 暴盲相当于西医学中的视盘炎、球后视神经炎及缺血性视神经病变。《审视瑶函·运气原证》认为本病的病因病机为:"病于阳伤者,缘忿怒暴悖,恣酒嗜辛,好燥腻及久患热病痰火,人得之则烦躁秘渴……伤于神者,因思虑太过,用心罔极,忧伤至甚……"李老认为本病多由肝阳上亢于目系引起,治疗以平肝潜阳,活血明目为法,方中以决明子、天麻、钩藤平抑肝阳;白芍、桑寄生养肝柔肝;茺蔚子、葛根养阴活血,并以葛根生津升阳,走督脉,载药上行;牛膝补肝,并引火下行;以淡竹叶清心除烦,利尿而调和诸药,保持上窍清利。诸药并用,共奏平抑肝阳、活血明目之功。这里要注意的是,本病后期常因阴伤致视神经萎缩,故病至后期,治疗则以扶正为要,滋养肝肾为主,平肝清郁热为辅。

26. 青龙利胆明目方

青葙子 15 g	龙胆草 15 g	槟榔 12 g
王不留行 15 g	茺蔚子 15 g	蔓荆子 15 g
淡竹叶 9 g	泽泻 9 g	土茯苓 15 g

功 效 清利肝胆,活血明目。

主 治 瞳神紧小(虹膜睫状体炎)。

方 解 由本病急性期瞳孔缩小而命名。中医认为其多因肝胆湿热上犯目窍所致,治疗当以清泄肝胆湿热为主,方中以青葙子、龙胆草清利肝胆湿热;槟榔、泽泻破气利水,有助于房水循环;蔓荆子祛风散邪;见肝之病,知肝传脾,故使用土茯苓健脾利水;王不留行、茺蔚子活血利水。值得一提的是,因本病易反复,平素的调养也很重要,喜好烟酒者宜戒烟酒、调情志,这对于防止疾病的复发也很重要。

27. 贞斛益视汤

女贞子 30 g	决明子 15 g	石斛 15 g
黑芝麻 12 g	补骨脂 15 g	广枝仁 15 g
骨碎补 12 g	太子参 15 g	黄精 15 g
山药 15 g	茺蔚子 15 g	淡竹叶 9 g

功　效　脾肾双补,养血明目。

主　治　高风内障(原发性视网膜色素变性)。

方　解　中医在很早之前就对本病有了一定的认识,《证治准绳》将本病命名为高风内障,又叫高风雀目、高风障症、阴风障等。《目经大成》对本病的叙述更为形象"大道行不去,可知世界窄,未晚草堂昏,几疑天地黑",也认识到本病来源于先天。《杂病源流犀烛》曰:"有生成如此,并由父母遗体。"既然认为本病来源于先天,就与肾有莫大的关系。李老对于本病的认识是由于先天不足,后天失养,使心阳不振,不能温煦引起。故治疗主张以补益脾肾、滋养先后天为主,同时也要温振心阳,方能鼓动阳气上升于目。方中以女贞子、黑芝麻、补骨脂、骨碎补等补益先天,兼顾肾之阴阳,黄精更能填补肾精,以山药、石斛健脾为辅,广枝仁温振心阳,还使用太子参益气健脾,全方共奏补益脾肾、养心明目之功。使用本方的过程中可加用一些活血化瘀之品,但还是以补益脾肾为主,兼顾养心。

28. 清肺通窍汤

组　成　冬桑叶 12 g　　芦根 30 g　　瓜蒌仁 15 g

浙贝 12 g　　白芷 15 g　　丝瓜络 15 g

杏仁 15 g　　桔梗 15 g　　生白芍 15 g

枯芩 12 g　　麦冬 15 g　　淡竹叶 9 g

功　效　清肺化痰,养肺开窍。

主　治　鼻窒(肺经伏热)。

方　解　鼻窒是鼻科常见病,相当于西医学之慢性单纯性鼻炎,多因肺经蕴热所致。李老治疗此病主要从肺入手。方中清肺热、养肺阴并重,加一些祛风之品,加重养阴生津之品及化痰之品。桑叶、枯芩、白芷疏风清热,芦根、麦冬、白芍养阴生津;丝瓜络通络开窍,桔梗宣肺气,浙贝、杏仁、瓜蒌仁清热化痰,淡竹叶调和诸药。诸药合用,共奏清肺化痰、养肺开窍之功。

29. 开音散

组　成　泡参 15 g　　麦冬 15 g　　生牡蛎 15 g

蝉衣 9 g　　百合 15 g　　淡竹叶 9 g

香橼 12 g　　桔梗 12 g　　浙贝 12 g

玉竹 12 g

功　效　益气养阴,化痰散结开音。

主　治　喉暗(气阴两虚,痰凝咽喉)。

方　解　喉暗是指以声音嘶哑为主要特征的一种喉部疾病,是耳鼻咽喉科常见病、多发病。李老在治疗喉暗时,多从肺肾二脏进行论治,从气亏、阴虚、痰凝三者考虑。方中以泡参、麦冬益气养阴,浙贝、生牡蛎化痰软坚散结,蝉衣、桔梗宣肺开音,百合、玉竹养肺阴,香橼行气理气,用方需注意气机的升降。诸药合用,共奏益气养阴、化痰散结开音之功。

30. 润燥明目汤

组　成

桑叶 12 g	石斛 15 g	墨旱莲 15 g
黄精 15 g	山药 15 g	女贞子 30 g
生地 12 g	丹皮 12 g	太子参 20 g
白芍 12 g	麦冬 12 g	淡竹叶 9 g

功　效　益气养阴、活血明目。

主　治　白涩症。

方　解　白涩症之名首见于《审视瑶函·运气原证》,书中谓:"不肿不赤,爽快不得,沙涩昏朦,名曰白涩。"该书还根据病情发展的不同阶段,分别以"白涩""干涩昏花""神水将枯"命名。本病药物治疗难以起到持久性的作用,中医治疗有较好的疗效。李老认为本病为白睛的疾病,在五轮学说中属于气轮,与气的关系非常密切,因为干涩,故与津液不足也密切相关。方中生地、麦冬、石斛、白芍养肺生津润燥,桑叶疏风清热,太子参益气,女贞子、墨旱莲、黄精养阴育精,山药实脾,淡竹叶清心泻热。不管是气虚还是阴虚,都会导致瘀血的产生,故在方中还要适当地予以活血之品丹皮。全方共奏益气养阴、活血明目之功。同时本病应予中医外治法,李老的方药,煎时可予煎药的热气熏蒸双眼,汤汁口服,药渣以布袋包裹,热敷双眼,内外兼治,能够较好地改善病人的主观症状,进而改善生活质量。

第三章

验案撷英

第一节 五官科验案

(一)突聋、牙痛(混合性耳聋、智齿冠周炎)

孙某,女,56 岁,退休工人,籍贯贵阳。自诉:右耳突聋半年,反复下牙痛 5 d,疼痛难忍,不可触碰。舌淡、边微红,苔白腻,脉弦细。本案思辨特点:突聋多肝火风阳上扰,经气闭塞或痰湿上聚耳窍所致,治疗宜清肝泻火。

时　　令　大暑后 5 d。

前医诊断　外院电测听检查提示混合性耳聋,曾口服甲钴胺胶囊,效果甚微。

中医初诊　突聋、牙痛。就诊情形:症见粗测听力下降,外耳道未见分泌物,右下牙红肿,血压高。舌淡红,苔白腻,脉数。

西医诊断　混合性耳聋、智齿冠周炎。

辨证论治　清热泻火。

初诊处方

怀牛膝 15 g	知母 12 g	生石膏(先煎)30 g
丹皮 15 g	生地 15 g	骨碎补 12 g
麦冬 12 g	细辛 1 g	淡竹叶 9 g

5 剂,水煎服,每日 1 剂。

煎煮方法　药入砂锅中,清水适量倒入砂锅,水平面过药约 2 cm,浸泡 1 min,去灰尘。再取清水适量,水平面过药约 2 cm,浸泡 10 min,煮沸后 10 min,倒出药水至大瓷碗中。以同样方法煮取 3 次,将药水倒入同一个瓷碗中,混匀。取药当水随时饮用,余药凉后密封置于冰箱中冷藏(3 d 以内饮完)。

二　　诊　服用初诊处方后,牙痛明显好转。患者自觉右耳中有轰鸣声响,影响生活。舌淡红,苔白腻,脉数。

二诊处方 怀牛膝15 g	生地15 g	生石膏(先煎)30 g
蔓荆子15 g	细辛1 g	连翘心15 g
骨碎补15 g	菖蒲15 g	淡竹叶9 g

5剂,水煎服,每日1剂。

三　　诊　服用二诊处方,已无牙痛,耳中响声减小。舌红,苔白,脉细。

三诊处方 泡参15 g	骨碎补12 g	麦冬12 g
丹参15 g	广枝仁12 g	蔓荆子12 g
大贝12 g	连翘心12 g	淡竹叶9 g

5剂,水煎服,每日1剂。

医　　按　本例患者以耳聋、耳鸣合并牙痛为患。以抓主要矛盾为治则,初诊患者以牙痛为主,故首先治疗牙痛。生石膏、知母清胃热,有白虎汤之用意,以怀牛膝引药下行,细辛有火欲发之意,加用生地、丹皮、麦冬养阴生津,用骨碎补则因齿为骨之余,肾主骨生髓,牙痛当固护肾气。二诊,患者牙痛明显减轻,耳鸣声响为主诉,故当乘胜追击,继予治疗牙痛再同时治疗耳鸣,原方去知母、麦冬、丹皮,加用蔓荆子、菖蒲、连翘心意在通窍,菖蒲加牛膝一上一下,令气机上下贯通。三诊,患者牙痛已愈,以耳鸣、耳聋为主要矛盾。泡参、麦冬、广枝仁共用通心阳,改善供血,蔓荆子通窍,骨碎补补肾壮精,肾开窍于耳,养肾精则耳聪。

(二)白内障

苟某,女,68岁,退休工人,籍贯贵阳。自诉:眼干,视物不清,左视物遮挡半年余。舌淡红,苔薄白,脉弦细滑。诊断:圆翳内障(白内障)。主要治疗措施:中药。疗效:好转。本案思辨特点:圆翳内障以肝肾亏虚、气血不足为根本,本例以补益肝肾,益气养血明目为法,对症治疗,故效果较好。

时　　令　寒露前2 d。

前医诊断　于外院眼科确诊白内障,外用吡诺克辛,效果一般。

就诊情形　视物不清,累。舌淡,苔薄白,脉弦细。

初　　诊　双白内障,双干眼症,左角膜翳。

辨证论治　心气血不足,眼窍无气血供养,以益气养精、明目退翳为法。

初诊处方 泡参15 g	麦冬12 g	连翘心12 g
香橼12 g	石斛15 g	淮山药15 g

蝉蜕 6 g　　　　蛇蜕 6 g　　　　淡竹叶 9 g

5 剂,水煎服,每日 1 剂。

煎煮方法　将药入砂锅中,清水适量倒入砂锅,水平面过药约 2 cm,浸泡 1 min,去灰尘。再取清水适量,水平面过药约 2 cm,浸泡 10 min,煮沸后 10 min,倒出药水至大瓷碗中。以同样方法煮取 3 次,将药水倒入同一个瓷碗中,混匀。取药当水随时饮用,余药凉后密封置于冰箱中冷藏(3 d 以内饮完)。

二　诊　服用前方后,眼干涩有所缓解。舌淡红,苔薄白,脉弦细。效不更方,续服 5 剂。

三　诊　服用前方后,视力明显好转。舌淡红,苔薄白,脉弦。以滋阴养肝为法。

三诊处方　蝉蜕 6 g　　　谷精草 12 g　　　青葙子(包煎)15 g

槟片 12 g　　　淡竹叶 9 g　　　蛇蜕 6 g

泽泻 9 g　　　连翘心 12 g　　　麦冬 12 g

7 剂,水煎服,每日 1 剂。

医　按　圆翳内障是指晶珠浑浊、视力下降,渐至失明的慢性眼病,相当于西医增龄性白内障。病因多为年老体衰,肝肾亏虚,精血不足,精气不能上荣于目。李老认为早期白内障的治疗要点为初期保证房水流畅,在此基础上以退翳明目为法,成熟期以后以手术治疗。本案患者合并干眼症、角膜翳,初诊以通心阳、养脾精为法,故眼干缓解。三诊以青葙子、谷精草明目,槟片和泽泻下气行水,蝉蜕、蛇蜕明目退翳,全方体现了促进房水循环,保护角膜的方论。

(三)视瞻昏渺(眼底出血)

胡某,男,48 岁,在职,籍贯贵阳。自诉:右眼底出血,中央静脉血栓半年。舌红,苔薄白,脉弦。诊断:视瞻昏渺(眼底出血)。主要治疗措施:中药。疗效:好转。本案思辨特点:视瞻昏渺主要考虑肝肾阴虚,滋补肝肾是基本治疗法则,本案始终围绕滋补肝肾。

时　令　霜降后 6 d。

前医诊断　于外院眼科确诊眼底出血,中央静脉血栓。糖尿病。

初　诊　视瞻昏渺(眼底出血)。就诊情形:右眼可数指视力,自觉眼硬,头痛。舌淡边红,苔薄白。脉象,弦细。血压尚可,血糖 6.0 mmol/L,血脂稍高。

辨证论治 阴不敛阳,则血溢于外,治以平肝养精软坚。

初诊处方 决明子 15 g　　　丹参 15 g　　　生牡蛎 30 g

广地龙 12 g　　　连翘心 15 g　　　天冬 30 g

茺蔚子 15 g　　　大贝 12 g　　　淡竹叶 9 g

5 剂,水煎服,每日 1 剂。

煎煮方法 药入砂锅中,清水适量倒入砂锅,水平面过药约 2 cm,浸泡 1 min,去灰尘。再取清水适量,水平面过药约 2 cm,浸泡 10 min,煮沸后 10 min,倒出药水至大瓷碗中。以同样方法煮取 3 次,将药水导入同一瓷碗中,混匀。取药当水随时饮用,余药凉后密封置于冰箱中冷藏(3 d 以内饮完)。

医　嘱 注意休息,不要提重物。

二　诊 服用前方后,时觉头痛。舌淡,苔薄白,脉细。原方去茺蔚子,改为蔓荆子 15 g,续服 5 剂。

三　诊 服用前方后,右眼仍不能视物,但头痛、眼硬等症好转。舌淡,苔薄白,脉细。

三诊处方 决明子 15 g　　　生牡蛎 30 g　　　丹参 15 g

连翘心 12 g　　　广枝仁 12 g　　　大贝 12 g

女贞子 30 g　　　淮山药 15 g　　　淡竹叶 9 g

医　按 李老认为眼底出血的病因病机主要和动脉硬化有关,但眼底出血发生后不能妄用活血药。要以软化血管为基础,方中持续使用生牡蛎软坚,初诊加用广地龙以通络,同时肝肾阴虚,肝开窍于目,肝和则目能辨五色,故滋补肝肾为其基本大法,以天冬、女贞子、淮山药养阴精。

(四)聚星障(病毒性角膜炎)

李某,女,43 岁,在职,籍贯贵阳。自诉:双眼干涩疼痛,畏光流泪 3⁺天,第 2 次发病,数年前曾发作 1 次。舌红,苔薄白,脉细。本案思辨特点:聚星障主要考虑正气不足,肝肾阴虚,外邪侵袭,往往病程较长,易反复发作。治疗不及时,易留下角膜翳的后遗症,影响视力。早期治疗以解毒明目退翳为主,后期以养精明目退翳为主。

时　令 小暑前 3 d。

前医诊断 于外院五官科住院治疗,明确病毒性角膜炎诊断。现静脉滴注阿昔洛韦、炎琥宁等。

初　诊　聚星障(病毒性角膜炎)。就诊情形:眼干涩痛,分泌物多,眼胀痛,畏光,劳累病史。

辨证论治　正气不足外邪侵袭,治以解毒退翳。

中药处方

泽泻9 g	榔片12 g	淡竹叶9 g
蛇蜕6 g	蝉蜕6 g	土茯苓30 g
麦冬12 g	枯芩12 g	青葙子(包)15 g

5剂,水煎服,每日1剂。

煎煮方法　药入砂锅中,清水适量倒入砂锅,水平面过药约2 cm,浸泡1 min,去灰尘。再取清水适量,水平面过药约2 cm,浸泡10 min,煮沸后10 min,倒出药水至大瓷碗中。以同样方法煮取3次,将药水倒入同一个瓷碗中,混匀。取药当水随时饮用,余药凉后密封置于冰箱中冷藏(3 d以内饮完)。

医　嘱　注意休息。

二　诊　服用前方后,眼干涩好转,时觉双眼发热。舌淡,苔薄白,脉细。

二诊处方

淡竹叶9 g	石斛15 g	麦冬12 g
冬桑叶15 g	蝉蜕6 g	蛇蜕6 g
连翘心12 g	玄参9 g	青葙子(包煎)15 g

三　诊　服用前方后,仍觉眼干涩痒痛。舌淡,苔薄白,脉细。

三诊处方

枯芩12 g	麦冬12 g	冬桑叶15 g
蝉蜕6 g	蛇蜕6 g	连翘心12 g
丹皮15 g	生地15 g	淡竹叶9 g

医　按　单孢病毒性角膜炎以慢性、易复发为特点。阿昔洛韦是目前公认的抗单孢病毒药物,用其或干扰素滴眼,单孢病毒性角膜炎复发率仍分别是30.6%和32%。现代医学认为该病的病原体为I型单纯疱疹病毒,存在于正常人的皮肤和结膜囊内。在角膜组织被感染后,病毒即沿三叉神经进入神经节内以亚病毒形式潜伏下来,当机体免疫力降低时,便复制活跃而发病。故本病发生、复发的主要机制是机体免疫功能低下。用蝉蜕、蛇蜕明目退翳始终贯穿本案的始终,早期治疗以解毒为主,用土茯苓解毒,后期以疏风养精为主,以防止病情反复。

(五)突聋(神经性耳聋)

徐某,女,57岁,退休工人,籍贯贵阳。自诉:双耳听力下降伴耳鸣3⁺天。舌淡,边微红,苔白腻,脉弦细。本案思辨特点:突聋多肝火风阳上扰,经气闭塞或痰湿上聚耳窍所致,治疗宜清肝泻火。

时　　令　春分后 5 d。

中医初诊　突聋。

西医诊断　神经性耳聋。

初　　诊　症见粗测听力下降,外耳道无分泌物;血压高。舌淡变红,苔白腻,脉弦细。

辨证论治　清肝泻火。

初诊处方　龙胆草 15 g　　　决明子 12 g　　　泡参 12 g

麦冬 12 g　　　　香橼 12 g　　　　丹参 12 g

鸡血藤 12 g　　　蔓荆子 12 g　　　淡竹叶 9 g

5 剂,水煎服,每日 1 剂。

煎煮方法　药入砂锅中,清水适量倒入砂锅,水平面过药约 2 cm,浸泡 1 min,去灰尘。再取清水适量,水平面过药约 2 cm,浸泡 10 min,煮沸后 10 min,倒出药水至大瓷碗中。以同样方法煮取 3 次,将药水倒入同一瓷碗中,混匀。取药当水随时饮用,余药凉后密封置于冰箱中冷藏(3 d 以内饮完)。

二　　诊　服用前方后,双耳听力明显好转,原方去龙胆草,加骨碎补 12 g,更进 7 剂。

三　　诊　服用前方,听力基本恢复,轻度耳鸣,上方不改,续服 10 剂,患者症状消除。

医　　按　突聋以听力减退伴耳鸣为常见症状,中医认为其多肝火上扰,经气闭塞或痰湿上聚耳窍所致,治疗宜清热祛风、凉血通络。初诊用龙胆草去肝火,中病即止;二诊撤龙胆草,改用骨碎补补肾壮精,肾开窍于耳,养肾精则耳聪。

(六)弱视(阴血不足)

张某,男,4 岁,籍贯贵阳。自诉:双眼视物不清 1 年。舌红,苔薄白,脉细。主要治疗措施:中药和生活调摄。疗效:好转。本案思辨特点:小儿病机多为先天不足,肝肾阴虚,阴血不足以致神光衰微、光华不能远及。本例以补益肝肾阴血兼以明目为法,故取效甚捷。

前期诊断　患者因双眼视物不清半年就诊于外院,测双眼裸眼视力,左眼 1.0,

右眼 0.5。

初　　诊　双眼弱视。

辨证论治　阴血不足,以滋阴养血明目为法,处方以中药处方 + 单眼遮盖疗法 + 饮食生活调摄为主。

初诊处方　决明子 15 g　　刺蒺藜 12 g　　丹参 12 g

淡竹叶 9 g　　　广枝仁 12 g　　葛根 12 g

女贞子 30 g　　淡竹叶 9 g　　黄芪 15 g

7 剂,水煎服,每日 1 剂。

煎煮方法　药入砂锅中,清水适量倒入砂锅,水平面过药约 2 cm,浸泡 1 min,去灰尘。再取清水适量,水平面过药约 2 cm,浸泡 10 min,煮沸后 10 min,倒出药水至大瓷碗中。以同样方法煮取 3 次,将药水倒入同一个瓷碗中,混匀。取药当水随时饮用,余药凉后密封置于冰箱中冷藏(3 d 以内饮完)。

单眼遮盖法:看书、电视、电脑、手机游戏等用眼时用自制眼罩[红(内)、黑(外)双面]遮盖一只眼睛,15 min 后换另一只眼睛,交替使用,每日此类用眼不得超过 1 h。

二　　诊　服用前方后,觉视物较前清楚,口干改善,但活动后稍乏力,去黄芪,换泡参 15 g。

二诊处方

决明子 15 g　　刺蒺藜 12 g　　丹参 12 g

生白芍 12 g　　广枝仁 12 g　　葛根 12 g

女贞子 30 g　　淡竹叶 9 g　　泡参 15 g

7 剂,水煎服,每日 1 剂。

生活调摄　避免劳累,适当运动,饮食无禁忌。

三　　诊　服用上药后复查视力,双眼裸眼视力,左眼 1.0,右眼 1.5,继续以上药 7 剂巩固,嘱多运动,亲近自然。

医　　按　弱视是眼科临床常见的儿童眼病,是婴幼儿时期,由于各种原因如知觉、运动、传导及视中枢等原因未能接受适宜的视刺激,使视觉发育受到影响而发生的视觉功能减退的状态,主要表现为视力低下及双眼单视功能障碍。弱视是视觉中枢发育阶段收到多种因素影响,导致视力受损,目前西医无确凿有效的治疗手段。李老从近 50 年的临证经验中,总结出中药内服、单眼遮盖、饮食调摄等综合治疗手段,效果较好。李老认为近视为先天禀赋不足、水火俱虚,治疗当先滋养肾阴。方中决明子、刺蒺藜明目,白芍、女贞子滋肾、柔肝养血,丹参、广枝仁活血,葛根升阳、载药达病所。

(七)干眼症(干燥综合征)

黄某,女,74 岁,退休干部,籍贯贵阳。自诉:眼睛干涩 3 年。舌淡边红,苔薄白,脉弦细。主要治疗措施:中药。疗效:好转。本案思辨特点:干眼症主要病因是阴虚,治以滋阴润燥之品。

主　　诉　双眼干涩,畏光 3$^+$ 年

初　　诊　干眼症。就诊情形:眼睛干涩,口干,小便黄。舌淡边红,苔薄白,脉弦细。

辨证论治　肝肾肺脾阴虚,治以滋阴润燥。

初诊处方

石斛 15 g	淮山药 15 g	连翘 12 g
泡参 20 g	广枝仁 12 g	香橼 12 g
麦冬 15 g	女贞子 30 g	淡竹叶 9 g

5 剂,水煎服,每日 1 剂。

煎煮方法　药入砂锅中,清水适量倒入砂锅,水平面过药约 2 cm,浸泡 1 min,去灰尘。再取清水适量,水平面过药约 2 cm,浸泡 10 min,煮沸后 10 min 倒出药水至大瓷碗中。以同样方法煮取 3 次,将药水倒入同一个瓷碗中,混匀。取药当水随时饮用,余药凉后密封置于冰箱中冷藏(3 d 以内饮完)。

二　　诊　服用前方后,眼睛干涩减轻,口中生津。舌淡,苔薄白,脉细。原方再进 5 剂。

三　　诊　服用前方后,眼睛干涩减轻,但口鼻稍干。舌淡,苔薄白,脉细。

三诊处方

石斛 15 g	淮山药 15 g	连翘 12 g
泡参 20 g	广枝仁 12 g	冬桑叶 15 g
麦冬 15 g	女贞子 30 g	淡竹叶 9 g

5 剂,水煎服,每日 1 剂。

医　　按　本病病因主要是阴虚,包括肝、肾、肺、脾、心等阴虚。肝肾阴虚,肝肾精不足,阴不能制阳,上不能滋养清窍,则眼睛干燥。李老认为治燥必先养阴,即养五脏阴津,干眼症主要养肝肾阴津,必要时配合清热等法。养肝肾阴津主要有女

贞子、生地,可结合滋养肺脾,多用石斛、淮山药、麦冬,同时结合泡参气阴双补,共奏滋阴润燥之效。本案以女贞子滋养肝肾,以石斛、淮山药补脾阴,麦冬滋肺津,连翘透热,广枝仁活血,泡参气阴双补,体现了滋而不腻、轻清透达之意,属于李老典型用药特点。

(八)圆翳内障(白内障)

高某,女,65 岁,退休工人,籍贯贵阳。自诉:视物模糊半年。舌淡红,苔薄白,脉弦细滑。主要治疗措施:中药。疗效:好转。本案思辨特点:圆翳内障以肝肾亏虚、气血不足为根本,本例以补益肝肾,益气养血明目为法,对症治疗,故效果较好。

前医诊断 视物模糊半年,于外院眼科确诊白内障,外用吡诺克辛,效果一般。

初　　诊 圆翳内障(白内障)。视物不清,累。舌淡,苔薄白,脉弦细。

辨证论治 肝素亏虚,气血不足,以补益肝肾、益气养血明目为法。

初诊处方

广枝仁 12 g	槟榔片 12 g	泽泻 9 g
茺蔚子 12 g	太子参 20 g	青葙子(包)15 g
谷精草 15 g	淡竹叶 9 g	丹参 15 g

5 剂,水煎服,每日 1 剂。

煎煮方法 将药入砂锅中,清水适量倒入砂锅,水平面过药约 2 cm,浸泡 1 min,去灰尘。再取清水适量,水平面过药约 2 cm,浸泡 10 min,煮沸后 10 min 倒出药水至大瓷碗中。以同样方法煮取 3 次,将药水导入同一个瓷碗中,混匀。取药当水随时饮用,余药凉后密封置于冰箱中冷藏(3 d 以内饮完)。

二　　诊 服用前方后,视力有所恢复。舌淡红,苔薄白,脉弦细,效不更方,继服 5 剂。

三　　诊 服用前方后,视力明显好转。舌淡红,苔薄白,脉弦,以滋阴养肝为法。

初诊处方

广枝仁 12 g	槟榔片 12 g	泽泻 9 g
茺蔚子 12 g	太子参 20 g	青葙子(包)15 g
谷精草 15 g	淡竹叶 9 g	丹参 15 g

7 剂,水煎服,每日 1 剂。

医　　按 圆翳内障是指晶珠浑浊、视力下降,渐至失明的慢性眼病,相当于西医的老年性白内障。白内障是发生在眼球里面晶状体上的一种疾病,任何晶状体的混浊都可称为白内障,但是当晶状体混浊较轻时,没有明显地影响视力而不被人发现或被人为忽略而没有列入白内障行列。双侧性,但两眼发病可有先后。视力进行性减退,有时在光亮的背景下可以看到固定的黑点。病因多为年老体衰,肝肾亏虚,精血不足,精气不能上荣于目。李老认为圆翳内障的治疗要点为初期保证房水流畅,在此基础上以退翳明目为法,成熟期以手术治疗。本案以青葙子、谷精草、茺蔚子明目,槟榔和泽泻下气行水,泡参补气,广枝仁、丹参活血,淡竹叶淡渗,全方体现了促进房水流动的思想。

(九)云雾移睛(玻璃体浑浊)

王某,女,55岁,退休工人,籍贯贵阳。自诉:眼前飞影半年。舌淡边红,苔薄白,脉弦细。主要治疗措施:中药。疗效:好转。本案思辨特点:云雾移睛主要考虑肝肾阴虚,滋补肝肾是基本治疗法则,本例始终围绕滋补肝肾。

初　　诊　云雾移睛(玻璃体浑浊)。就诊情形:眼前飞影,似有蚊蝇飞动,视物不清,腰膝酸软。舌淡边红,苔薄白,脉弦细。

辨证论治　肝肾阴虚,治以补益肝肾。

初诊处方　决明子 15 g　　　茺蔚子 15 g　　　女贞子 30 g

淮山药 15 g　　　生牡蛎 15 g　　　石斛 15 g

广枝仁 12 g　　　连翘心 12 g　　　淡竹叶 9 g

5 剂,水煎服,每日 1 剂。

煎煮方法　药入砂锅中,清水适量倒入砂锅,水平面过药约 2 cm,浸泡 1 min,去灰尘。再取清水适量,水平面过药约 2 cm,浸泡 10 min,煮沸后 10 min,倒出药水至大瓷碗中。以同样方法煮取 3 次,将药水倒入同一个瓷碗中,混匀。取药当水随时饮用,余药凉后密封置于冰箱中冷藏(3 d 以内饮完)。

二　　诊　服用前方后,眼前飞影减少,视物渐清。舌淡,苔薄白,脉细。效不更方,续服 5 剂。

三　　诊　服用前方后,眼睛视物清明,腰膝酸软减轻。舌淡,苔薄白,脉细。效不更方,续服 7 剂。

三诊处方　决明子 15 g　　　茺蔚子 15 g　　　女贞子 30 g

淮山药 15 g　　　生牡蛎 15 g　　　石斛 15 g

连翘心 12 g　　　淡竹叶 9 g　　　大贝 12 g

7剂,水煎服,每日1剂。

四　诊　服用前方后,眼前无明显飞影飘动,腰膝酸软明显减轻,口稍干。舌淡,苔薄白,脉细,继续予前方7剂善后。

四诊处方
决明子15 g	茺蔚子15 g	女贞子30 g
淮山药15 g	生牡蛎15 g	石斛15 g
连翘心12 g	淡竹叶9 g	地龙12 g

7剂,水煎服,每日1剂。

医　按　玻璃体浑浊是指眼睛外观完好,唯眼前似乎有蚊蝇飞动,云雾样黑影飞舞,中医初诊为云雾移睛。李老认为其病因病机主要为肝肾阴虚,肝开窍于目,肝和则目能辨色,故滋补肝肾为其基本大法。李老善用女贞子补益肝肾,合决明子、生牡蛎、茺蔚子平肝,清肝明目,软化血管,养阴精。

(十)鼻窒(慢性鼻炎)

姜某,男,19岁,自由职业,籍贯贵阳。自诉:流浊涕半年。舌淡红,苔薄白,脉弦细。主要治疗措施:中药。疗效:好转。本案思辨特点:鼻阻当从肺论治,不能见鼻治鼻,随症加减而取效。

前期诊断　鼻阻,流浊涕半年。自行使用多种滴鼻液,症状反复。

初　诊　鼻阻(慢性鼻炎)。就诊情形:鼻阻,流浊涕,受风后加重,口中时有血腥味,声重。舌淡,苔薄白,脉弦细。

辨证论治　风热痰阻,治疗以祛风、化痰、清热为法。

初诊处方
浙贝母15 g	法半夏12 g	桔梗12 g
天竺黄12 g	冬桑叶12 g	芦根30 g
路路通15 g	淡竹叶9 g	白芷12 g

5剂,水煎服,每日1剂。

煎煮方法　将药入砂锅中,清水适量倒入砂锅,水平面过药约2 cm,浸泡1 min,去灰尘。再取清水适量,水平面过药约2 cm,浸泡10 min,煮沸后10 min,倒出药水至大瓷碗中。以同样方法煮取3次,将药水倒入同一个瓷碗中,混匀。取药当水随时饮用,余药凉后密封置于冰箱中冷藏(3 d以内饮完)。

二　诊　服用前方后,鼻塞减轻,流涕转清、少。舌淡红,苔薄白,脉弦细。效不更方,续服7剂。

三　诊　服用前方后,鼻塞、流涕显著好转。舌淡红,苔薄白,脉弦。效不更方,续服7剂。

三诊处方　瓜蒌仁12 g　　浙贝母15 g　　白芷12 g

丝瓜络12 g　　淡竹叶9 g　　桔梗12 g

冬桑叶12 g　　路路通15 g　　僵蚕12 g

7剂,水煎服,每日1剂。

医　　按　李老认为鼻阻的治疗,不能见鼻治鼻,而当从肺论治,才符合辨证论治的特点。详辨寒热虚实燥火,千万不可一见鼻炎立即使用苍耳子类。李老认为肺气虚者,以宣肺、补气为主,药用泡参、麦冬、石斛;肺寒者,以温煦为主,加防风、细辛;肺热者,清肺,加天竺黄、桔梗、芦根;肺雍者,化痰通窍,加浙贝母、法半夏。本例中,李老从肺痰热论治鼻炎,以瓜蒌仁、浙贝母、法半夏、天竺黄化痰清热,以桑叶凉肺,以芦根、淡竹叶利湿热于下,以白芷、路路通宣窍通鼻,故取效甚快。

(十一)视瞻昏渺(眼底出血)

张某,女,57岁,在职,籍贯贵阳。自诉:右眼视力丧失,激光手术5⁺个月后。舌红,苔薄白,脉弦。主要治疗措施:中药。疗效:好转。本案思辨特点:视瞻昏渺主要考虑肝肾阴虚,滋补肝肾是基本治疗法则,本例始终围绕滋补肝肾进行治疗。

时　　令　立冬前6 d。

前医诊断　于外院眼科确诊眼底出血,激光手术后5⁺个月。高血压病史10年。

初　　诊　视瞻昏渺(眼底出血)。专科检查:右眼裸眼视力 VOD 0.03,左眼裸眼视力 VOS 1.0。双眼干涩不适。光学相干断层成像(OCT)可见右眼多处激光斑。眼底检查示视神经萎缩。舌暗少津,苔薄白,脉弦细。血压波动较大。

辨证论治　阴不敛阳,则血溢于外,治以平肝养精软坚。

初诊处方　决明子15 g　　广地龙12 g　　石斛15 g

连翘心15 g　　生牡蛎30 g　　山药15 g

女贞子15 g　　淡竹叶9 g　　麦冬12 g

5剂,水煎服,每日1剂。

煎煮方法　药入砂锅中,清水适量倒入砂锅,水平面过药约2 cm,浸泡1 min,去灰尘。再取清水适量,水平面过药约2 cm,浸泡10 min,煮沸后10 min,倒出药水至大瓷碗中。以同样方法煮取 3 次,将药水倒入同一个瓷碗中,混匀。取药当水随时饮用,余药凉后密封置于冰箱中冷藏(3 d 以内饮完)。

医　　嘱　注意休息,不要提重物。

二　　诊　服用前方后,时觉夜间小便多。舌淡,苔薄白,脉细。原方去麦冬,改为菟丝子 15 g,续服 5 剂。

三　　诊　服用前方后,右眼仍视物不清,但眼干涩等症状好转。舌淡,苔薄白,脉细,续服 7 剂。

三诊处方　决明子 15 g　　　生牡蛎 30 g　　　广枝仁 12 g
　　　　　　连翘心 12 g　　　淡竹叶 9 g　　　　大贝 12 g
　　　　　　女贞子 30 g　　　淮山药 15 g　　　丹参 15 g
　　　　　　7 剂,水煎服,每日 1 剂。

医　　按　李老认为眼底出血的病因病机主要和动脉硬化有关,但眼底出血发生后不能妄用活血药,要以软化血管为基础。方中持续使用生牡蛎软坚,初诊加广地龙以通络,同时肝肾阴虚,肝开窍于目,肝和则目能辨五色,故滋补肝肾为其基本大法,以石斛、淮山药、女贞子养阴精。

(十二)聚星障(病毒性角膜炎)

温某,女,39 岁,在职,籍贯贵阳。自诉:双眼视力下降 1$^+$ 个月。舌红,苔薄白,脉弦。主要治疗措施:中药。疗效:好转。本案思辨特点:聚星障临床主要表现为黑睛混浊,畏光流泪,视力下降。基本病机:早期为外感风热,或热毒上攻,蕴于黑睛;后期正虚邪恋,病情缠绵难愈。后期治疗主要考虑肝肾阴虚,治益滋补肝肾、明目退翳。

主　　诉　双眼视力下降 1$^+$ 个月。

时　　令　小寒后 3 d。

前医诊断　于外院确诊高度近视视网膜变性,因 1$^+$ 个月前过度劳累后视力突然下降,再次就诊于该院,被诊断为病毒性角膜炎,已进行抗病毒输液治疗。

就诊情形　双眼干涩、畏光、瘙痒。舌红,苔白,脉数。

初　　诊　聚星障(病毒性角膜炎)。就诊情形:双眼干涩、畏光、瘙痒。舌红,苔白,脉数。

辨证论治　热毒上攻,蕴于黑睛,治以清热解毒、明目退翳。

初诊处方　决明子 15 g　　　泽泻 9 g　　　　槟榔片 12 g

土茯苓 30 g　　　枯芩 12 g　　　蝉蜕 6 g

淡竹叶 9 g　　　　蛇蜕 6 g　　　　麦冬 12 g

5 剂,水煎服,每日 1 剂。

煎煮方法　药入砂锅中,清水适量倒入砂锅,水平面过药约 2 cm,浸泡 1 min,去灰尘。再取清水适量,水平面过药约 2 cm,浸泡 10 min,煮沸后 10 min,倒出药水至大瓷碗中。以同样方法煮取 3 次,将药水导入同一个瓷碗中,混匀。取药当水随时饮用,余药凉后密封置于冰箱中冷藏(3 d 以内饮完)。

医　　嘱　注意休息,忌食辛辣,防寒保暖。

二　　诊　服用前方后,眼痒好转,但仍觉双眼畏光、干涩。舌红,苔薄白,脉细。原方去防风,改为生牡蛎 30 g,续服 5 剂。

三　　诊　服用前方后,眼痒、畏光症状好转,仍干涩。舌红,苔薄白,脉细。

三诊处方　决明子 15 g　　　麦冬 12 g　　　王不留行 15 g

淡竹叶 9 g　　　　蛇蜕 6 g　　　　槟榔片 12 g

生牡蛎 30 g　　　泽泻 9 g　　　　蝉蜕 6 g

医　　按　李老认为聚星障基本病机早期为外感风热,或热毒上攻,蕴于黑睛,后期正虚邪恋,病情缠绵难愈。方中持续使用决明子、槟榔片、泽泻改善房水循环,蝉蜕、蛇蜕明目退翳,起到已病防变之功。初诊加用土茯苓、枯芩清热解毒,肝肾后期加用生牡蛎软化血管、促进新陈代谢,王不留行活血通络,加强泽泻疏通前房堵塞的功用。

(十三)角膜刺激征

田某,女,54 岁,退休工人,籍贯贵阳。自诉:左眼干痒,畏光、流泪,分泌物 1[+] 个月。舌红,苔薄白,脉弦细。主要治疗措施:中药治疗。疗效:好转。本案思辨特点:角膜刺激征以肝肾亏虚为根本,本例以补益肝肾,益气养血明目为法,对症治疗,故效果较好。

时　　令　大寒前 2 d。

初　　诊　角膜刺激征。就诊情形:左眼干痒,畏光、流泪,分泌物 1[+] 个月。舌红,苔薄白,脉弦细。

辨证论治　热毒上攻,蕴于黑睛,治以清热解毒、明目退翳。

初诊处方　泽泻 9 g　　　　槟榔片 12 g　　　　青葙子(包)15 g

　　　　　　蝉蜕 6 g　　　　淡竹叶 9 g　　　　玄参 15 g

　　　　　　石斛 15 g　　　连翘心 15 g　　　麦冬 12 g

　　　　　　5 剂,水煎服,每日 1 剂。

　　煎煮方法　药入砂锅中,清水适量倒入砂锅,水平面过药约 2 cm,浸泡 1 min,去灰尘。再取清水适量,水平面过药约 2 cm,浸泡 10 min,煮沸后 10 min,倒出药水至大瓷碗中。以同样方法煮取 3 次,将药水倒入同 1 个瓷碗中,混匀。取药当水随时饮用,余药凉后密封置于冰箱中冷藏(3 d 以内饮完)。

　　医　　嘱　注意休息,忌食辛辣,防寒保暖。

　　二　　诊　服用前方后,左眼畏光、流泪情况好转,但有干痒、分泌物。舌红,苔薄白,脉细。原方去玄参,改为山药 15 g,续服 5 剂。

　　三　　诊　服用前方后,眼痒进一步好转,分泌物仍多。舌红,苔薄白,脉数。

三诊处方　连翘心 15 g　　　麦冬 12 g　　　生地 15 g

　　　　　　淡竹叶 9 g　　　石斛 15 g　　　山药 15 g

　　　　　　冬桑叶 15 g　　　秦皮 15 g　　　丹皮 15 g

　　　　　　7 剂,水煎服,每日 1 剂。

　　医　　按　角膜刺激征表现为眼睛疼痛、异物感、怕光、流泪等症状,发现后如不早期治疗,可能进一步加重,形成角膜炎症,从而导致角膜病变。从中医来看,主要以肝肾亏虚为根本,虚热象为标。治则当以滋阴为主,结合疏风、解毒、明目治疗。

(十四)近视、弱视(肝肾不足)

　　魏某,男,18 岁,高中生,籍贯贵阳。自诉:双眼视物不清 10 年。舌红,苔薄白,脉细。主要治疗措施:中药 + 生活调摄。疗效:好转。本案思辨特点:青少年近视病机多为先天不足,肝肾阴虚,阴血不足,加之生活习惯用眼不当以致神光衰微、光华不能远及。本例以补益肝肾阴血,兼以明目为法,故取效甚捷。

　　时　　令　冬至后 4 d。

　　前医诊断　4 岁即被诊断近视。

　　初　　诊　近视、弱视。就诊情形:双眼视力,VOD 0.5(矫正),VOS 1.0(矫正)。–20.D 看清眼底,黄斑萎缩。舌淡红,苔薄白,脉细。

辨证论治 阴血不足,以滋阴养血明目为法,处方以中药处方 + 单眼遮盖疗法 + 饮食生活调摄为主。

初诊处方

决明子 15 g	女贞子 15 g	菟丝子 15 g
连翘心 15 g	广枝仁 12 g	麦冬 12 g
生白芍 12 g	淮山药 15 g	淡竹叶 9 g

7 剂,水煎服,每日 1 剂。

煎煮方法 药入砂锅中,清水适量倒入砂锅,水平面过药约 2 cm,浸泡 1 min,去灰尘。再取清水适量,水平面过药约 2 cm,浸泡 10 min,煮沸后 10 min,倒出药水至大瓷碗中。以同样方法煮取 3 次,将药水倒入同一个瓷碗中,混匀。取药当水随时饮用,余药凉后密封置于冰箱中冷藏(3 d 以内饮完)。

单眼遮盖法:看书、电视、电脑、手机游戏等用眼时用自制眼罩[红(内)、黑(外)双面]遮盖一侧眼睛,15 min 后换另一只眼睛,交替使用,每日此类用眼不得超过 1 h。

二 诊 服用前方后,觉视物较前清楚,去连翘心、白芍,加黄芪、丹参。生活调摄:避免劳累,适当运动,饮食无禁忌。效不更方,续服 7 剂。

三 诊 服用上药后复查视力,无提升,但患者自觉视物较以前清晰,继续以上药 7 剂巩固,嘱多运动,亲近自然。

医 按 近视、弱视是眼科临床常见的儿童眼病,是婴幼儿时期,由于各种原因如知觉、运动、传导及视中枢等原因未能接受适宜的视刺激,使视觉发育受到影响而发生的视觉功能减退的状态,主要表现为视力低下及双眼单视功能障碍。该患者已发展成为高度近视、黄斑萎缩才就诊,故疗效欠佳。李宗智老先生从近50 年的临证经验中,总结出内服中药、单眼遮盖、饮食调摄等综合治疗手段,效果较好。李老认为近视为先天禀赋不足、水火俱虚,治疗当先滋养肾阴。方中决明子明目,白芍、女贞子、菟丝子滋肾、柔肝养血,丹参、广枝仁、麦冬通心气,黄芪、淮山药养脾气及脾精并载药达病所。

(十五)急乳蛾(急性扁桃体炎)

田某,女,13 岁,初中生,籍贯贵阳。自诉:咽痛、高热 1[+]天。舌红,苔白,脉数。主要治疗措施:中药 + 生活调摄。疗效:好转。本案思辨特点:急乳蛾指因风热邪毒侵袭喉核所致,以发热,喉核急发红肿疼痛,状如乳蛾或蚕蛾为主要表现的咽喉疾病。

时　　令　立秋后 8 d。

主　　诉　双眼视物不清 10 年。

前医诊断　既往有肾小球肾炎病史 2$^+$ 年。

就诊情形　咽痛、高热,小便黄,大便未解。

初　　诊　急乳蛾(急性扁桃体炎)。就诊情形:咽痛、高热,小便黄,大便未解。

辨证论治　治当滋阴清热。处方以中药处方 + 饮食生活调摄为主。

初诊处方

墨旱莲 15 g	麦冬 12 g	杏仁 12 g
女贞子 30 g	枯芩 15 g	大贝 12 g
委陵菜 30 g	银花 15 g	淡竹叶 9 g

3 剂,水煎服,每日 1 剂。

煎煮方法　药入砂锅中,清水适量倒入砂锅,水平面过药约 2 cm,浸泡 1 min,去灰尘。再取清水适量,水平面过药约 2 cm,浸泡 10 min,煮沸后 10 min,倒出药水至大瓷碗中。以同样方法煮取 3 次,将药水倒入同一个瓷碗中,混匀。取药当水随时饮用,余药凉后密封置于冰箱中冷藏(3 d 以内饮完)。

医　　嘱　饮食清淡,注意休息,防寒保暖。

医　　按　患者为李老的老病人,既往有肾小球肾炎病史,正气虚弱,为阴虚体质。立秋后感受寒凉之气而发病。发病后容易热化。症见咽部红肿热痛,高热,小便黄,大便未解皆为一派热象。但标本须同治方可显效。在清热解毒基础上合用滋阴药物,3 剂而愈。

(十六)鼻窒(慢性鼻炎)

龙某,男,9 岁,小学生,籍贯贵阳。自诉:鼻阻,空气不好时出气难有 3$^+$ 个月。舌象:舌淡红,苔薄白。脉象:细。主要治疗措施:中药。疗效:好转。本案思辨特点:鼻阻当从肺论治,不能见鼻治鼻,随症加减而取效。

时　　令　霜降前 1 d。

初　　诊　鼻窒(慢性鼻炎)。就诊情形:鼻阻,出气声较大,下鼻甲肥大。舌淡,苔薄白,脉弦细。

辨证论治　风热痰阻,治疗以祛风、化痰、清热为法。

初诊处方　冬桑叶 12 g　　　僵蚕 12 g　　　生白芍 12 g

丝瓜络 12 g　　　白芷 12 g　　　大贝 12 g

路路通 15 g　　　杏仁 12 g　　　淡竹叶 9 g

5 剂,水煎服,每日 1 剂。

煎煮方法　将药入砂锅中,清水适量倒入砂锅,水平面过药约 2 cm,浸泡 1 min,去灰尘。再取清水适量,水平面过药约 2 cm,浸泡 10 min,煮沸后 10 min,倒出药水至大瓷碗中。以同样方法煮取 3 次,将药水倒入同一个瓷碗中,混匀。取药当水随时饮用,余药凉后密封置于冰箱中冷藏(3 d 以内饮完)。

二　诊　服用前方后,鼻塞减轻。舌淡红,苔薄白,脉弦细。效不更方,续服 7 剂。

医　按　李老认为鼻阻的治疗,不能见鼻治鼻,而当从肺论治,符合辨证论治的特点。方药以祛风化痰通络为治则。如病程日久发展为萎缩性鼻炎,则需要使用滋阴药物如女贞子合用。切不可见鼻阻,一直用苍耳子、京半夏之品,一味燥湿,则让干燥的鼻黏膜在用药后越发干燥,仍须根据证型不同辨证论治。

(十七)耳鸣耳聋(痰瘀互结、耳窍闭塞)

伍某,女,56 岁,教师。自诉:3 d 前突发右耳"咚咚"鸣响,与心跳无关,其"咚咚"鸣响使得彻夜不眠,头昏眩,两侧头痛,右耳"咚咚咚"终日快速鸣响。白天声音较小,晚上声音特别大以致不能入眠,且耳内总觉有蒙蔽之感,二便正常。察其形体偏胖,头发全白,精神尚可,面色红润。舌尖红,苔白中微黄而厚,脉弦。

前期诊断　于外院耳鼻喉科诊治,结果显示:听力下降明显,耳部未发现其他异常,血压、血脂均正常,诊断为神经性耳聋,给予西药(药名不详)服用无效而来就诊。

初　诊　耳鸣耳聋(痰瘀互结、耳窍闭塞)。

辨证论治　活血化瘀,豁痰开窍,降气安神。

方　药　王清任通气散加减。

初诊处方　葛根 30 g　　　川芎 12 g　　　石菖蒲 15 g

磁石 20 g　　　香附 15 g　　　石决明 20 g

丹参 20 g　　　甘草 6 g　　　炒酸枣仁 15 g

制南星(先煎 20 min) 15 g

5 剂,每日 1 剂,浓煎,3 次分服(睡前半小时服用 1 次)。

煎煮方法 将药入砂锅中,清水适量倒入砂锅,水平面过药约 2 cm,浸泡 1 min,去灰尘。再取清水适量,水平面过药约 2 cm,浸泡 10 min,煮沸后 10 min,倒出药水至大瓷碗中。以同样方法煮取 3 次,将药水倒入同一个瓷碗中,混匀。取药当水随时饮用,余药凉后密封置于冰箱中冷藏(3 d 以内饮完)。

三 诊 诉上方服完 3 剂后耳鸣即停止,当晚安然入睡,续服,耳鸣消除,听力恢复。

医 按 耳鸣之治重在分清虚实,大体实证多由痰瘀所致,虚证常因肝肾精血不足而引起。而老年人之耳鸣则多为本虚标实、虚实夹杂之证。虚证多缓慢起病,实证起病突然。本案乃痰瘀互结、耳窍阻滞之证也。妇人体内气机自左而升,从右而降,今气机欲降而受阻,故见"咚咚"鸣响。其头痛、眩晕均为痰瘀结滞、络道不利所致。本案属于实证,治之得当,故迅速痊愈。上述处方用于突发性耳聋多有效,要点是重用葛根以疏通经络,耳窍有闭塞之感者,效果更好。

(十八)风赤疮痍(湿热上乘,兼夹风邪)

周某,女,45 岁,工人。自诉:1 周前右眼上睑及其周围皮肤灼痛,2 ~ 3 d 后局部皮肤起水疱,同侧眼痛发红。现疼痛剧烈,畏光流泪。全身不适,轻度发热。舌质红,苔稍黄腻,脉数。

前期诊断 曾在外院给予金霉素眼膏外搽并点眼,口服维生素 C、维生素 B₁。

中医初诊 风赤疮痍(湿热上乘,兼夹风邪)。就诊情形:右眼上侧近内侧皮肤及额部皮肤有多处小疱群,呈串珠状,皮肤潮红,病变未超过正中线,只局限在右侧;左眼正常。专科检查:VOD 0.2,眼睑痉挛,睫状充血,角膜散在点状白色混浊,荧光素着色阳性。

西医诊断 带状疱疹性眼睑炎、角膜炎。

辨证论治 利湿清热,兼以祛风。

初诊处方

茵陈 10 g	板蓝根 12 g	黄芩 10 g
薄荷 6 g	大青叶 10 g	车前子(包煎)10 g
菊花 10 g	金银花 10 g	甘草 3 g。

5 剂,水煎服,每日 1 剂。

医 嘱 外用金霉素眼膏及阿昔洛韦眼液滴眼,皮肤疱疹用新鲜马齿苋捣烂取汁外搽。

煎煮方法 将药入砂锅中,清水适量倒入砂锅,水平面过药约 2 cm,浸泡 1 min,去灰尘。再取清水适量,水平面过药约 2 cm,浸泡 10 min,煮沸后 10 min,倒出药水至大瓷碗中。以同样方法煮取 3 次,将药倒入同一个瓷碗中,混匀。取药当水随时饮用,余药凉后密封置于冰箱中冷藏(3 d 以内饮完)。

二 诊 患者述服上方 5 剂后,病情好转,疼痛减轻。就诊情形:右眼视力 0.3,右眼眼睑及额部皮肤疱群结痂,皮肤潮红,球结膜混合充血,角膜荧光素着色阳性,着色点较前减少。舌质红,苔薄稍黄,脉活缓有力。续服上方 7 剂。

三 诊 患者述病情好转,疼痛减轻。就诊情形:右眼视力 0.5,眼睑及额部皮肤疱群结痂,皮肤潮红,球结膜充血消退,角膜荧光素着色阳性,角膜仍有少许点状着色。舌质淡红,苔薄白,脉活缓有力。于上方去茵陈、黄芩加蝉蜕、刺蒺藜、木贼祛风退翳。服 10 剂后,点状混浊基本消失,视力 0.8,嘱点障翳散眼液退翳明目。

医 按 本例湿热内郁,风邪乘袭,引动火热上攻,攻于头目肌肤则皮肤多处疱疹如串珠,攻于角膜则角膜点状混浊,湿热交结则疼痛较剧。治以茵陈、车前子清利湿热,大青叶、板蓝根、黄芩清解热毒,加以金银花、菊花、薄荷轻灵上浮,以祛风热之邪,用法精妙,使湿、热、风各自而解,疾病得愈。

(十九)凝脂翳(肝胆实热)

周某,男,30 岁。自诉:右眼红、痛、流热泪,畏光,生翳 2 周。患者为求中医治疗,到门诊求医。现在症状:右眼红痛、畏光流泪,视力差,情绪烦躁。舌质微红,苔黄,脉洪,微数。

前期诊断 在某西医院诊断:角膜溃疡,予以左氧氟沙星滴眼液、贝复舒滴眼液等点眼治疗,治疗效果不显著。

初 诊 凝脂翳(肝胆实热)。专科检查:VOD 0.05,VOS 1.2,右眼白睛血丝满布,色泽深红,黑睛中央稍偏鼻侧溃陷约 4 mm×5 mm 大小,其周围混白无华,其里层下方黄膜上冲,平面约 1 mm,脓色黄。

辨证论治 清肝泻胆,化瘀解毒。

方 药 龙胆泻肝汤加味。

初诊处方 柴胡 12 g   黄芩 10 g   龙胆草 6 g

生地 15 g	当归 10 g	泽泻 10 g
木通 6 g	桃仁 10 g	蒲公英 25 g
甘草 6 g	栀子 10 g	车前子 6 g
红花 10 g		

7 剂,水煎服,每日 1 剂,1 剂 3 次。

煎煮方法 将药入砂锅中,清水适量倒入砂锅,水平面过药约 2 cm,浸泡 1 min,去灰尘。再取清水适量,水平面过药约 2 cm,浸泡 10 min,煮沸后 10 min,倒出药水至大瓷碗中。以同样方法煮取 3 次,将药水倒入同一个瓷碗中,混匀。取药当水随时饮用,余药凉后密封置于冰箱中冷藏(3 d 以内饮完)。

二 诊 服上方 5~6 剂时,疼痛和黄膜均开始减轻。现患者感右眼疼痛、畏光流泪,但较前减轻,视力无改善。专科检查:VOD 0.05,VOS 1.2,右眼白睛血丝满布,黑睛中央稍偏鼻侧溃陷约 4 mm×5 mm 大小,其里层下方黄膜上冲已消失。舌质微红,苔黄,脉微数。上方再加板蓝根 15 g,加强清热解毒之力。

三 诊 上方续服 7 剂后复诊,眼疼痛止,视力提高。就诊情形:右眼视力 0.1,白睛充血明显减轻,溃疡基本平复,前房未见黄液上冲。改服石决明散加乌贼骨,以退翳明目,清其余热,以善其后。

医 按 肝为风木之脏,内寄相火,风邪内传入里,极易化热,燔灼肝胆。肝胆火邪炽甚,若热在气分,则现头顶额、额前疼痛,患眼疼痛剧烈,眼肿难睁,白睛血丝满布、肿胀,黑睛溃陷较深,色白略黄,状如凝脂,泪热如汤。治宜凉肝熄风,泻火解毒。方中用龙胆草、栀子、黄芩直泻肝胆实火,车前子、木通引湿热从小便出,当归、生地养肝血,柴胡疏肝,蒲公英清热解毒,桃仁、红花活血化瘀,以防热入血分,肝热血瘀。

(二十)耳鸣耳聋(肝肾不足,气阴两虚)

谢某,女,52 岁。右耳听力下降 10 个月。舌淡红苔黄,脉细弦。

初 诊 耳鸣耳聋(肝肾不足,气阴两虚)。就诊情形:右耳听力下降已 10 个月,伴耳鸣,头昏思睡,视力模糊,口干,便秘。

辨证论治 此为气阴两虚,清气不升,兼肝肾阴虚,无以上承,耳窍失养,故见听力下降、头晕、视物模糊、口干、便秘等。治宜益气养阴,滋养肝肾。

初诊处方 生黄芪 20 g   太子参 15 g   枸杞 12 g

决明子 15 g　　　　谷精草 15 g　　　　石斛 10 g

灵磁石 20 g　　　　石菖蒲 10 g　　　　甘草 6 g

14 剂,水煎服,每日 1 剂。

二　诊　药后头晕、便秘均见改善,右耳听力未变,耳鸣未除。守前方调治,上方加女贞子 15 g、桑葚 15 g,续服 14 剂。

三　诊　药后症见好转,唯耳鸣,右耳听力未复。苔薄白,脉细弦。系肾虚难复,再拟前法进之。

三诊处方　生黄芪 30 g　　　　枸杞 15 g　　　　升麻 8 g

石菖蒲 10 g　　　　甘草 6 g　　　　太子参 15 g

骨碎补 15 g　　　　熟地 15 g　　　　女贞子 15 g

14 剂,水煎服,每日 1 剂。

四　诊　自觉头稍昏,右耳听力有所进步,耳鸣。苔薄腻,脉细弦。继以滋养肝肾、益气升清、通窍为主调治。上方加灵磁石(先煎)20 g,续服 14 剂。

五　诊　耳鸣,大便干燥,腹胀。舌红苔薄,脉弦细。血压 110/70 mmHg。肝肾阴虚之象明显,仍从滋养肝肾论治。

五诊处方　女贞子 15 g　　　　决明子 15 g　　　　菊花 10 g

密蒙花 15 g　　　　生麦芽 15 g　　　　灵磁石(先煎)20 g

徐长卿 15 g　　　　全瓜蒌 20 g　　　　枸杞 15 g

何首乌 20 g　　　　甘草 6 g

14 剂,水煎服,每日 1 剂。

六　诊　药后耳鸣好转。舌红苔薄,脉细弦。前方续进之。

六诊处方　全瓜蒌 20 g　　　　决明子 15 g　　　　菊花 15 g

密蒙花 15 g　　　　生麦芽 15 g　　　　枸杞 15 g

徐长卿 15 g　　　　女贞子 15 g　　　　灵磁石(先煎)20 g

谷精草 15 g　　　　玉竹 15 g　　　　制何首乌 20 g

甘草 6 g

14 剂,水煎服,每日 1 剂。

七　诊　听力较前相比明显好转,耳鸣亦减,右耳有轰鸣声。舌红,苔薄,脉细弦。原方续进。

七诊处方　枸杞 15 g　　　　菊花 15 g　　　　王不留行 15 g

全瓜 20 g 　　　甘草 6 g 　　　灵磁石(先煎)20 g

丹参 15 g 　　　生地 15 g 　　　制何首乌 20 g

熟地 15 g 　　　谷精草 15 g

14 剂,水煎服,每日 1 剂。

医　按　耳聋为听力减弱的病症。《仁斋直指方论》曰:"肾通于耳,所主者精,精气调和,肾气充足则耳得听斯聪矣。故能调养得所,气血和平,则其聋渐轻。"《医碥·耳》中指出:"若气虚下陷则亦聋,以清气自下,浊气自上,清不升则浊不降也。"

本例听力下降已历 10 个月,伴头昏思睡,视物模糊,口干便秘。舌淡红,脉细弦。为气阴两虚,清气不升,兼肝肾阴虚,无以上承濡养耳目。治疗先以生黄芪、太子参益气养阴升清,枸杞、石斛、谷精草明目养肝,决明子清肝明目,磁石震摄肾为之调治。七诊中伍以王不留行、丹参活血化瘀通络,王不留行可治脑鸣,对耳鸣、耳聋亦有效果。本例守法治疗,终获良效。

(二十一)青睫综合征

孟某,女,35 岁,工人。自诉:左眼胀痛、视力下降 1 d,过去无类似病史。左眼戴镜视力 0.6,球结膜轻度充血,角膜后大小不等之灰白色沉积物数十颗,前房清,瞳孔略散大,眼底无特殊。左眼眼压 42 mmHg。舌质偏红,苔少,脉弦数。

初　诊　左眼青睫综合征。就诊情形:左眼发胀,疼痛,伴头闷痛,但可忍,视物不清,无恶心、呕吐,精神尚可。

辨证论治　平肝滋阴,活血利水。

初诊处方　石决明 15 g 　　　赤芍 9 g 　　　生地 12 g

茺蔚子 9 g 　　　泽泻 15 g 　　　茯苓 15 g

车前子 15 g 　　　苦参 15 g 　　　白芍 9 g

7 剂,水煎服,每日 1 剂。

煎煮方法　将药入砂锅中,清水适量倒入砂锅,水平面过药约 2 cm,浸泡 1 min,去灰尘。再取清水适量,水平面过药约 2 cm,浸泡 10 min,煮沸后 10 min,倒出药水至大瓷碗中。以同样方法煮取 3 次,将药水倒入同一个瓷碗中,混匀。取药当水随时饮用,余药凉后密封置于冰箱中冷藏(3 d 以内饮完)。

二　诊　患者自述服上方 3 剂后自觉症状减轻。左眼视力提高,无明显的胀痛不适,左眼戴镜视力为0.8,眼压17 mmHg,角膜后灰白色沉积物减少。药方奏效,上方利水药减量,去石决明,加知母,连服7剂。

三　诊　左眼视力提高,无明显的胀痛不适,左眼戴镜视力为1.0,眼压16 mmHg。角膜后灰白色沉积物2~3颗。上方续服7剂。

医　按　本病因七情伤及气分,导致气火上升,肝肾阴虚,肝阳上亢。并因气机不利,影响局部血与水液的畅通,故诉视物模糊、眼胀,舌脉亦为阴虚阳亢之象,证属肝阳上亢、肝肾阴虚。治当平肝滋阴、活血利水。方中以石决明、白芍、生地平肝滋阴,以赤芍、茺蔚子、泽泻、茯苓、车前子、苦参活血利水。

(二十二)视瞻昏渺(肝经郁热,血热妄行)

葛某,男,30岁,农民。自诉:双眼视物不清20 d。曾患眼底出血,反复发作10余次。双眼视盘边界清,色泽正常,视网膜静脉迂曲伴有出血及白鞘,视网膜有出血及黄白色渗出物,黄斑区污秽,中心凹反射不见。舌润无苔,脉弦数。

中医初诊　双眼视瞻昏渺(肝经郁热,血热妄行)。专科检查:VOD 0.1,VOS 0.2,近视力右眼视力0.1,左眼视力0.1。

西医诊断　双眼视网膜静脉周围炎。

辨证论治　清肝解郁,凉血止血散瘀。

初诊处方

赤芍10 g	防风10 g	菟丝子10 g
菊花10 g	蝉蜕10 g	女贞子10 g
木贼10 g	羌活10 g	银柴胡10 g
白术10 g	苍术10 g	夏枯草30 g
白及10 g	生地10 g	三七粉3 g
甘草3 g		

7剂,水煎服,每日1剂。

煎煮方法　将药入砂锅中,清水适量倒入砂锅,水平面过药约2 cm,浸泡1 min,去灰尘。再取清水适量,水平面过药约2 cm,浸泡10 min,煮沸后10 min,倒出药水至大瓷碗中。以同样方法煮取3次,将药水倒入同一个瓷碗中,混匀。取药当水随时饮用,余药凉后密封置于冰箱中冷藏(3 d以内饮完)。

二　诊　述服药7剂后感双眼视物不清有改善,随后双眼视力渐改善。右眼视力0.6,左眼视力0.5,双眼底出血有吸收,前方续服。

三　　诊　双眼视力提高。专科检查:右眼视力 0.8,左眼视力 0.8,双眼底出血大部分吸收。效不更方,续服 7 剂。

四　　诊　专科检查:右眼视力 0.9,左眼视力 0.9,双眼底出血大部分吸收,视网膜出血吸收,有散在黄白色渗出物,黄斑区发暗,中心凹反射不清,前方续服 7 剂。

五　　诊　双眼视力 1.0,眼底出血基本全部吸收,嘱其前方继服。1$^+$个月复查:VOD 1.5,VOS 1.5,双眼视盘边界清,色泽正常,视网膜静脉走行正常,出血完全吸收,白鞘消失,视网膜出血及渗出物吸收,黄斑区发暗,中心凹反射弥散。

医　　嘱　患者停药,注意休息,饮食忌辛热燥火之品。

医　　按　本例患者双眼患病,反复发作 10 余次,证属肝经郁热、血热妄行,治疗重点在于清肝解郁,开通玄府,发散郁结,疏通脉络,止血散瘀。方中重用夏枯草以清解郁热,发散郁结,增强开通玄府之力,加三七粉、白及凉血止血、散郁明目。

(二十三)视瞻昏渺(肝肾阴虚,血瘀痰积)

谭某,男,59 岁。自诉:双眼视力先后明显下降伴视物变形 7 个月,加重 1 周。病史:7$^+$个月右眼突感视物模糊,视物变形,4$^+$个月左眼出现类似症状。近 1 周发现视力下降加重,眼底黄斑区出血增多。舌质黯红,少苔,脉细弦,尺脉细弱。专科检查:VOD 0.1,VOS 0.3,矫正不提高。双眼晶状体周边轻度混浊,眼底视盘淡红,动脉细,走行直。右黄斑部为不规则淡黄发灰的病灶,其周围色素紊乱,硬性渗出多,颞侧及下方有1PD 出血灶。左黄斑区色素紊乱并掺杂黯红色血斑,上方有软性灰黄玻璃膜疣散在,双黄斑区均有水肿。

前期诊断　在当地医院诊断为黄斑变性,用维生素 E、维生素 C、肌苷等治疗,视力仍差。

中医初诊　双眼视瞻昏渺(肝肾阴虚,血瘀痰积)。就诊情形:双眼视物昏朦,视物变形,常有头晕、耳鸣,腰酸乏力,心烦失眠。

西医诊断　老年性黄斑变性。

辨证论治　补肾养血,活血消肿。

方　　药　明目地黄汤加减。

初诊处方　　生地 15 g　　　熟地 15 g　　　赤芍 10 g

　　　　　　　　白芍 10 g　　　当归 10 g　　　柴胡 10 g

槐花 10 g	茯苓 10 g	山茱萸 10 g
泽泻 10 g	丹参 10 g	女贞子 10 g
枸杞 15 g	五味子 6 g	

7 剂,水煎服,每日 1 剂。同时服用三七粉,每日 2 次,每次 3 g,用药汁冲服。

煎煮方法 将药入砂锅中,清水适量倒入砂锅,水平面过药约 2 cm,浸泡 1 min,去灰尘。再取清水适量,水平面过药约 2 cm,浸泡 10 min,煮沸后 10 min,倒出药水至大瓷碗中。以同样方法煮取 3 次,将药水倒入同一个瓷碗中,混匀。取药当水随时饮用,余药凉后密封置于冰箱中冷藏(3 d 以内饮完)。

二 诊 自觉服药后精神良好,耳鸣头晕减轻,视力无变化。右眼底黄斑下方出血减少,左眼如前。舌质黯红,少苔,脉细。治则守前方,原方加强活血化瘀之效,加茺蔚子 10 g,连服 14 剂。

三 诊 全身诸证减轻,唯大便干,夜晚睡眠不好,左眼视力提高。视力检查:VOD 0.1,VOS 0.5。右眼底黄斑出血部分吸收,左眼黯红出血处变薄,并稀疏散开,水肿减轻,渗出仍多。辨证属肾虚精亏,血流瘀滞,痰浊凝聚。治宜滋阴活血,化瘀散结。

三诊处方 柏子仁 10 g	熟地 15 g	山茱萸 10 g
盐知母 10 g	赤芍 10 g	当归尾 10 g
丝瓜络 10 g	丹参 15 g	女贞子 15 g
夏枯草 10 g	陈皮 6 g	决明子 15 g
生地 15 g		

7 剂,水煎服,每日 1 剂。

四 诊 全身无不适,纳、眠好,大便每日 1～2 次。右眼仍有视物变形,左眼好转。专科检查:VOD 0.2,VOS 0.7。右眼底黄斑出血、渗出部分吸收,左眼黄斑出血吸收,水肿明显减轻,渗出稀散。嘱原方基础上再加太子参、炒白术等补气药,药量各增加 10 倍。水泛为丸,每次服 6 g,每日 2 次,饭后温水送服。

复 查:视力保持 VOD 0.2,VOS 0.8。眼底出血吸收,右黄斑大片机化瘢痕,下方色素沉着多;左眼黄斑灰暗,偶见渗出点,色素紊乱。

医 按 肝肾同源,肝肾不足,髓海空虚则头晕、耳鸣。肾虚不能温煦、滋养腰膝,则腰酸乏力。精血不足,心神失养则心烦失眠。肾主津液,肾阳不振,肾水上泛则眼底水肿。水湿停滞,聚湿生痰则眼底可见渗出。瘀血内阻则黄斑组织增厚,舌黯。痰瘀互结则可见玻璃膜疣。故用六味地黄汤加枸杞、女贞子滋养肝肾,益精明目;五味子滋肾涩精;当归、丹参、槐花、三七养血滋阴,凉血止血;柴胡升阳,使精气上达,助目明视。虽未直接使用祛痰药,但经过补肾益精则水肿、渗出自消。

(二十四)耳周湿疹(肝胆湿热)

张某,女,26 岁。自诉:左耳周围瘙痒、流水,疼痛 1 周。起因不明,始发时左耳后发际内一处痒痛而搔抓,因症轻未在意,近几天病损范围逐步扩大,病情加重,且伴口苦咽干,烦躁易怒,近 3 d 大便干结。舌质红,苔黄微腻,脉弦滑略数。

初 诊 耳周湿疹(肝胆湿热)。就诊情形:左耳后皮肤入发际内约 5 cm × 8 cm 大小范围散在充血性斑块,患处红肿、糜烂、流脂水,头发被胶固,触之疼痛。

治疗方法 剪去病损处头发,用双氧水清洗。

方 药 以龙胆泻肝汤加减。

初诊处方

金银花 15 g	甘草 6 g	柴胡 10 g
车前子 10 g	泽泻 10 g	当归 10 g
龙胆草 10 g	栀子 10 g	黄芩 10 g
白蒺藜 10 g	防风 6 g	生大黄(后下)6 g
蒲公英 15 g	木通 6 g	生地 20 g

7 剂,水煎服,每日 1 剂,分 2 次服。

医 嘱 每日睡前,以内服药渣再煎取汁后清洗患处 1 次。

煎煮方法 将药入砂锅中,清水适量倒入砂锅,水平面过药约 2 cm,浸泡 1 min,去灰尘。再取清水适量,水平面过药约 2 cm,浸泡 10 min,煮沸后 10 min,倒出药水至大瓷碗中。以同样方法煮取 3 次,将药水倒入同一个瓷碗中,混匀。取药当水随时饮用,余药凉后密封置于冰箱中冷藏(3 d 以内饮完)。

二 诊 病情显著好转。局部痒痛显著减轻,口苦咽干、烦躁易怒等消失,大便已畅。就诊情形:患处红肿减轻,原疮面处结干痂,头发未再胶结。舌质偏红,苔薄,脉弦缓。原方去大黄、龙胆草、泽泻、车前子,加赤芍药 10 g,续服 6 剂。

三 诊 耳周瘙痒、疼痛消除,无流水。就诊情形:耳后皮肤微发红,无破溃、流水,原疮面已愈合。

医 按 外耳湿疹是耳科常见病,因发病早期患者未予重视,常时轻时重,缠绵难愈。本病多为风热湿毒上于耳郭,当疏风清热、除湿解毒以治其本,但就疗效迅捷而言,外治尤为必要,故本病案在治疗中内外兼治。对急性期渗液多者,可以清热解毒方药清洗、湿敷或制膏外敷;黄水淋漓不止者,可用防风、苦参、金银花、地肤子、生百部、川椒、冰片等煎水,加枯矾适量,清洗患处;结痂者,可用菊花、蒲公英煎水外洗。慢性期干燥瘙痒较甚,以药膏涂敷为主,滋润肌肤,祛风止痒,可选用麻油调敷碧玉散、青黛散于患处。

(二十五)暴盲症(肝郁化火、上扰目窍)

杨某,男,36岁,农民。自诉:左眼突然视物不见,伴头痛5 d。鼻上支静脉旁约1PD处有片状出血,黄斑区中心凹反射消失。舌质红苔自,脉弦稍数。

中医初诊 左眼暴盲症(肝郁化火、上扰目窍)。专科检查:VOS 0.08,左眼视盘充血隆起,边界消失,静脉迂曲怒张,视盘周围可见小丝状出血,视网膜呈灰白色水肿,以视盘至黄斑区较重。

西医诊断 左眼视盘炎。

方　药 丹栀逍遥散加减。

初诊处方

当归10 g	白芍10 g	茯苓10 g
白术10 g	柴胡10 g	牡丹皮10 g
栀子10 g	蝉蜕10 g	丹参5 g
赤芍5 g	升麻5 g	木贼5 g

5剂,水煎服,每日1剂。

煎煮方法 将药入砂锅中,清水适量倒入砂锅,水平面过药约2 cm,浸泡1 min,去灰尘。再取清水适量,水平面过药约2 cm,浸泡10 min,煮沸后10 min,倒出药水至大瓷碗中。以同样方法煮取3次,将药水倒入同一个瓷碗中,混匀。取药当水随时饮用,余药凉后密封置于冰箱中冷藏(3 d以内饮完)。

二　诊 前方服药后便溏,左眼视力有改善。专科检查:VOS 0.1,眼底情况同前。前方加吴茱萸5 g,续服5剂。

三　诊 视力改善不明显,稍有咳嗽,脉稍数。专科检查:VOD 0.12,右眼视盘水肿消失,边界渐清,视盘周围出血吸收,黄斑区中心凹反射可见。前方加桔梗、前胡、防风各10 g,再服7剂。

四　诊 左眼视力提高,眼痛消除。专科检查:VOS 0.5,视盘水肿消退,视盘旁出血已大部分吸收,黄斑区色泽可见,中心凹反光存在。上方去桔梗、前胡、防风,再进20剂。

五　诊　左眼视物清晰,无眼部不适。舌淡红,苔薄白,脉缓有力。专科检查:VOS 1.0,视盘水肿消退,色稍淡,视盘旁视网膜出血已吸收,黄斑区色泽可,中心凹反光存在。

医　嘱　停药,平素注意调畅情志。

医　按　暴盲是指外眼正常,而骤然失明的眼底病。《审视瑶函》曰:"此症谓目平素别无他症,外不伤于轮廓,内不损乎瞳神,倏然盲而不见也。"本例乃肝郁化火、上扰目窍所致,故治宜舒肝解郁、养血清热,以丹栀逍遥散为主,随症加减,酌用丹参、赤芍、蝉蜕、木贼、升麻以开通玄府,发散郁结,行血通滞,凉血散瘀,使肝气得舒,郁热得解,玄府启通,气血得畅,视力渐复。

(二十六)耳胀耳闭(风邪外袭、痞塞耳窍)

徐某,男,35岁。自诉:右耳胀闷不适2 d,1周前感染风寒,出现鼻塞流涕,自服感冒药后鼻塞流涕症状消除,前天无明显原因感右耳耳中胀塞不适,时觉微痛,吞咽时耳内"轰轰"作响,烦躁不安,常以手捂耳及按压耳屏,未能减轻。舌苔薄白,脉有浮意。

中医初诊　耳胀耳闭(风邪外袭、痞塞耳窍)。就诊情形:右耳膜内陷,光椎消失,微有充血,鼓室隐约可见,无鼓室积液。音叉检查RT左耳示气导>骨导(AC>BC),右耳骨导>示气导(BC>AC)。

西医诊断　分泌性中耳炎。

辨证论治　疏风散邪,宣肺通窍。

初诊处方

麻黄3 g	甘草3 g	石菖蒲3 g
薄荷6 g	杏仁10 g	苍耳子10 g
防风5 g	僵蚕10 g	路路通10 g

4剂,水煎服,每日3次。

煎煮方法　将药入砂锅中,清水适量倒入砂锅,水平面过药约2 cm,浸泡1 min,去灰尘。再取清水适量,水平面过药约2 cm,浸泡10 min,煮沸后10 min,倒出药水至大瓷碗中。以同样方法煮取3次,将药水倒入同一个瓷碗中,混匀。取药当水随时饮用,余药凉后密封置于冰箱中冷藏(3 d以内饮完)。

二　诊　耳胀闷不适感明显减轻,仍有耳鸣,"轰轰"作响。上方3剂而效,石菖蒲加量至10g,加浙贝10g,续服3剂。患者未再来就诊,电话随访,续服3剂后痊愈。

医　按　耳为肾窍,然耳病从肺论治,古代即有论述。分泌性中耳炎是由于耳咽管阻塞所致。中耳属肺之系,以中耳有窍(咽鼓管)通于颃颡(鼻咽部),颃颡亦为气道,属喉,为肺之系;中耳黏膜为呼吸道黏膜分化而来且与呼吸道黏膜相延续,二者的细胞与分泌物成分一致。故外感风邪,皮毛受之,肺系不清,咽鼓管咽口黏膜肿胀致其管道闭塞为病。《温热经纬》认为:"肺经之结穴在耳中,名曰茏葱,专主乎听。"风邪犯肺,肺失宣降,津液不能布散,则聚而为痰,积滞耳窍。所以疾病初起,不论属热属寒,均可用刘完素"耳聋治肺"之法,从宣肺论治。张介宾在《景岳全书》中说:"邪闭者,因风寒外感,乱其营卫而然,解其邪而闭自开也。"清朝尤在泾在《医学读书记》中认为"宜治其肺,使气行则聋愈。"都是对"耳聋治肺"的具体诠释。耳聋治肺,多在耳聋的发病之初,本病案为发病的初期,宗麻黄汤之意,适加宣肺通窍之味,从肺而愈耳疾。

(二十七)鼻鼽(肺气不足、邪滞鼻窍)

陈某,男,26岁。自诉:持续性鼻塞1[+]年,尤以夜间为甚,流白稠涕,量少,面色苍白,易感冒。舌淡,苔白,脉脉细。

中医初诊　鼻鼽(肺气不足、邪滞鼻窍)。就诊情形:双下鼻甲肥厚肿胀,鼻黏膜淡红,鼻道少许清稀分泌物,未见鼻腔新生物。

西医诊断　变态反应性鼻炎。

辨证论治　补肺益气,通散鼻窍。

初诊处方　
黄芪25g	白术10g	升麻10g
川芎10g	防风10g	苍耳子12g
辛夷12g	白芷12g	泽泻12g
茯苓15g	麦冬15g	

7剂,水煎服,每日3次。

煎煮方法　将药入砂锅中,清水适量倒入砂锅,水平面过药约2cm,浸泡1min,去灰尘。再取清水适量,水平面过药约2cm,浸泡10min,煮沸后10min,倒出药水至大瓷碗中。以同样方法煮取3次,将药水倒入同一个瓷碗中,混匀。取药当水随时饮用,余药凉后密封置于冰箱中冷藏(3 d 以内饮完)。

医　　嘱　忌食海鲜、牛肉、羊肉,居室空气保持清新、流通,勿养猫、狗等。

二　　诊　患者述鼻症减轻,涕少色淡,夜间鼻塞已不明显。因感冒而有少许咳嗽,舌脉如前。

二诊处方

黄芪 30 g	防风 10 g	辛夷 10 g
前胡 10 g	百部 12 g	藿香 12 g
白术 12 g	芦根 15 g	苍耳子 12 g
杭菊花 12 g		

14 剂,水煎服,每日 1 剂。

三　　诊　患者鼻症消失,已无鼻塞、流涕。就诊情形:鼻腔通气好,双下鼻甲不大,黏膜色淡红,鼻道干净。嘱患者停中药汤剂,改服成药玉屏风胶囊,每次 2 粒,每日 3 次,连服 20 d。

医　　按　本案乃肺气不足、邪滞鼻窍,治疗宜补肺益气,通散鼻窍,故用玉屏风散合苍耳子散加减。李老认为"鼻甲肥厚肿胀,流白稠涕,量少,面色苍白,易感冒,舌淡,苔白,脉细"等为肺脾气虚的典型表现,故取玉屏风散为基本方,因肺气虚易致邪气袭鼻,导致肺气壅塞,闭阻鼻窍,故配合苍耳子散以宣肺通窍,临证时再根据不同情况,或加升麻开发阳气,藿香、茯苓、泽泻化浊利湿而健脾。本类病案病程长,治疗非一时一日,应鼓励患者坚持治疗方可取效。

(二十八)喉喑(风热犯肺)

罗某,女,28 岁。自诉:咽痛 1 周,声音嘶哑 3 d。1 周前因感冒,出现发热、头痛、咳嗽、咽痛,自服阿莫西林胶囊,但效果不明显,继而声音嘶哑,渐至完全失喑。咽黏膜焮红,扁桃体Ⅰ度肿大。舌质深红,苔黄干,脉浮数。

初　　诊　喉喑(风热犯肺)。就诊情形:咽痛,咽喉干燥,呼气灼热,喑哑,不能言语,发热、轻度恶寒,小便赤涩,大便干结。

辨证论治　此属风热犯肺,肺气不宣,气机闭塞,热邪化火,上蒸咽喉所致。疏风宣肺,清热解毒。

初诊处方

泡参 15 g	连翘 9 g	牛蒡子 9 g
蝉蜕 6 g	麦冬 12 g	金银花 25 g
桔梗 12 g	玄参 15 g	蒲公英 25 g

淡竹叶 6 g

7 剂,水煎服,每日 1 剂。

煎煮方法　将药入砂锅中,清水适量倒入砂锅,水平面过药约 2 cm,浸泡 1 min,去灰尘。再取清水适量,水平面过药约 2 cm,浸泡 10 min,煮沸后 10 min,倒出药水至大瓷碗中。以同样方法煮取 3 次,将药水倒入同一个瓷碗中,混匀。取药当水随时饮用,余药凉后密封置于冰箱中冷藏(3 d 以内饮完)。

二　诊　患者自诉上方服 3 剂后,语音已出,发热已退,头痛、咳嗽减轻,少许黄痰,咽干转润,呼气清爽,其他症状均有所好转。药已中病,上方加浙贝、杏仁各 12 g,以增强清热化痰之功,续服 7 剂。

三　诊　语音恢复正常,上述诸证消失而告愈。

医　按　本例失喑是因风热犯肺,壅塞气道,肺气失宣,热郁化火,上蒸咽喉,会厌病变以致声音全失。方中以桔梗、甘草、牛蒡子、蝉蜕疏风清热,宣肺利咽;用蒲公英、金银花、连翘等苦甘寒之品以清热解毒。即《黄帝内经》曰"热淫于内,治以咸寒,以甘缓之"之谓也。然火热之邪最易伤阴耗液,故又以玄参、麦冬清热生津润肺。诸药合用,共奏疏风清热、宣肺利咽之功,使声道通畅,咽喉清利而告愈。

(二十九)喉痹(肝火犯肺)

沈某,男,56 岁。自诉:咽喉紧束,喉中如物梗阻之状 2 个月。患者为公司职员,工作繁忙,经常加夜班,工作压力较大,渐觉口干咽痛,咽部拘紧,喉中介如梗而不爽,情绪激动时竟言语不能发声。舌红苔白,脉弦。

前期诊断　某医以清热解毒治之,非但其证不除,反增咳痰,就诊时频频咳吐白痰。

初　诊　喉痹(肝火犯肺)。

辨证论治　清泄肝火,宣肺化痰开结。

方　药　桑杏汤合黛蛤散加减。

初诊处方	菊花 10 g	鲜芦根 30 g	橄榄 10 g
	青黛 10 g	海蛤壳 20 g	桑叶 10 g
	沙参 15 g	浙贝母 14 g	竹茹 15 g
	杏仁 10 g	枇杷叶 14 g	梨皮 2 个

7 剂,水煎服,每日 3 次。

二　诊　咽喉之疼痛、拘紧、痰涎均有所减轻,再加瓜蒌皮 12 g,石斛 15 g,以增强清热化痰之功,续服 7 剂而痊愈。

医　按　本症"脉弦出于寸口",则为肝火犯肺之候。在临床上多因情志不畅,气候干燥,或劳累过度而诱发、加重。治疗着眼于两个方面:一是清泄肝火;二是养肺润燥。尤其是养肺润燥一途,最为关键。这是因为喉主于肺,喉病不止于肺亦不离于肺的缘故。本案例治疗慢性咽炎属肝气有余、肺阴不足者,疗效确切。黛蛤散、菊花清泄肝火,杏仁、鲜芦根、桑叶、竹茹、枇杷叶、浙贝母宣肺化痰,梨皮、沙参、橄榄养肺润燥利咽。

(三十)鼻燥(肝胃郁热)

苏某,男,63 岁。自诉:鼻内干燥、灼热感,易鼻衄 1$^+$ 年。鼻干、灼热感,伴口苦咽干,烦躁易怒,小便黄,大便结。舌质红微暗,苔黄腻,脉弦滑。先以生大黄粉吹鼻止血。

中医初诊　鼻燥(肝胃郁热)。就诊情形:鼻腔黏膜干红少津,鼻中隔左侧前下方黏膜轻度糜烂,有出血点,双下鼻甲无肿大、萎缩。

西医诊断　干燥性鼻炎。

辨证论治　清肝经,泻胃热。

初诊处方

柴胡 6 g	木通 6 g	生大黄(泡服)6 g
甘草 6 g	栀子 10 g	黄芩 10 g
当归 10 g	生地 12 g	车前子 10 g
牛膝 12 g	茅根 20 g	藕节 15 g

7 剂,水煎服,每日 1 剂。

医　嘱　外用金霉素眼膏涂鼻中隔黏膜,每日 2~3 次。

煎煮方法　将药入砂锅中,清水适量倒入砂锅,水平面过药约 2 cm,浸泡 1 min,去灰尘。再取清水适量,水平面过药约 2 cm,浸泡 10 min,煮沸后 10 min,倒出药水至大瓷碗中。以同样方法煮取 3 次,将药水倒入同一个瓷碗中,混匀。取药当水随时饮用,余药凉后密封置于冰箱中冷藏(3 d 以内饮完)。

二　诊　患者述服药后鼻腔未再出血,鼻干、燥热感好转,咽干,微烦躁,大便干。舌红苔黄,脉弦缓。就诊情形:鼻黏膜干红少津情况改善,鼻中隔黏膜糜烂好转。治疗合上方加减。

二诊处方 栀子 10 g　　黄芩 10 g　　牡丹皮 10 g

赤芍 10 g　　青黛 10 g　　夏枯草 10 g

生地 15 g　　木通 6 g　　石决明 15 g

牛膝 10 g　　玄参 15 g

医　嘱 续以眼膏涂鼻,10 剂而症状消失,鼻腔恢复正常。

医　按 干燥性鼻炎传统称为鼻干、鼻燥。《太平圣惠方》对本病进行过最早论述,常见证型包括风燥伤鼻、肺经郁热、气虚失养、阴虚失养等。本案中患者却以"口苦咽干,烦躁易怒""小便黄,大便结""舌质红微暗,苔黄腻,脉弦滑"的肝胃郁热为特点。故用药投以清肝经、泻胃热之品,以图疗效。再诊时症状明显好转,为防苦寒之剂太过而伤阴,加以玄参、生地等滋阴润燥之品,效果甚佳。

(三十一)喉痹(肺肾阴虚)

陈某,女,45 岁,教师。自诉:咽干、灼热,异物感反复 1$^+$ 年。无明显的原因出现咽干灼热,咽部如有黏痰附着,咯咳后稍舒,曾自服清咽利喉的中成药,病情时轻时重。舌红少苔,脉细数。咽部暗红如猪肝色,黏膜干燥。

初　诊 喉痹(肺肾阴虚)。就诊情形:咽干灼热,异物感,午后更甚,渴而求饮,但饮不多,频频清嗓,手足心热,腰酸肢怠。

辨证论治 滋养肺肾,养阴化痰。

方　药 百合固金汤加减。

初诊处方 百合 10 g　　生地 10 g　　熟地 10 g

玄参 10 g　　麦冬 10 g　　桑皮 10 g

柿霜 6 g　　芦根 30 g　　川贝粉(兑服)3 g

甘草 3 g

12 剂,水煎服,每日 1 剂。

医　嘱 另予冰糖蒸雪梨,将雪梨放入口中细嚼,待口中饱含津液后再慢慢咽下,每日 1 个。

煎煮方法 将药入砂锅中,清水适量倒入砂锅,水平面过药约 2 cm,浸泡 1 min,去灰尘。再取清水适量,水平面过药约 2 cm,浸泡 10 min,煮沸后 10 min,倒出药水至大瓷碗中。以同样方法煮取 3 次,将药水倒入同一个瓷碗中,混匀。取药当水随时饮用,余药凉后密封置于冰箱中冷藏(3 d 以内饮完)。

二　诊　患者咽干、灼热感明显减轻,咽部仍有异物感。舌红少苔,脉细数。咽部黏膜色暗红、干燥。上方加瓜蒌仁12g,桔梗10g,服15剂。续予冰糖蒸雪梨,行吞金津法。

三　诊　患者咽干、灼热感消除,仍有轻度异物感。舌淡红苔薄白,脉细。嘱患者上方续服10剂,以固疗效。

医　按　"喉为肺系",肺肾为金水相生关系。慢喉痹病因病机以阴虚火旺为特征,与肺肾相关最为密切。本病案属肺肾阴虚之证,故以百合固金汤滋肾润肺。本案加用柿霜、桑皮及芦根以清宣肺热,桔梗、川贝母宣肺化痰。用药滋而不腻,补清结合,正邪兼顾,疗效显著。

(三十二)乳蛾(肺胃热毒壅盛)

关某,男,26岁。自诉:高热伴咽痛3d,出现咽痛发热。体温38.6℃,咽部急性充血,双侧扁桃体Ⅱ度肿大,有少许黄白色分泌物附着。

前期诊断　在社区医院诊断为急性扁桃体炎,予以静脉滴注左氧氟沙星,治疗3d后症状未减。

初　诊　乳蛾(肺胃热毒壅盛)。就诊情形:发热,咽痛,吞咽困难,大便干结,小便黄赤,舌苔黄燥,脉有力。

辨证论治　清热解毒、利咽。

初诊处方

忍冬藤30g	连翘15g	赤芍12g
板蓝根15g	黄芩15g	生地12g
牛蒡子15g	防风12g	知母10g
大黄3g		

5剂,水煎服,每日1剂。

医　嘱　外用冰硼散液漱口,三棱针刺四商出血,吴茱萸敷足心。经上述治疗,1d后热退,3d后而愈。

煎煮方法　将药入砂锅中,清水适量倒入砂锅,水平面过药约2cm,浸泡1min,去灰尘。再取清水适量,水平面过药约2cm,浸泡10min,煮沸后10min,倒出药水至大瓷碗中。以同样方法煮取3次,将药水倒入同一个瓷碗中,混匀。取药当水随时饮用,余药凉后密封置于冰箱中冷藏(3d以内饮完)。

医　按　此案属热毒壅盛,肺胃热盛之证。故以忍冬藤、连翘、牛蒡子、板蓝根清热解毒利咽;黄芩、知母清肺胃之热,生地、赤芍清热凉血养阴。本案配合三棱针刺四商出血以退热,吴茱萸敷涌泉穴以引热下行为本案治疗之妙处。有文献表明,咽喉内三棱针点刺,对改善咽喉疼痛,常可收到立竿见影的疗效,亦为中医治疗特色之所在。

(三十三)虚火喉痹(肺肾阴虚)

潘某,女,36 岁,教师。自诉:咽部不适,异物感半年多,曾多方求诊,疗效不显,近日慕李老之名前来求诊。舌红少苔,脉细数。咽部暗红如猪肝色、黏膜干燥。

中医初诊 虚火喉痹(肺肾阴虚)。就诊情形:咽干灼热,午后益甚,渴而求饮,但饮不多,频频清嗓,手足心热,腰酸肢怠。

西医诊断 慢性咽炎。

辨证论治 滋肾补肺,清咽利喉。

方　药 百合固金汤加减。

初诊处方
百合 12 g	生地 12 g	玄参 15 g
麦冬 15 g	桑叶 12 g	浙贝 12 g
杏仁 12 g	芦根 30 g	淡竹叶 9 g

7 剂,水煎服,每日 1 剂。

煎煮方法 将药入砂锅中,清水适量倒入砂锅,水平面过药约 2 cm,浸泡 1 min,去灰尘。再取清水适量,水平面过药约 2 cm,浸泡 10 min,煮沸后 10 min,倒出药水至大瓷碗中。以同样方法煮取 3 次,将药水倒入同一个瓷碗中,混匀。取药当水随时饮用,余药凉后密封置于冰箱中冷藏(3 d 以内饮完)。

二　诊 此方先服 7 剂,患者感咽干不适较前明显减轻,守方不变,续予 10 剂后,患者咽部不适之症消除而愈。

医　按 "喉为肺系",肺肾为金水相生关系。慢喉痹病因病机以阴虚火旺为特征,与肺肾最为密切。该例患者为肺肾阴虚,阴虚火旺之证。故以百合固金汤滋肾润肺。方中在养阴的同时,寓于清热之功,补清结合,疗效显著。

(三十四)鼻鼽(中气虚弱,脾肺不足)

田某,女,43 岁。自诉:患者鼻塞流涕、喷嚏不已,伴咳嗽已 3[+] 年,每稍感风寒即发作。舌淡红,苔薄白,脉虚细无力。

前期诊断 经某医院耳鼻喉科诊为过敏性鼻炎、支气管炎,曾服脱敏药未至效,寻求中医治疗。

初　诊 鼻鼽(中气虚弱,脾肺不足)。就诊情形:形体虚弱,面色苍白,鼻流清涕,喷嚏不绝,恶风自汗;少气懒言,口淡乏味,纳食不馨,大便溏泄,每感风寒咳嗽即发作。

辨证论治 补脾益肺,调和营卫。

方　药 补中益气汤合玉屏风散、桂枝汤化裁。

初诊处方

白术 10 g	白芍 10 g	生黄芪 10 g
升麻 3 g	陈皮 6 g	太子参 10 g
柴胡 6 g	防风 12 g	僵虫 12 g
桂枝 6 g	山药 12 g	炙草 5 g

6 剂,水煎服,每日 1 剂。

煎煮方法 将药入砂锅中,清水适量倒入砂锅,水平面过药约 2 cm,浸泡 1 min,去灰尘。再取清水适量,水平面过药约 2 cm,浸泡 10 min,煮沸后 10 min,倒出药水至大瓷碗中。以同样方法煮取 3 次,将药水倒入同一个瓷碗中,混匀。取药当水随时饮用,余药凉后密封置于冰箱中冷藏(3 d 以内饮完)。

二　诊 药后鼻塞流涕大减,恶风自汗好转,溏便转实,仍口淡无味,纳谷不振,体力不支。舌淡红苔薄白,脉细软。前方减去桂枝、白芍,加生三仙(山楂、神曲、麦芽)各 10 g,连进 20 余剂。诸证改善,发作甚少,随访至今,一切正常。

医　按 鼻鼽之病,多属本虚标实之证,与肺、脾、肾之脏关系密切。本病患者系由中气不足,脾肺俱虚,无力御邪,或肺卫失调,卫外不固而致。高氏谓之,针对病机若不补无以扶正祛邪,不祛风无以调补太阴。方选东垣补中益气汤升阳,玉屏风散补气固表,桂枝汤调和营卫兼疏风。三方合之,使肺脾双补,气足表固,营卫皆调,诸证俱消。

(三十五)上睑下垂

孙某,男,40 岁。自诉:右上睑沉重下垂 1 个月,晨轻晚重,不耐久视。双眼视力 1.2,平视睑裂宽度右眼 6 mm,左眼 10 mm。疲倦试验,反复瞬目 60 次后右睑裂宽度 3.5 mm,经 20 min 右睑裂增至 9.3 mm。饮食欠佳,睡眠、二便如常。舌质淡,舌体胖,苔薄白,脉细。

初　　诊　上睑下垂(右眼眼肌型重症肌无力)。

辨证论治　中气不足,脾阳不升兼血亏,补中益气。

方　　药　补中益气汤加减。

初诊处方　黄芪 15 g　　党参 10 g　　炒白术 10 g

当归 10 g　　陈皮 10 g　　升麻 6 g

柴胡 6 g　　防风 10 g　　炙甘草 6 g

羌活 10 g　　丹参 10 g　　钩藤(后下) 10 g

14 剂,水煎服,每日 1 剂。

　　煎煮方法　将药入砂锅中,清水适量倒入砂锅,水平面过药约 2 cm,浸泡 1 min,去灰尘。再取清水适量,水平面过药约 2 cm,浸泡 10 min,煮沸后 10 min,倒出药水至大瓷碗中。以同样方法煮取 3 次,将药水倒入同一个瓷碗中,混匀,取药当水随时饮用,余药凉后密封置于冰箱中冷藏(3 d 以内饮完)。

　　二　　诊　服药 2 周后自觉右眼疲劳和沉重感减轻,右眼睑裂增宽至 7.5 mm。续予上方中药内服,续服 14 剂。

　　三　　诊　2 周后再次复诊,自诉长时间看电视不觉眼累,平视双睑裂对称,均为 9.5 mm。后未复诊,追踪病人,诉因工作繁忙自行停药,病情曾有反复。再次复诊时在原治方基础上,加用金匮肾气丸,嘱其坚持用药 1 个月,可间断服药,病情一直比较稳定。

　　医　　按　《证治准绳·杂病》曰:"夫五脏六腑之精气,皆禀受于脾,而上贯于目。脾者诸阴之首也,目者血气之宗也,故脾虚则五脏之精气皆失所司,不能归明于目矣。"胞睑系肉轮,在脏属脾,脾主肌肉,脾虚则眼肌无力,甚至下垂,并且劳累后加重。故选用李东垣《脾胃论》中的补中益气汤加减治疗。方中黄芪补中益气,升阳固表为主,辅以党参、白术、炙甘草益气健脾,陈皮理气和胃,当归养血活血,升麻、柴胡升提下陷之阳气。全方合用,使脾胃强健,中气充足则眼睑下垂自愈。因正气亏虚易遭风邪侵袭,气虚推血无力,又可致血瘀,故加用防风、羌活、丹参、钩藤。

(三十六)突发性耳聋(脾肾两虚、清阳不干)

高某,男,77 岁。自诉:右耳突聋 10⁺ 天,伴右耳鸣,有时眩晕,与体位无关。舌偏红、胖、有瘀点,苔黄欠润,脉细沉,两尺弱。双外耳道少许耵聍,鼓膜如常,音叉检查示右耳感音神经性耳聋;纯音听阈测定,右耳感音神经性耳聋,高频段损失。

前期诊断 在他院用腺嘌呤核苷三磷酸(ATP)及扩血管药治疗无效。

初　　诊 突发性耳聋(脾肾两虚、清阳不干)。就诊情形:乏力,腰背痛,尿余沥,夜尿 3～5 次,食纳一般,大便或溏或结。

辨证论治 补肾扶脾,益气升清,活血通窍。

方　　药 耳聋左慈丸加减。

初诊处方 熟地 30 g　　丹参 30 g　　石菖蒲 10 g

磁石 30 g　　葛根 20 g　　怀山药 20 g

泽泻 10 g　　茯苓 10 g　　山茱萸 10 g

柴胡 10 g　　黄芪 30 g　　牡丹皮 10 g

五味子 6 g

7 剂,水煎服,每日 1 剂。

煎煮方法 将药入砂锅中,清水适量倒入砂锅,水平面过药约 2 cm,浸泡 1 min,去灰尘。再取清水适量,水平面过药约 2 cm,浸泡 10 min,煮沸后 10 min,倒出药水至大瓷碗中。以同样方法煮取 3 次,将药水倒入同一个瓷碗中,混匀。取药当水随时饮用,余药凉后密封置于冰箱中冷藏(3 d 以内饮完)。

二　　诊 诸证稍有好转,大便调。舌淡红胖嫩,苔薄,脉沉细。上方去牡丹皮、柴胡、五味子、磁石,加干地龙、神曲、菟丝子、天麻各 10 g。

三　　诊 患者诉听力较前有明显提高,腰酸背痛减轻,纳眠可,二便调。舌淡红微胖,苔薄,脉沉细。守方连服 20 剂,听力恢复如病前,耳鸣、眩晕消失。

医　　按 突发性耳鸣有实证亦有虚证,临证需辨证施治,虚者补之,实者泻之。此例临床所见,肾虚为主,用耳聋左慈丸补肾聪耳;大便不调,舌质较胖,考虑为脾虚清阳不升,故加黄芪、葛根、柴胡等扶脾升清,助以丹参活血祛瘀。方药基本对证,疗效尚可。复诊中,从舌胖嫩、脉沉细不数,知阴虚内热不显,故牡丹皮凉血、五味子酸敛、磁石潜降可去,亦舍柴胡,而加菟丝子补肾,干地龙活血通络,天麻平肝定晕。守方而治,终获痊愈。

(三十七)聚星障(湿热蕴蒸)

孙某,女,43 岁。自诉:左眼红痛生翳,反复不愈 1⁺ 年。病源于感冒,双眼出现沙涩疼痛,面色黄。舌质偏红,舌苔黄,根稍腻,脉稍数。

前期诊断 角膜生翳时,在某县人民医院诊断为病毒性角膜炎,局部用阿昔洛韦滴眼液与氯霉素眼液点眼,并用自体血清作球结膜下注射,效果明显,1个月后症状消失。但时过3个月,病又复发,仍用上述方法治疗,症状减轻。后因感冒,反复加重。再注自体血清,效果不好,后改用球结膜下注射丙种球蛋白,效果仍不明显,特来就诊治疗。

中医初诊 聚星障(湿热蕴蒸)。专科检查:VOD 1.0,VOS 0.2。左眼睑痉挛,球结膜中度混合充血,结膜囊未见明显的分泌物,角膜瞳孔区呈云雾状、片状混浊,色灰白,近瞳孔缘深层混浊,荧光素染色呈点状、条状着色,由于炎症与瘢痕夹杂,瞳孔只能隐约可见。

西医诊断 ①病毒性角膜炎(左眼);②角膜斑翳(左眼)。

辨证论治 化湿清热。

初诊处方
藿香10 g	杏仁10 g	薏苡仁10 g
蔻仁3 g	茵陈10 g	黄檗10 g
茯苓10 g	滑石10 g	木通10 g
厚朴8 g	甘草3 g	

医　嘱 外用阿昔洛韦滴眼液、更昔洛韦滴眼液、成纤维细胞生长因子眼液交替点眼,并结合做湿热敷。

煎煮方法 将药入砂锅中,清水适量倒入砂锅,水平面过药约2 cm,浸泡1 min,去灰尘。再取清水适量,水平面过药约2 cm,浸泡10 min,煮沸后10 min,倒出药水至大瓷碗中。以同样方法煮取3次,将药水倒入同一个瓷碗中,混匀。取药当水随时饮用,余药凉后密封置于冰箱中冷藏(3 d以内饮完)。

二　诊 服上方10剂后,患者自诉症状同前,但荧光素着色点减少,舌苔减薄,仍用上方去蔻仁加菊花10 g。服7剂后,视力改善,VOS 0.3,混合充血减轻,荧光素着色阴性。病情日久,阴液乃伤,应转养阴退翳法。

二诊处方
生地10 g	白芍10 g	玄参10 g
麦冬10 g	防风10 g	板蓝根12 g
蝉蜕6 g	蒺藜10 g	甘草3 g

医　嘱 外用0.5%醋酸可的松眼药水滴眼,每日2次,其余治疗不变。

三　诊 服上方15剂后,视力又有提高,VOS 0.5,混合充血消失,角膜遗留瘢痕混浊。此时,须扶正以防复发,退翳以增视力。

三诊处方 　党参 12 g　　麦冬 10 g　　五味子 3 g

　　　　　　　黄芪 10 g　　黄精 10 g　　枸杞 10 g

　　　　　　　防风 10 g　　蝉蜕 6 g　　菊花 10 g

医　　嘱 　此方连服 20 剂后复诊,注意起居,防感冒。

医　　按 　本例病程日久,反复发作,迁延难愈,黑睛呈雾状混浊水肿。舌质偏红,舌苔黄,根稍腻,脉稍数。为湿滞热郁,蕴蒸黑睛,交结难解,单纯清热,湿不去而热难解,故而治以化湿清热,使湿去而热解。病至后期,湿热阳邪伤及阴液,故而予以养阴清热、祛风退翳之法,扶正以驱邪,减少疾病复发。

(三十八)络损暴盲(肝阳上亢)

刘某,女,60 岁。自诉:右眼视物不清,视力下降 1 个月,既有原发性高血压。舌质淡红少苔,脉弦细数,血压 165/90 mmHg。

中医初诊 　络损暴盲(肝阳上亢)。专科检查:VOS 0.7,眼底右眼视盘边界清,色泽正常,颞上支静脉呈节段状,在其血管走行区域,视网膜上可见出血,波及黄斑区,中心凹反射不见。

西医诊断 　右眼视网膜颞上支静脉阻塞。

辨证论治 　育阴潜阳。

初诊处方 　生地 15 g　　枸杞 12 g　　珍珠母 15 g

　　　　　　　白芍 12 g　　山药 10 g　　南沙参 12 g

　　　　　　　麦冬 10 g　　牛膝 10 g　　盐黄檗 10 g

　　　　　　　龙骨 10 g　　牡蛎 10 g　　盐知母 10 g

　　　　　　　丹参 10 g　　赤芍 10 g　　蝉蜕 10 g

　　　　　　　木贼 10 g　　甘草 3 g

　　　　　　　10 剂,水煎服,每日 1 剂。

煎煮方法 　将药入砂锅中,清水适量倒入砂锅,水平面过药约 2 cm,浸泡 1 min,去灰尘。再取清水适量,水平面过药约 2 cm,浸泡 10 min,煮沸后 10 min,倒出药水至大瓷碗中。以同样方法煮取 3 次,将药水倒入同一个瓷碗中,混匀。取药当水随时饮用,余药凉后密封置于冰箱中冷藏(3 d 以内饮完)。

二　　诊 　VOD 0.8,前方续服 10 剂。

三　　诊 　VOD 0.8,视盘边界清,色泽正常,颞上支静脉出血有吸收,视网膜及黄斑区出血基本吸收,血压 135/90 mmHg。前方珍珠母改为 10 g,加枳壳 5 g,14 剂内服。

四　　诊　VOD 1.0,右眼视盘边界清,色泽正常,颞上支静脉已通畅,视网膜及黄斑区出血完全吸收,中心凹反射不清,血压 120/82 mmHg,遂停药。

医　　按　本例证属阴虚阳亢,选用李老经验方加减,意在育阴潜阳,破瘀通脉,开通玄府,发散郁结。该方适用于视网膜中央或分支静脉阻塞而伴有血压高的患者,方中蝉蜕、木贼与常法用之有异,以往多用于外眼病,在此借以开启玄府、散结解郁,在治疗本病中,发挥着重要的作用。

(三十九)视网膜色素变性

张某,女,45 岁。自诉:右眼视力下降,傍晚加重 1^{+}年,否认类似家族病史。眼底右眼视盘色淡,视网膜血管细窄,赤道部可见骨细胞样黑色素斑点密集,后极部色泽可,中心凹反光存在。视网膜电流图的 a 波(阳极波,主要由光的感受器产生)、b 波(阳性电位,来自视网膜内缪靳氏细胞和双极细胞)呈熄灭型改变。面色苍白,手足不温,腰腿酸痛,小便次数增多。舌淡,脉沉细。

初　　诊　双眼视网膜色素变性。专科检查:VOD 0.1,VOS 0.8,双眼外眼阴性,屈光质透明。

辨证论治　脾肾阳虚。温补脾肾,益气化瘀。

初诊处方　党参 15 g　　　枸杞 15 g　　　补骨脂 12 g
　　　　　　黄芪 30 g　　　川芎 12 g　　　夜明砂(包)30 g
　　　　　　丹参 30 g　　　当归 15 g　　　肉桂(后下)45 g
　　　　　　鹿角 6 g　　　葛根 30 g　　　紫河车粉(吞)45 g
　　　　　　7 剂,同时配合针刺。

煎煮方法　将药入砂锅中,清水适量倒入砂锅,水平面过药约 2 cm,浸泡 1 min,去灰尘。再取清水适量,水平面过药约 2 cm,浸泡 10 min,煮沸后 10 min,倒出药水至大瓷碗中。以同样方法煮取 3 次,将药水倒入同一个瓷碗中,混匀。取药当水随时饮用,余药凉后密封置于冰箱中冷藏(3 d 以内饮完)。

外　　治　复方樟柳碱注射液 2 mL 右眼球后注射,隔日 1 次,连续 10 次为 1 个疗程。针刺治疗,局部取穴:睛明、攒竹、鱼腰、四百、球后;全身取穴:足三里、三阴交、肝俞、肾俞。每日 1 次,10 日为 1 个疗程。

二 诊 经用上法治疗 1 周后,患者自诉视物较之前明亮,2 周后检查视力,VOD 0.2,VOS 0.8,后继续治疗 3 个月,复查视力,VOD 0.3,VOS 0.8。视网膜电流图检查结果右眼 a、b 波仍熄灭。

医 按 《原机启微》将本病归为"阳衰不能抗阴之病",多由阳虚所致,而"阳不胜其阴,则五脏气争,九窍不通",故治宜活血化瘀。本例证属脾肾两虚,故治宜温补脾肾、活血化瘀,方选龟鹿二仙胶加减。

(四十)喉痹(外感内热)

舒某,女,41 岁,教师。自诉:声嘶,咽喉疼痛 1 周,感冒而突然声音嘶哑,咽喉疼痛,伴发热咳嗽,用抗生素 5 d 后热退咳止,但音哑不愈,咽喉仍痛。现见声嘶喉痛,大便干结,尿黄。舌苔黄,脉数。

西医诊断 声带小结。

中医初诊 喉痹(外感内热)。就诊情形:咽黏膜、声带、室带充血肿胀,两侧声带前中 1/3 交界处各有一个小结如粟米大小,右侧大于左侧,其基底部声带充血尤著,声门运动尚好,闭合不全。平素嗜好辛辣热物,容易"上火"。

辨证论治 疏风散邪,利喉开音。

方 药 六味汤加减。

处 方		
荆芥 12 g	薄荷 9 g	僵蚕 12 g
柴胡 9 g	黄芩 12 g	牛蒡子 9 g
蝉蜕 6 g	防风 12 g	桔梗 10 g
淡竹叶 9 g		

上方连服 15 剂而愈,小结消失。

煎煮方法 将药入砂锅中,清水适量倒入砂锅,水平面过药约 2 cm,浸泡 1 min,去灰尘。再取清水适量,水平面过药约 2 cm,浸泡 10 min,煮沸后 10 min,倒出药水至大瓷碗中。以同样方法煮取 3 次,将药水倒入同一个瓷碗中,混匀。取药当水随时饮用,余药凉后密封置于冰箱中冷藏(3 d 以内饮完)。

医 按 方中以六味汤中荆芥、防风、薄荷疏散风邪;桔梗、甘草宣肺利咽;僵蚕祛风痰,利咽喉。加牛蒡子、柴胡、蝉蜕、胖大海疏散风热,黄芩清肺泄热。

(四十一)睑弦赤烂(风热侵袭)

刘某,男,34 岁。自诉:睑缘发痒,灼热疼痛 2 周,现见双眼睑缘发痒,红赤,灼热疼痛。舌红,苔薄黄,脉数。

西医诊断 睑缘炎。

中医初诊 睑弦赤烂(风热侵袭)。就诊情形:双眼睑缘红赤,睫毛根部有糠皮样鳞屑,睫毛部分脱落。

辨证论治 疏风止痒,清热凉血。

方　　药 银翘散加减。

初诊处方　银花 15 g　　连翘 15 g　　薄荷 9 g

桑叶 12 g　　荆芥 12 g　　生地 12 g

丹皮 12 g　　防风 12 g　　赤芍 10 g

淡竹叶 9 g

10 剂,水煎服,每日 1 剂,每日 3 次。

煎煮方法　将药入砂锅中,清水适量倒入砂锅,水平面过药约 2 cm,浸泡 1 min,去灰尘。再取清水适量,水平面过药约 2 cm,浸泡 10 min,煮沸后 10 min,倒出药水至大瓷碗中。以同样方法煮取 3 次,将药水倒入同一个瓷碗中,混匀。取药当水随时饮用,余药凉后密封置于冰箱中冷藏(3 d 以内饮完)。

外　　治　青盐 1 g,冰片 1 g,川椒 1 g,生百部 10 g,银花 15 g,连翘 15 g,水煎服。外用,此方除冰片外(冰片后下)煎水,外洗睑缘,每日 1~2 次。

二　　诊　10 d 后复诊,诉睑缘发痒、灼热疼痛明显减轻。就诊情形:双眼睑缘红赤明显消退,睫毛根部干净,有少许鳞屑。效不更方,嘱患者守方再进 10 剂,并继续用外洗方剂。

三　　诊　睑缘不适症消除,查睑缘如常。

医　　按　《诸病源候论·目病诸候》曰"此由冒触风日,风热之气伤于目"所致,风盛则痒,风热客于睑弦,故见双眼睑缘发痒、红赤、灼热疼痛,方中以银翘散加减,以疏风止痒、清热凉血,方中加入生地、丹皮、赤芍以增强清热凉血之功。

(四十二)白涩症(脾肾阳虚)

张某,女,44 岁。自诉:双眼易疲劳,畏光不适 2⁺个月。舌淡胖,苔白,脉细沉。专科检查:VOD 0.8,VOS 1.0,双眼睑开合可,球结膜轻度充血,结膜囊无明显的分泌物,角膜透明,荧光素染色有少许点状着色,其余未见特殊。

前期诊断　曾到多家医院求诊,均诊断为角膜炎,予眼药水点眼治疗(具体用药不详),经治疗后症状未见明显改善。

西医诊断 结膜炎。

中医初诊 白涩症(脾肾阳虚)。就诊情形:双眼易疲劳,干涩,畏光,不想睁眼,怕冷,四肢关节冷痛,夜眠差,不易入睡,神疲乏力,面色暗黑,大便微溏,小便可。

辨证论治 补益脾肾,通阳明目。

方　药 肾气丸加减。

初诊处方
生地 12 g	淡竹叶 9 g	丹皮 12 g
茯苓 15 g	山萸肉 10 g	桂枝 6 g
桑叶 12 g	决明子 15 g	菊花 12 g
泽泻 10 g	首乌藤 25 g	山药 15 g

10 剂,水煎服,每日 1 剂,每日 3 次。

医　嘱 嘱患者停用眼药水点眼。

二　诊 眼疲劳稍有好转,夜眠改善,大便调,面色暗黑。舌淡胖,苔白,脉沉细。上方加熟地、当归,以增强养阴补血之功。

三　诊 患者自诉双眼可睁,怕冷消除,夜眠改善,仍有疲劳感,但较前明显好转,二便调。舌淡红微胖,苔薄,脉沉细。专科检查:VOD 1.0,VOS 1.0,双眼睑开合可,球结膜无充血,结膜囊无明显的分泌物,角膜透明,荧光素染色未见着色,其余未见特殊。嘱患者守方连服 20 剂,电话回访,诸证基本消除。

医　按 本例患者为脾肾阳虚所致。脾肾阳虚,精液生化不足,眼睛失于濡养,故临证出现眼干涩等不适。正如明朝大医家张景岳在《景岳全书》中所说:"善补阳者,必于阴中求阳,则阳得阴助而生化无穷。"以肾气丸加减,阴中求阳,阴阳双补,故诸证在治疗中渐愈。

(四十三)干眼症

刘某,女,52 岁,教师。自诉:双目干涩,视物不清 4⁺年,伴口、咽、鼻部干燥,全身皮肤干燥。舌暗红龟裂,少津无苔,脉弦细稍数。专科检查:VOD 0.4,VOS 0.3,双眼睑可开合,球结膜轻度充血,结膜囊无明显的分泌物,角膜荧光素染色(+),泪膜破裂时间 4 s,泪液分泌试验结果 4 mm。余未见特殊。

前期诊断 在当地多方医治疗效不佳,近 2 年病情加重,先后到贵州省两所三甲医院求诊,诊为干燥综合征。予以药物治疗,但疗效不明显。患者既往有 10⁺年慢性肝炎病史,3⁺年早期肝硬化病史。

西医诊断 干眼症。

中医初诊 白涩症。就诊情形:全身皮肤干燥,两目干涩无泪,视物模糊,口、咽、鼻腔烘热干燥,饮食不用水助则难以下咽,全身乏力,关节挛痛,恶冷畏风,心烦易急,两胁隐痛,大便干结,3~4日1行,溲清略频。

本病病程较长,症情复杂,既有肝脾阴血亏耗、虚火内蕴之征,又有阴损及阳、阴虚气弱之象。

辨证论治 甘平濡润,气阴两补。

方 药 一贯煎加减。

初诊处方 沙参15 g　　　绿萼梅12 g　　　生地12 g

白芍12 g　　　白扁豆15 g　　　山药15 g

麦冬15 g　　　香橼皮12 g　　　莲子肉12 g

甘草6 g

7剂,水煎服,每日1剂。

煎煮方法 将药入砂锅中,清水适量倒入砂锅,水平面过药约2 cm,浸泡1 min,去灰尘。再取清水适量,水平面过药约2 cm,浸泡10 min,煮沸后10 min,倒出药水至大瓷碗中。以同样方法煮取3次,将药水倒入同一个瓷碗中,混匀。取药当水随时饮用,余药凉后密封置于冰箱中冷藏(3 d以内饮完)。

二 诊 上方服7剂,口、眼、鼻黏膜干燥略减,纳食增加,精神见振,大便日1行,略干,但仍心烦易急,五心烦热,畏风恶冷,关节挛痛。上方加玄参10 g,太子参10 g,川楝子8 g,服7剂。

三 诊 药后自觉眼内润泽,但夜间仍干涩,口中微有津液,心烦易急,五心烦热已减,舌脉同前。守方不更,再进14剂后,病人自觉两目干涩,口咽干燥,皮肤枯涩,全身乏力,畏冷恶风等情况比入院时大有好转,饮食不用水助能够下咽,精神振作,二便正常,唯四肢关节时而隐痛,两胁胀满不适。舌暗红少津有裂纹,脉细略数。上方去玄参,加预知子9 g,何首乌藤18 g,再进30剂。电话随访,口、舌、眼、咽、鼻、皮肤干燥症状明显减轻,嘱患者原方连服3个月。另注意饮食有节,勿食辛辣之物,慎避风寒。

医 按 干燥综合征是西医病名,为一原因未明的罕见病,多发于40岁以后,女性患者占90%以上。主要临床表现包括三大症状:①干燥性角膜、结膜炎;

②口腔干燥症;③伴发结缔组织疾病。其中最常见的是类风湿性关节炎,三大症状中具备 2 点即可确诊。

　　本病从中医角度看,属肝脾阴虚者多见,理由有四:①"肝开窍于目""肝为泪",肝血不足则视物昏花,肝阴亏虚则两目干涩,甚则涩痛无泪;②《素问·阴阳应象大论》曰:"年四十,而阴气自半也。"故本病好发于 40 岁以后,多发于女子,是因女子以肝为先天,有经、带、胎、产等生理特性,故肝血更易匮乏;③本病多伴有四肢关节疼痛,是因关节为筋脉聚会之处,肝主筋,筋脉的屈伸须依肝血之濡养,肝血不足,筋脉失养则拘挛作痛,此种疼痛病势慢,病程长,乃"不荣而痛";④"脾开窍于口",口腔是脾之外候。《素问·宣明五气论》曰"脾为涎",若脾阴不足,则口干而燥,唾液减少,若脾阴衰耗,必致口燥艰涩,垂涎皆无,食难下咽。治疗上应补肝脾之阴血,生津润燥。但本病症情顽固,病程较长,治疗时不宜孟浪从事,急于求成,或过用滋腻、苦寒、燥烈之品,而应以甘平、濡润、灵轻活泼之品缓缓调理,以达水到渠成之效。如治不得法,经久不愈,可累及他脏。

(四十四)舌痛(阴虚火旺,津液不足)

　　马某,女,62 岁。自诉:口舌溃烂疼痛 10$^+$个月,全舌疼痛,有热辣感,伴口干咽燥,咽痛,喜冷饮,心烦不安,神疲乏力,纳少,时有心悸,大便艰涩,4~5 日 1 行。舌体瘦小,舌光无苔,舌中及舌边多处有裂纹,脉沉细小数。

　　前期诊断　曾在某医院诊为"慢性舌炎",服维生素及清热解毒之中成药,治疗月余无效。

　　中医初诊　舌痛(阴虚火旺,津液不足)。就诊情形:望之面色萎黄,形体消瘦,少气懒言。

　　辨证论治　滋阴降火、益气生津。

　　初诊处方

沙参 15 g	生地 12 g	熟地 12 g
麦冬 15 g	白芍 12 g	玉竹 12 g
山药 15 g	砂仁 6 g	太子参 15 g
牛膝 6 g	黄檗 12 g	

　　7 剂,水煎服,每日 1 剂。本方以沙参、生地、熟地、麦冬、白芍、玉竹、山药滋阴增液;太子参益气养阴,少佐砂仁养胃醒脾,除咽喉口齿浮热,又防滋阴药之腻;牛膝引热下行,黄檗泻相火而清下焦郁热。

煎煮方法 将药入砂锅中,清水适量倒入砂锅,水平面过药约 2 cm,浸泡 1 min,去灰尘。再取清水适量,水平面过药约 2 cm,浸泡 10 min,煮沸后 10 min,倒出药水至大瓷碗中。以同样方法煮取 3 次,将药水倒入同一个瓷碗中,混匀。取药当水随时饮用,余药凉后密封置于冰箱中冷藏(3 d 以内饮完)。

二　诊 口干咽燥、心烦等症状明显减轻,上方去白芍,增大生地、熟地,另加肉桂 3 g 导龙入海,引火归元,以为反佐,续服 7 剂。

三　诊 舌痛见轻,舌面已有少许薄苔,饮食有增,惟近日感胸闷,大便干结,再以上方去牛膝,加瓜蒌仁、代赭石,以宽胸降气、润肠通便,续服 7 剂。

四　诊 舌痛减轻,舌裂纹处已见愈合,舌苔薄白,面色红润,精神转佳。效不更方,续服 5 剂。

五　诊 续服 5 剂后,舌痛已杳,舌无裂纹,阴虚发热症状基本消失,改以益气健中、养阴增液法善后。

医　按 由于心、脾、肝、肾之经脉均上连于舌,其火热之邪循经上攻,皆可致舌碎痛。肺胃热盛亦可引起。然火热有虚实之异,一虚一实,迥然不同。阴虚火旺液涸之舌裂,多发生于温热病后期,因邪热久羁,热毒燔盛,灼液炼津。阴分大伤,或素体阴虚,自幼地图舌。或情志不舒,郁而化火,加之喜辛辣之品,更易伤阴。脏腑实热之舌碎痛,多见于外感热病中邪热炽盛的阶段。按部位分,舌尖红刺灼痛,口渴心烦,尿赤不寐,属心火;舌痛在两侧,而口苦易怒,属肝胆;痛在舌中心,舌苔黄燥或苔黑而起芒刺,喜凉而不欲食,便秘而干结者,属阳明腑实;舌头辣痛,属肝火熏灼;舌麻痛兼头眩,苔腻而黄,属痰火上攻;全舌色紫作痛,为脏腑热毒。

治疗上述情况,虚者补之,实者泻之。前者宜滋阴降火,以滋补、清补为主,可选增液汤、竹叶石膏汤、六味地黄丸、知柏地黄丸等;后者以清热泻火为主,可选清胃散、大承气汤、导赤散、龙胆泻肝汤、泻黄散、黄连温胆汤等。

(四十五)口疮(阳虚失固,浮火上炎)

杨某,女,42 岁。自诉:口腔溃疡发作 1 周。患者 5[+] 年曾因口腔黏膜反复溃疡治疗乏效而来诊治,现已 5 年未发。1 周前感到脘痞、头昏、面浮肿,其后口腔内黏膜出现疼痛性溃疡点。素易怕冷,血压亦略偏低,患口疮后既怕冷又觉手足心热,胃胀不适,略有头晕,晨起面目有浮肿感,口易干,入夜后痰多色白。小便略感不畅,大便无异常。察其面部色淡少华,精神略似不振,血压为 100/60 mmHg。舌质淡,舌苔薄微腻,脉沉弱略滑。

初　　诊　口疮(阳虚失固,浮火上炎)。就诊情形:患者唇内及颊内黏膜有疼痛性白色溃疡点数个,周围呈淡红色。

因患者久病阳虚不振,阳不化阴。内寒外逼,阴不潜阳,则虚阳上浮。若夹中焦不运之湿上逆,口腔溃疡疼痛、面目浮肿可由之而生。虚火夹湿循太阴之经而达四肢,可见手足心热,气化无力则小便略感不畅。津不上承,故口干;湿气泛溢,故苔微腻。

辨证论治　扶正温阳,滋阴潜阳,引火归原。

初诊处方　熟地 15 g　　　砂仁 6 g　　　　龟甲(先煎)15 g

黄檗 12 g　　　炙甘草 6 g　　制附片(先煎)9 g

麦冬 15 g　　　谷芽 12 g　　　地骨皮 15 g

5 剂,水煎服,每日 1 剂。

煎煮方法　将药入砂锅中,清水适量倒入砂锅,水平面过药约 2 cm,浸泡 1 min,去灰尘。再取清水适量,水平面过药约 2 cm,浸泡 10 min,煮沸后 10 min,倒出药水至大瓷碗中。以同样方法煮取 3 次,将药水倒入同一个瓷碗中,混匀。取药当水随时饮用,余药凉后密封置于冰箱中冷藏(3 d 以内饮完)。

外　　治　配合外用北细辛 8 g,捣细加面粉调成团敷脐部,以助引火归元。忌食辛辣刺激食品。

二　　诊　服上方 3 剂,症状大减,共服 5 剂而诸证平息。目前尚有神疲、头昏、冲热、手心热、睡眠欠佳、小便有余沥未尽感等。进一步调理,察其面部色淡少华,精神略显不振。查小便常规无异常,血压为 100/60 mmHg。脉沉细弱,舌质淡,舌苔薄微腻。

此为经扶正温阳、滋阴潜阳、引火归原治疗后,口疮虽平,尚余肝肾不足,阴虚而虚火上逆的情况。若不调理,口疮仍会复发。治以滋肝补肾、潜降虚火为主,方用二至丸合五子衍宗丸加减。

二诊处方　女贞子 20 g　　墨旱莲 20 g　　生地 15 g

覆盆子 20 g　　炒杜仲 15 g　　续断 20 g

菟丝子 15 g　　地骨皮 20 g　　枸杞 15 g

石决明 20 g　　金樱子 30 g　　谷芽 12 g

白豆蔻 20 g　　合欢皮 20 g　　枳壳 15 g

4剂,水煎服,每日1剂。随访口疮未复发。

医　按　复发性口疮虽多为各种火热上炎而致,但临床也有例外,如本案患者之口疮其实是阳虚为主、阴阳两虚的复杂病机下虚阳上浮而产生的病症,然女子以阴血为本,阳虚日久其阴亦有不足,阴不潜阳又促进了虚阳的上浮。其余晨起水肿、手足心热、小便不畅、苔微腻等皆为阳虚为主、阴阳两虚夹湿之证,故当先治以扶正温阳、滋阴潜阳、引火归元。如此而口疮迅速得愈,尚余肝肾不足、阴虚而虚火上逆之病机趋势,若不调理,则口疮仍会复发。故继以二至丸合五子衍宗丸加减,以滋肝补肾、阴阳并调,以期改善体质,减少本病复发。

（四十六）喉喑（风寒闭肺、肺热内郁、金实不鸣）

朱某,女,49岁。自诉:声音嘶哑,不能发声3周。患者高温贪凉,感冒后声音嘶哑,不能发声已3周。偶有咳嗽,干咳无痰,咽干欲饮,用消炎药治疗无效。舌质暗有齿印,舌苔淡黄薄腻,脉细滑。

初　诊　喉喑（风寒闭肺、肺热内郁、金实不鸣）。就诊情形:喉镜查见声带闭合有裂隙。

辨证论治　此为外感风寒后致肺气郁闭、肺不宣畅、金实不鸣而致,故见声音嘶哑。

初诊处方　
炙麻黄6 g	生甘草6 g	杏仁10 g
生石膏20 g	法半夏10 g	桔梗10 g
玉蝴蝶6 g	凤凰衣6 g	枇杷叶10 g
藏青果6 g	炙桑皮12 g	泽漆12 g

7剂,水煎服,每日1剂。

煎煮方法　将药入砂锅中,清水适量倒入砂锅,水平面过药约2 cm,浸泡1 min,去灰尘。再取清水适量,水平面过药约2 cm,浸泡10 min,煮沸后10 min,倒出药水至大瓷碗中。以同样方法煮取3次,将药水倒入同一个瓷碗中,混匀。取药当水随时饮用,余药凉后密封置于冰箱中冷藏（3 d以内饮完）。

二　诊　声音嘶哑仍难改善,稍有咽干。苔淡黄,质略暗有齿印,脉细弦。热郁阴伤再予养阴润燥、清肺利咽。

二诊处方　
炙桑皮10 g	生甘草5 g	桔梗10 g
北沙参15 g	南沙参12 g	泽漆12 g

玉蝴蝶 5 g	凤凰衣 6 g	麦冬 15 g
炙麻黄 6 g	法半夏 10 g	射干 10 g
肿节风 20 g	石菖蒲 6 g	蝉蜕 6 g

14 剂,水煎服,每日 1 剂。另胖大海 2 粒,罗汉果 2 个,泡水饮服。

三　诊　近因上班工作压力较大,口舌干燥,口渴欲饮,饮不解渴,失音如故。苔淡黄薄腻,质暗,脉细。为肺热内郁,肺肾交亏,气阴两虚证。

三诊处方

南沙参 12 g	北沙参 12 g	大麦冬 10 g
天花粉 10 g	山茱萸 10 g	生地 12 g
太子参 12 g	五味子 3 g	玄参 10 g
玉蝴蝶 5 g	凤凰衣 5 g	炙麻黄 1 g
生甘草 5 g	知母 10 g	

7 剂,水煎服,每日 1 剂。

四　诊　失音略有好转,咽干舌燥,咽不痛,无痰,尿频尿急,腰酸,大便偏烂,食纳尚可。苔薄腻,质暗,脉细兼滑,治守原意出入。

四诊处方

桔梗 6 g	南沙参 12 g	北沙参 12 g
生地 10 g	天花粉 10 g	熟地 10 g
蝉蜕 6 g	川百合 12 g	生甘草 3 g
麦冬 10 g	天门冬 10 g	山茱萸 10 g
百合 12 g	凤凰衣 5 g	玄参 12 g
知母 10 g	炙麻黄 1 g	

7 剂,水煎服,每日 1 剂。

五　诊　基本已能发声,但声音欠响亮,咽干减而未已,痰少质白,尿频尿急。苔黄,舌质暗红有齿印,脉细滑。上方加泽漆 12 g,炙僵蚕 10 g,大贝母 10 g,诃子肉 9 g,覆盆子 12 g。7 剂,水煎服,每日 1 剂。

医　按　患者因高温贪凉而致声嘶,乃风寒闭肺,肺热内郁,金实不鸣所致。初予解表清肺、利咽开窍法治疗效果不佳。根据患者咽干欲饮、饮不解渴、尿频尿急等症状,表明肺热内郁,久而肺肾交亏,气阴两虚,转从清养上焦、金水同调治疗,加益气养阴生津药,肺气得宣,津气上承,而声音复常。

声音嘶哑可因金实不鸣、金破不鸣所致。本案因高温贪凉而致声嘶,初为实证,客寒包热,予清宣肺气,日久肺热内蕴,耗津伤气,致咽干欲饮,饮不解渴转从肺肾两虚论治,症状改善。治疗过程中,始终以桔梗、玉蝴蝶、泽漆、炙僵蚕等清肺化痰,利咽开音;凤凰衣、藏青果养阴润肺、开音止咳,对久咳失音有特效。

(四十七)鼻衄(火热上冲,热迫血液)

卢某,男,60岁。自诉:2年前出现鼻衄,每年发作2次,去年开始增多,近半年每2个月1次。衄前自觉火热上冲,鼻内有血管跳动感,衄时血出如注,血色鲜红,甚则量多盈盆。日前又有火热上冲感,牙龈肿痛,齿衄,晨晚口干,饮水多,大便干结。舌苔黄腻,舌质偏红,脉细滑。既往血压不高,血脂高,有陈旧性结核、肺气肿史。

前期诊断 曾2次往某医院检查治疗,未能明确诊断,治疗效果不明显。

初　　诊 鼻衄(火热上冲,热迫血溢)。

辨证论治 凉血止血,引火下行。

初诊处方
血余炭10 g	怀牛膝10 g	赤芍10 g
牡丹皮10 g	山栀子10 g	玄参12 g
大黄炭10 g	白茅根20 g	生地25 g
生槐花15 g	墨旱莲15 g	紫珠15 g
水牛角(先煎)20 g		

7剂,水煎服,每日1剂。

煎煮方法 将药入砂锅中,清水适量倒入砂锅,水平面过药约2 cm,浸泡1 min,去灰尘。再取清水适量,水平面过药约2 cm,浸泡10 min,煮沸后10 min,倒出药水至大瓷碗中。以同样方法煮取3次,将药水倒入同一个瓷碗中,混匀。取药当水随时饮用,余药凉后密封置于冰箱中冷藏(3 d以内饮完)。

二　　诊 药后鼻衄未作,火热上冲感减轻,渴欲饮冷水亦少,夜晚已不需要冷水,牙龈肿痛火热、齿衄有改善,大便干结好转。舌苔黄腻,质红、边尖暗紫,脉细滑。原方加南沙参、北沙参各12 g,大麦冬12 g。14剂,水煎服,每日1剂。

三　　诊 鼻衄未作,口干减轻,面部升火潮红亦减,间有头昏。舌苔黄腻,舌边尖暗红,脉细滑。上方加麦冬12 g,知母10 g,天花粉12 g。续服14剂,水煎服,每日1剂。

患者其后每自觉有火气时,即自服上方7~14剂,电话随访半年,鼻衄一直未发作。

医　　按　李老认为,鼻衄一症多由肺胃热盛,肝火偏亢,迫血妄行所致。故治疗多以清泻肺、胃、肝之火热及凉血止血为法。而当出血量多,血色鲜红,提示热邪已经深入血分,血分热势偏盛时,则当以凉血为主,兼以泻火,引血下行。患者鼻衄2年,每次出血均需要急诊治疗,而且住院2次,仍查不出出血的具体原因。本次就诊前患者鼻腔有火气,牙龈肿痛渗血,深恐鼻腔再次衄血,前来就诊,寻求中医治疗。李老因其出血量多,血色鲜红,口干饮多,大便干结,舌红,认为其鼻衄系肺胃有热、火热上冲、迫血妄行所致,且热邪已深入血分,血分热势偏盛,治予清热凉血止血。方中水牛角、生地、赤芍、牡丹皮为犀角地黄汤,可凉血清热,李老对内伤杂病凡血分有热者恒用之;大黄炭既能泻上炎之火,通降腑气,导热下行,又能凉血止血,且止血而不留瘀,合怀牛膝引血下行,对上部出血特别有利;山栀子、白茅根、生槐花、紫珠、墨旱莲、血余炭、玄参均为清热凉血止血之品,其中墨旱莲、玄参合生地又能养阴,顾护阴液,是以药后患者鼻衄未作,火热之象明显好转。二诊、三诊加南沙参、麦冬、知母、天花粉等增强养阴之力,壮水之主,以制炎火。由于辨证精当,故药后能效,顽症得除。

(四十八)鼻渊(风热壅肺)

王某,男,15岁,学生。自诉:鼻塞、流黄涕7年。患者于7$^+$年因感冒出现鼻干、流黄稠浊涕,后常因天气转凉、气候变化时而发病。舌质淡红,舌苔薄黄,脉浮稍数。

前期诊断　CT检查:副鼻窦炎、鼻中隔向右偏曲,经中、西医治疗疗效不佳,反复发作,平素容易感冒。

初　　诊　鼻渊(风热壅肺)。就诊情形:鼻干,流黄稠浊涕,前额疼痛,形体消瘦,鼻塞,食欲尚可,睡眠不安,大小便尚可。

辨证论治　疏风清热,宣肺通窍。

初诊处方

黄芩10 g	黄芪15 g	辛夷(布包)10 g
荆芥6 g	细辛3 g	薄荷(后下)9 g
知母12 g	葛根15 g	地骨皮15 g
桔梗10 g	全蝎6 g	生桑皮12 g
菊花10 g	甘草3 g	牡丹皮10 g
苍耳子10 g		

14 剂,水煎服,每日 1 剂。

煎煮方法 将药入砂锅中,清水适量倒入砂锅,水平面过药约 2 cm,浸泡 1 min,去灰尘。再取清水适量,水平面过药约 2 cm,浸泡 10 min,煮沸后 10 min,倒出药水至大瓷碗中。以同样方法煮取 3 次,将药水倒入同一个瓷碗中,混匀。取药当水随时饮用,余药凉后密封置于冰箱中冷藏(3 d 以内饮完)。

医　嘱 注意寒、温适宜,防止感冒;坚持锻炼,增强身体抵抗力。

二　诊 患者服药后,前额疼痛减轻,鼻塞消失,流涕减少,颜色稍黄,可见风热之邪渐解,肺气稍宣,故减荆芥、细辛之量。头痛减轻是气血壅阻渐化之象,故减活络之全蝎用量。患者平素体质较弱,肺气不固,易于感冒,故加黄芪以扶助正气,以达邪外出。

二诊处方

桔梗 10 g	知母 12 g	薄荷(后下)9 g
荆芥 6 g	细辛 2 g	辛夷(布包)10 g
菊花 12 g	杏仁 9 g	苍耳子 10 g
全蝎 6 g	葛根 12 g	地骨皮 15 g
甘草 3 g	黄芪 15 g	生桑皮 12 g

14 剂,水煎服,每日 1 剂。

医　按 此为风寒感冒之后,未彻底治愈,风寒郁久化热,风热之邪遏滞于肺,上扰清窍,故见鼻干、时流黄稠浊涕、前额疼痛等风热壅肺之证候。李老诊治鼻渊,常以患者流涕之有无、颜色、稠稀及有无鼻塞声重等为主要辨证依据。鼻涕多,质清稀,鼻塞声重,病期不长,为外感风寒,肺气不宣;鼻涕色黄,量少质稠,时而鼻塞声重,为外感风热之邪,热壅于肺,肺气不宣;鼻涕色黄,量少质稠,鼻塞声重不显,病久不愈,时而感冒,眉棱骨部疼痛,系肺阴不足,阴虚肺热,久而肺气亦弱。本病案鼻渊 7 年,四诊合参,显系风热壅肺,失治郁久化热伤阴,气阴两亏,故治宜疏风清热、宣肺通窍法,见效后加益气养阴固本之品而痊愈。

(四十九)鼻鼽(过敏性鼻炎)

沈某,女,30 岁,公司职员。自诉:鼻痒,喷嚏,常流清涕反复 6 年。患者于 6 年前出现鼻塞不通,鼻孔发痒,喷嚏连连,常流清涕,嗅觉减退。舌暗,苔薄,脉细涩。

前期诊断 曾到多家医院五官科就诊,诊断为过敏性鼻炎,遍用抗过敏、消炎药无效。

初 诊 鼻鼽(过敏性鼻炎)。就诊情形:鼻痒,喷嚏时作,右颊微肿而有如虫蚁行走,幽幽作痛,巩膜瘀丝累累。

辨证论治 散风化瘀。

初诊处方 川芎30 g　　　红花9 g　　　赤芍9 g

桃仁9 g　　　当归9 g　　　生地9 g

柴胡6 g　　　白芷6 g　　　贝母12 g

僵蚕9 g　　　地龙6 g

7剂,水煎服,每日1剂。

煎煮方法 将药入砂锅中,清水适量倒入砂锅,水平面过药约2 cm,浸泡1 min,去灰尘,再取清水适量,水平面过药约2 cm,浸泡10 min,煮沸后10 min,倒出药水至大瓷碗中。以同样方法煮取3次,将药水倒入同一个瓷碗中,混匀。取药当水随时饮用,余药凉后密封置于冰箱中冷藏(3 d以内饮完)。

二 诊 药后病情得减。舌苔薄腻,脉细弦,再以前法治之。

二诊处方 川芎30 g　　　红花9 g　　　赤芍9 g

当归9 g　　　生地9 g　　　柴胡6 g

贝母12 g　　　僵蚕9 g　　　地龙6 g

桃仁9 g　　　白芷6 g　　　蝉蜕9 g

7剂,水煎服,每日1剂。

三 诊 病经治虽减,未能痊愈。脉细弦,舌苔薄腻。上方加全蝎3 g,蜈蚣2条及羌活、蔓荆子各9 g,7剂后诸证向安。

医 按 过敏性鼻炎属中医"鼻鼽"范畴。论其成因,多责于外感风寒、风热。然该例患者病经6载,缠绵不已,又有面颊微肿,幽幽作痛,巩膜瘀丝累累,久病入络,潜窍为瘀,复兼两目蠕痒,如有虫蚁行走之风象,故方中重用川芎合红花、桃仁、赤芍、当归、生地以养血活血;僵蚕、地龙、白芷、蝉蜕以祛风止痛,7剂而症情得减。然6年宿疾,终非一日之功,治风先治血,然风象未息,入络潜窍,非虫类不足搜剔,故三诊时加入虫类搜剔,增强活血祛风通窍之力,诸病随安。病虽小疾,然常法求治无效,改投活血化瘀,即使宿疾冰消。可见治疗难证,法中有法,方中有方。

(五十)视直如曲(气郁血热)

孙某,女,32岁。自诉:左眼视力下降,视物变形1⁺个月。无明显诱因出现左眼视物变形,未曾诊治。舌红,苔薄白,脉细。

中医初诊 视直如曲(气郁血热)。就诊情形:VOS 0.15,矫正视力 0.6,左眼视盘界清,色可,眼底杯盘比为 0.3,黄斑区反射晕轮直径约 1 PD,中央直径为 1/2 PD,可见暗黄色病灶,稍隆起,中央可见出血灶。

西医诊断 左眼中心性渗出性脉络膜视网膜病变。

辨证论治 患者平素情志不畅,气血瘀滞,血行不畅,又郁热伤络,血溢脉外,遮挡瞳神,目视不明,故需凉血化瘀。

初诊处方

丹参 20 g	生蒲黄 15 g	生地 15 g
川芎 15 g	牡丹皮 15 g	赤芍 30 g
泽泻 15 g	片姜黄 15 g	车前子 15 g
枸杞 30 g	生黄芪 30 g	牛膝 12 g
柴胡 6 g		

7 剂,水煎服,每日 1 剂。

煎煮方法 将药入砂锅中,清水适量倒入砂锅,水平面过药约 2 cm,浸泡 1 min,去灰尘。再取清水适量,水平面过药约 2 cm,浸泡 10 min,煮沸后 10 min,倒出药水至大瓷碗中;以同样方法煮取 3 次,将药水倒入同一个瓷碗中,混匀。取药当水随时饮用,余药凉后密封置于冰箱中冷藏(3 d 以内饮完)。

二 诊 左眼视物较前清晰。就诊情形:左眼黄斑区水肿减轻,未见新的出血点。上方服用后,患者病情有所改善,守方续服 20 剂。

三 诊 左眼视物较前清晰,查左眼黄斑区出血吸收。效不更方,前方加紫草 30 g,玄参 15 g,以凉血养阴。30 剂,水煎服,每日 1 剂。

医 按 年轻女性突然视物变性,查眼底见黄斑水肿、出血,中心性渗出性脉络膜视网膜病变的诊断明确。从西医病理结果上看,中心性渗出性脉络膜视网膜病变与增龄性黄斑变性渗出性病变,都是后极部脉络膜新生血管形成,继发出血、水肿,影响视力。因此在中医治疗上,采取类似治疗增龄性黄斑变性渗出型的经验,结合全身情况,予凉血化瘀药物,见效良好。

(五十一)胞轮振跳(肝阳偏亢,风阳上扰)

顾某,男,62 岁。自诉:左眼眼睑痉挛 5 年。曾多次到我院门诊求医,服中药后病情有所缓解,但常反复。舌质红,苔薄白,脉弦紧。

初　　诊　胞轮振跳(肝阳偏亢,风阳上扰)。就诊情形:左眼睑肉瞤,跳动,既往有脑梗死病史,血压偏高(180/114 mmHg)。

辨证论治　平肝潜阳,熄风和络。

初诊处方

钩藤 20 g	天麻 10 g	怀牛膝 12 g
生地 20 g	石斛 10 g	石决明(先煎)30 g
赤芍 15 g	地龙 15 g	制白附子(先煎)6 g
白芍 15 g	甘草 6 g	羚羊角粉(吞服)0.6 g

14 剂,水煎服,每日 1 剂。另蝎蚣胶囊,5 粒,口服,每日 3 次。

煎煮方法　将药入砂锅中,清水适量倒入砂锅,水平面过药约 2 cm,浸泡 1 min,去灰尘。再取清水适量,水平面过药约 2 cm,浸泡 10 min,煮沸后 10 min,倒出药水至大瓷碗中。以同样方法煮取 3 次,将药水倒入同一个瓷碗中,混匀。取药当水随时饮用,余药凉后密封置于冰箱中冷藏(3 d 以内饮完)。

二　　诊　服药后,眼肌跳动明显减缓,惟血压仍高。苔薄,脉细弦。药既合拍,毋庸更方,上方加生白芍至 20 g,加珍珠母(先煎)30 g,续进 14 剂。另外,降血压洗脚汤(由桑枝、桑叶、茺蔚子各 60 g 组成)14 剂,水煎后泡脚半小时。

医　　按　眼睑痉挛,西医之病因不明,亦无特效疗法。中医认为此系肝肾阴亏于下,肝阳亢盛于上,肝风内动,风阳袭络,络脉失养所致。此之谓风,并非风邪,而是取类比象也。《素问·至真要大论》曰:"诸风掉眩,皆属于肝。"故治以平肝潜阳、熄风和络。本案方中白附子熄风和络,善去头面风痰;地龙清热平肝通络;羚羊角清肝熄风,用于治疗肝热风盛之证。钩藤、石决明、珍珠母潜镇浮阳;怀牛膝补肝肾,引火下行,可降血压;天麻不仅熄风、定惊,而且可以改善脑部血流;白芍、石斛补肾滋液;甘草调和诸药。配以降血压洗脚汤上病下取,蝎蚣胶囊可搜风通络,消肿定痛,散瘀破结,解痉止颤。

(五十二)耳鸣耳聋(肝胆郁热,上扰清窍,清浊交阻)

张某,男,26 岁,警察。自诉:3⁺年,患耳鸣始,听觉障碍严重,以左侧为甚。经数家医院检查,耳鼓膜正常,纯音听阈检查骨传导差,诊为神经性耳鸣耳聋,曾多方诊治,但疗效不明显。舌苔薄黄,脉弦。

初　　诊　耳鸣耳聋(肝胆郁热,上扰清窍,清浊交阻)。就诊情形:耳鸣耳聋,两胁胀痛,大便溏泻,小便较黄。

辨证论治 予疏肝为治。

初诊处方 苍术 6 g   白芍 9 g   磁石(先煎)30 g

柴胡 6 g   郁金 9 g   石菖蒲 6 g

荷叶 12 g   泽泻 6 g   绿萼梅 5 g

越鞠丸(包煎)15 g

7 剂,水煎服,每日 1 剂。

煎煮方法 将药入砂锅中,清水适量倒入砂锅,水平面过药约 2 cm,浸泡 1 min,去灰尘。再取清水适量,水平面过药约 2 cm,浸泡 10 min,煮沸后 10 min,倒出药水至大瓷碗中。以同样方法煮取 3 次,将药水倒入同一个瓷碗中,混匀。取药当水随时饮用,余药凉后密封置于冰箱中冷藏(3 d 以内饮完)。

二 诊 服上药后,感耳部轰鸣,旋即安然,听力渐复,两胁不胀,上方加减。

二诊处方 苍术 6 g   升麻 3 g   磁石(先煎)30 g

柴胡 6 g   郁金 9 g   石菖蒲 6 g

荷叶 12 g   泽泻 6 g   绿萼梅 5 g

越鞠丸(包煎)15 g

7 剂,水煎服,每日 1 剂。

三 诊 药后耳部轰鸣有所减轻,听力无明显改善,脉舌如常。上方去绿萼梅,加牛膝 6 g,薏苡仁 9 g,续服 14 剂。

四 诊 诸证好转,听力有所改善,耳鸣明显减轻,宜益肾并按前方续进。续服 14 剂。

四诊处方 山萸肉 12 g   熟地 24 g   柴胡 3 g

牡丹皮 10 g   茯苓 9 g   泽泻 9 g

怀山药 12 g   升麻 3 g   苍术 9 g

五味子 3 g   荷叶 15 g   磁石(先煎)30 g

医 按 本案耳鸣、听觉障碍,据标本缓急,分 3 步治疗,并自始至终运用升清降浊,使耳窍得清阳之气得以宣畅。初投疏利肝胆之剂,症改善,待郁热清后,又着重于芳香开窍,升发清阳,降其秽浊。四诊时诸证好转,据肾开窍于耳,又以六味地黄丸固本善后。3 个月后随访,耳鸣痊愈,听力也有所提高,嘱患者续服六味地黄丸。

（五十三）耳鸣耳聋（肝肾阴虚）

辛某，女，43 岁。自诉：耳鸣半年。耳鸣如蝉叫，失眠多梦，视物昏朦，乏力。曾至某医院按神经衰弱治疗，口服安定剂及安神补脑液失眠情况好转，但耳鸣持续，甚则引起心烦、心悸，查心电图无异常。舌质红，舌苔黄，舌体稍胖大，脉弦细。

初　　诊　耳鸣耳聋（肝肾阴虚）。

辨证论治　滋阴补肾，平肝潜阳，佐以镇心安神。

初诊处方

何首乌 18 g	白芍 15 g	枸杞 15 g
山茱萸 15 g	黄精 15 g	郁金 12 g
石菖蒲 10 g	蝉蜕 10 g	磁石 30 g
炒栀子 10 g	天麻 10 g	菊花 12 g
夏枯草 15 g	钩藤 15 g	石决明（先煎）15 g
夜交藤 30 g	甘草 3 g	牡丹皮 10 g
酸枣核 15 g		

14 剂，水煎服，每日 1 剂。

煎煮方法　将药入砂锅中，清水适量倒入砂锅，水平面过药约 2 cm，浸泡 1 min，去灰尘。再取清水适量，水平面过药约 2 cm，浸泡 10 min，煮沸后 10 min，倒出药水至大瓷碗中。以同样方法煮取 3 次，将药水倒入同一个瓷碗中，混匀。取药当水随时饮用，余药凉后密封置于冰箱中冷藏（3 d 以内饮完）。

二　　诊　服药后，症状减轻，但夜间仍有耳鸣症状，效不更方。在上方基础上加柴胡、细辛疏肝解郁，升阳通窍，加泽泻祛湿泄热。

三　　诊　服药后，耳鸣症状基本消失，睡眠明显好转，效不更方，以滋阴补肾、平肝潜阳之药物善后。

医　　按　李老治耳鸣，首辨虚实，实证多属肝火上冲，多见于青壮年人；虚证以肾虚为主，多见于老年人。本病患者耳鸣如蝉，乏力，视物模糊。脉弦，舌红苔薄黄。此为肝肾阴虚，髓海不足，耳窍失充，目窍失养，肾水不能上及，故见耳鸣如蝉、视力模糊、多梦失眠、心烦心悸等。故治当滋阴补肾、平肝潜阳。方选何首乌、黄精、山茱萸、枸杞滋补肝肾，郁金、白芍舒肝，磁石、钩藤镇肝，夏枯草、菊花、炒栀子、牡丹皮清肝，酸枣核、夜交藤宁心安神，使阴复阳潜神安耳鸣息。二诊考虑耳为清阳之窍，选用升阳通窍药物柴胡等，病人耳鸣消失，病告痊愈。全方在滋、潜、清的基础上,佐温通之石菖蒲、细辛等,是为妙伍。

(五十四)青风内障(气滞血瘀)

郑某,女,46岁。自诉:双眼视力下降3年,目前自点拉坦前列素滴眼液,每日1次,眼压可控制,但视力仍缓慢下降,本次为求中医药治疗来我院就诊。双眼角膜透明,前房清,前房轴深约3.5 CT,周边前房深约1/2 CT,双眼瞳孔对光反射存在,双眼晶状体皮质密度增高透明。双眼视盘边界清,色稍淡,眼底杯盘比在0.6~0.7之间,血管向鼻侧呈屈膝状爬出,黄斑中心凹反光未见。右眼眼压为14 mmHg,左眼眼压为16 mmHg。舌暗,苔薄,脉弦。

前期诊断 2⁺年在广州某医院诊断为双眼原发性开角型青光眼。

中医初诊 青风内障(气滞血瘀)。专科检查:VOD 0.15,矫正视力0.6;VOS 0.15,矫正视力0.8。

西医诊断 双眼原发性开角型青光眼。

辨证论治 患者情志不畅,肝郁不舒,气血瘀滞玄府,精微不得上荣于目,神光不得发越于外,导致视力下降。行气活血,解郁开窍

初诊处方

炒白芍12 g	川芎12 g	当归15 g
炒白术12 g	红花9 g	枸杞20 g
菟丝子15 g	丹参15 g	车前子(包煎)12 g
生黄芪20 g	泽泻10 g	牛膝12 g

30剂,水煎服,每日1剂。

煎煮方法 将药入砂锅中,清水适量倒入砂锅,水平面过药约2 cm,浸泡1 min,去灰尘。再取清水适量,水平面过药约2 cm,浸泡10 min,煮沸后10 min,倒出药水至大瓷碗中。以同样方法煮取3次,将药水倒入同一个瓷碗中,混匀。取药当水随时饮用,余药凉后密封置于冰箱中冷藏(3 d以内饮完)。

二 诊 双眼视力提高,但服上药后矢气,大便次数增多,效不更方。上方加黄精15 g,厚朴12 g,麦冬12 g。30剂,水煎服,每日1剂。

医 按 本案为开角型青光眼患者,眼压正常而见视神经盘萎缩,西医考虑与眼压、视觉传导的通路供血有关。关于本病,中医古籍并没有明确的记载,结合现代医学对该病的认识,考虑为气血瘀滞玄府所致,试用行气活血益肾之剂,获得一定疗效,说明除中医理论、典籍外,现代医学也可对中医眼科临床提供指导性

帮助。

(五十五)青风内障(气虚血瘀水停)

徐某,女,60岁。自诉:双眼眼压高,发胀5⁺年。自觉眼压控制较差,遂来我院寻求中医药治疗。专科检查:VOD 0.06,矫正视力0.8,VOS 0.07,矫正视力1.0。双眼前房轴深约4 CT,周边1/2 CT,鼻侧1/3 CT,晶体皮质轻度浑浊,周边部明显。眼底视盘呈竖椭圆形,大小、色正,眼底杯盘比为0.3,颞侧有近视弧,黄斑基本正常。右眼眼压为19 mmHg,左眼眼压为17 mmHg。舌红,苔薄白,脉细。

前期诊断　2005年在某综合性医院被诊断为左眼青光眼,予马来酸噻吗洛尔滴眼液治疗,眼压控制差;2007年又在某综合性医院查眼压,右眼眼压23 mmHg,左眼眼压21 mmHg;2009年在某综合性中医院测眼压,右眼眼压26 mmHg,左眼眼压19 mmHg,双眼高度近视,视力可矫正到1.0,予盐酸卡替洛尔滴眼液、毛果芸香碱滴眼剂治疗,但眼压控制不理想,随后加用布林佐胺滴眼液,眼压仍控制不良。

中医初诊　青风内障(气虚血瘀水停)。就诊情形:双眼时有发胀,视力尚可,时有头昏,精神尚可,二便尚调,睡眠欠佳。

西医诊断　双眼开角型青光眼。

辨证论治　由于患者年老体弱,气虚行血无力,血行不畅,导致目窍闭塞不通,目失所养,目视不明。益气活血通络,补益目窍。

初诊处方

丹参15 g	刺儿菜15 g	赤芍20 g
紫草20 g	菟丝子15 g	川芎15 g
生地15 g	牡丹皮15 g	枸杞15 g
大蓟15 g	地肤子15 g	车前子15 g
泽泻10 g	生黄芪25 g	怀牛膝10 g
酸枣核(炒)15 g		

14剂,水煎服,每日1剂。

煎煮方法　将药入砂锅中,清水适量倒入砂锅,水平面过药约2 cm,浸泡1 min,去灰尘。再取清水适量,水平面过药约2 cm,浸泡10 min,煮沸后10 min,倒出药水至大瓷碗中。以同样方法煮取3次,将药水倒入同一个瓷碗中,混匀。取药当水随时饮用,余药凉后密封置于冰箱中冷藏(3 d以内饮完)。

二　诊　患者自觉视物好转。双眼矫正视力1.0。右眼眼压16 mmHg,左眼眼压 15 mmHg。效不更方,上方去菟丝子,加女贞子 15 g。21 剂,水煎服,每日 1 剂。

医　按　患者年老,气血虚弱,运行不畅,瘀滞脉络,又津液不行,致眼珠胀硬,辨证属气虚血瘀水停证,予益气活血利水之剂。患者舌质红,表明内有郁火,因此使用凉血化瘀通络之品,如丹参、赤芍、紫草、大蓟、刺儿菜等,并清养心神。二诊时去菟丝子,改为女贞子,可凉血化瘀通络、清养心神。

(五十六)暴盲(虚火伤络)

罗某,男,76 岁。自诉:右眼视力下降 2 年,左眼视力下降 3 个月,加重 1 个月。2⁺年右眼视力逐渐下降,未曾诊治,3 个月前左眼视力下降,1 个月前无明显原因左眼视力突降,视物不见、患者到某医院求诊,诊断为双眼增龄性黄斑变性,进行光动力治疗,右眼视力维持,左眼视力提高不理想。为求中医治疗,到我院求诊。舌淡红,苔薄白,脉弦细。专科检查:VOD 0.1,左眼眼前手动。右眼视盘界清,黄斑区 4～5 PD 大小病灶,中央灰白色机化,其颞侧、下方片状出血。左眼玻璃体浑浊机化、积血,眼底不见。B 超检查左眼玻璃体浑浊、后脱离。

中医初诊　暴盲(虚火伤络)。就诊情形:双眼视力差,视物变形,无畏光流泪,腰膝酸软,精神尚可,大便干燥。

西医诊断　双眼增龄性黄斑变性,左眼玻璃体积血。

辨证论治　患者年老,肝肾不足,虚火伤络出血,视物不见。宜凉血、化瘀、明目。

初诊处方

片姜黄 15 g	大蓟 15 g	生蒲黄(包煎)20 g
刺儿菜 15 g	丹参 15 g	赤芍 15 g
牡丹皮 15 g	生地 15 g	枸杞 20 g
菟丝子 15 g	牛膝 10 g	生黄芪 15 g
柴胡 6 g		

20 剂,水煎服,每日 1 剂。

煎煮方法　将药入砂锅中,清水适量倒入砂锅,水平面过药约 2 cm,浸泡 1 min,去灰尘。再取清水适量,水平面过药约 2 cm,浸泡 10 min,煮沸后 10 min,倒出药水至大瓷碗中。以同样方法煮取 3 次,将药水倒入同一个瓷碗中,混匀。取药当水随时饮用,余药凉后密封置于冰箱中冷藏(3 d 以内饮完)。

二　　诊　左眼视力提高,专科检查:VOD 0.1,VOS 0.02(颞侧),右眼黄斑出血较前吸收。左眼玻璃体积血较前吸收,上方视网膜可见。效不更方,续予凉血、化瘀、明目之剂。

二诊处方　　刺儿菜15 g　　大蓟15 g　　丹参15 g

牡丹皮15 g　　赤芍15 g　　生地15 g

菟丝子15 g　　枸杞15 g　　牛膝10 g

生黄芪15 g　　柴胡6 g　　海藻15 g

生蒲黄(包煎)15 g

30 剂,水煎服,每日 1 剂。

医　　按　本案右眼增龄性黄斑变性的诊断是明确的,左眼玻璃体积血眼底不能窥清,B 超检查显示玻璃体浑浊积血,结合右眼情况,考虑左眼玻璃体积血是由增龄性黄斑变性脉络膜新生血管的出血引起的。由于左眼发病较急,中医属于暴盲范畴,认为患者年老,肝肾渐亏,阴精不足,脉络失养,又有内生虚火灼伤,至突然出血,视物不清。辨证为虚火伤络证,予凉血化瘀及补益肝肾药物,见效后,考虑发病已经 3 个月,增加散结化瘀之品,促进积血吸收,同时也有助于右眼视力恢复。

(五十七)高风内障(肝肾不足)

王某,男,23 岁。自诉:双眼视物不清 1⁺年。专科检查:VOD 0.2,VOS 0.3,双眼视盘大小边缘可,颞侧浅淡,血管细,网膜污秽,少量骨细胞样色素沉着,黄斑中心凹反光可见,左眼黄斑区浅红。非接触眼压测量为右眼眼压 15.3 mmHg,左眼眼压14.6 mmHg。双眼周边视野缺损。舌淡红,苔薄白,脉弦细。

前期诊断　当地医院诊断为"双眼视网膜色素变性"。

中医初诊　双眼高风内障(肝肾不足)。就诊情形:双眼视物昏朦,夜盲,视野缩小,纳可,二便可。

西医诊断　双眼原发性视网膜色素变性。

辨证论治　患者先天肾阳不足,肝肾精气不能荣养双目,眼目失养,视物不清,视野缩小,阳不胜阴则夜盲。需温肾通络明目。

初诊处方　　巴戟天15 g　　肉苁蓉15 g　　丹参15 g

淫羊藿15 g　　补骨脂15 g　　枸杞30 g

覆盆子15 g　　菟丝子15 g　　川芎15 g

茺蔚子 15 g　　　　生黄芪 30 g　　　　桂枝 6 g

柴胡 6 g　　　　炙鸡内金 12 g

7 剂,水煎服,每日 1 剂。

煎煮方法　将药入砂锅中,清水适量倒入砂锅,水平面过药约 2 cm,浸泡 1 min,去灰尘。再取清水适量,水平面过药约 2 cm,浸泡 10 min,煮沸后 10 min,倒出药水至大瓷碗中。以同样方法煮取 3 次,将药水倒入同一个瓷碗中,混匀。取药当水随时饮用,余药凉后密封置于冰箱中冷藏(3 d 以内饮完)。

二　诊　双眼视物改善,专科检查:VOD 0.2,300 度远视和 250 度近视散光(散光轴为 180 度)可矫正到 0.8;VOS 0.3,400 度远视和 250 度近视散光(散光轴为 180°)可矫正到 0.8。复查右眼视野较前好转,左眼较前缩小,眼底同前。守方同前,温肾通络明目。

医　按　原发性视网膜色素变性是较为常见的眼科遗传病,中医属高风内障范畴,发病率为 1/5000～1/3000,因发病与基因相关,治疗困难,中医治疗常从肝肾入手。本例患者为男性青年,发觉夜盲、视野缩小已 1 年,考虑为先天肾阳不足为主,眼目失于温煦濡养,故见诸证。处方予温肾阳、通脉络之剂。病属疑难,用药后主观感觉好转,客观检查略有进退,需用药缓缓图之,稳定病情,改善症状。

(五十八)旋耳疮(湿热毒邪犯耳)

陈某,女,9 岁。自诉:双耳后发痒,流黄水。持续 2$^+$ 个月,于本院求诊。患儿稍不注意碰触耳部,则剧烈疼痛。

前期诊断　曾在当地卫生所诊治,予以红霉素软膏、肤轻松软膏、皮康霜软膏等治疗无效。

诊　断　旋耳疮(湿热毒邪犯耳)。就诊情形:耳后红肿、黄水淋漓伴结痂,耳后拆线处裂缝如刀切之状。

辨证论治　清热燥湿。

处　方　黄连、黄檗、枯矾按 3∶3∶1 的比例,研为细末,加冰片适量备用。每次用 5 g 加适量 75% 乙醇溶液,调成糊状。先用生理盐水清洗患处,待干后将上药涂于患处,每日 3～5 次,7 d 为 1 个疗程。

治疗 2 d 后红肿开始消退,黄水流出减少,1 周后耳部皮损基本治愈,惟耳后拆线处未愈,继续用药,12 d 后拆线处完全愈合,皮肤正常。

医　　按　上述医案为外治医案,患者以局部湿烂结痂之湿热症状偏重,故采用苦寒燥湿、收涩敛疮之粉剂外敷治疗,根据其发病病因病机,处方遣药得当,故疗效显著。

(五十九)鼻咽癌

柴某,男,50 岁。自诉:3$^+$个月因鼻咽癌接受钴－60 治疗后,出现倦怠乏力,口苦咽干,恶心厌食等症。左耳胀闭阻塞,听力下降,耳鸣。曾鼓膜穿刺抽吸 3 次,每次抽出约 0.4 mL 的黄色液体。

初　　诊　鼻咽癌。就诊情形:左耳鼓膜外突,混浊,光椎消失,有明显的液平面。

辨证论治　气阴两虚,邪毒滞留不去。益气养阴,祛痰利湿。

初诊处方

白术 10 g	麦冬 10 g	白花蛇舌草 15 g
白芍 10 g	黄芩 15 g	忍冬藤 15 g
当归 10 g	陈皮 10 g	太子参 15 g
泽泻 10 g	茯苓 10 g	生黄芪 20 g
柴胡 9 g	车前子 10 g	

7 剂,水煎服,每日 1 剂。

煎煮方法　将药入砂锅中,清水适量倒入砂锅,水平面过药约 2 cm,浸泡 1 min,去灰尘。再取清水适量,水平面过药约 2 cm,浸泡 10 min,煮沸后 10 min,倒出药水至大瓷碗中。以同样方法煮取 3 次,将药水倒入同一个瓷碗中,混匀。取药当水随时饮用,余药凉后密封置于冰箱中冷藏(3 d 以内饮完)。

二　　诊　鼓膜液平面消失,光椎出现,略内陷。患耳阻塞感减轻,听力提高,体质改善,经治疗 2 个月后听力恢复。

医　　按　鼻咽癌放疗在杀伤癌细胞的同时,对人体正气、口腔唾液腺及咽鼓管的功能均有较大的损伤作用,使患者出现口干、倦怠乏力、恶心呕吐等气阴两虚之证,因咽鼓管功能受损致中耳积液反复发生。故本证多采用气阴双补,祛痰利湿、活血通络之品。但若咽鼓管功能严重受损,仍需行鼓膜置管术。

(六十)脓耳(慢性化脓性中耳炎)

李某,女,30 岁。自诉:右耳流水样分泌物反复发作 3$^+$年,选服龙胆泻肝丸无效。纳减便溏,口淡无味。舌淡苔薄,脉细濡。

初　　诊　脓耳(慢性化脓性中耳炎)。就诊情形:右耳流稀水样分泌物少许,无污秽味,耳膜中央性穿孔。

辨证论治　益气升清,降浊通窍。

初诊处方

党参 10 g	黄芪 10 g	白术 10 g
茯苓 10 g	升麻 6 g	车前子 10 g
柴胡 6 g	陈皮 6 g	甘草 3 g

5 剂,水煎服,每日 1 剂。

煎煮方法　将药入砂锅中,清水适量倒入砂锅,过药水平面约 2 cm,浸泡 1 min,去灰尘,再取清水适量,过药水平面约 2 cm,浸泡 10 min,煮沸后 10 min,倒出药水至大瓷碗中;以同样方法煮取 3 次,将药水导入同一个瓷碗中,混匀,取药当水随时饮用,余药凉后密封置于冰箱中冷藏(3 d 以内饮完)。

二　　诊　上方 5 剂后耳中不再流水,纳谷如常,续以补中益气丸巩固治疗。

医　　按　气虚耳聋案常为久病脓耳,脾胃亏虚,气血不足,祛邪不力,湿浊之邪久滞于耳所致,由于气虚痰湿不运,故脓耳缠绵不愈。气虚邪恋在慢性化脓性中耳炎局部的主要特征为间歇性或持续性耳内流脓,脓液量较多,脓色清晰或黏白,无臭味。全身可伴面色无华,倦怠乏力。舌质淡胖,苔白微腻,脉缓无力等气虚之症。至此当以扶正祛邪,健脾益气,升清降浊。

(六十一)慢性化脓性中耳炎(胆脂瘤型)

黄某,女,43 岁。初诊来我院为左耳流脓近 40 年。自诉:近 1$^+$ 个月,左耳疼痛连及头面,夜甚不能眠,伴头晕心慌,短气懒言,食欲缺乏,腰部冷痛,口和不渴,二便可。

前期诊断　3$^+$ 年某院照片谓有乳突胆脂瘤。

初　　诊　左耳慢性化脓性中耳炎(胆脂瘤型)。

辨证论治　阳虚寒凝,浊犯耳窍。宜温阳散寒、解毒排脓。

方　　药　阳和汤加减。

初诊处方

川芎 10 g	白芷 10 g	当归 10 g
肉桂 3 g	麻黄 3 g	鹿角胶 10 g
干姜 6 g	草乌 6 g	白芥子 6 g

熟地 20 g　　蜈蚣 2 条

5 剂,水煎服,每日 1 剂。配合吹以氯冰散。

煎煮方法 将药入砂锅中,清水适量倒入砂锅,水平面过药约 2 cm,浸泡 1 min,去灰尘。再取清水适量,水平面过药约 2 cm,浸泡 10 min,煮沸后 10 min,倒出药水至大瓷碗中。以同样方法煮取 3 次,将药水倒入同一个瓷碗中,混匀。取药当水随时饮用,余药凉后密封置于冰箱中冷藏(3 d 以内饮完)。

二　诊 服上方后耳痛顿减,夜可入睡,5 剂尽服,头已不痛,诸证好转。检查见左鼓膜后上方已无肉芽,干燥无脓。原方去白芷、草乌,续进 5 剂。并以肾气丸 4 瓶吞服善后。

医　按 本案患者脓耳近 40 年,脓乃精血所化,其阴伤阳损,精血亏耗,不问可知,呈一派虚寒证象,非阳和汤阴阳同治,精血俱补,不能解其寒凝,起其沉痈。加川芎、当归和熟地,有四物之意,既资久耗之营血,又可活血通络。配草乌以增强祛寒止痛、散结解毒之力。加白芷可祛腐解毒排脓,缓解头痛。伍以蜈蚣,为以毒攻毒之用。如斯骨疡寒脓之症,非以大剂温散,多年痼疾安能瘳复?

(六十二)突发性聋(肝火上逆,兼阴血不足)

程某,女,50 岁。自诉:突发双耳聋鸣,伴眩晕脑涨,经西医治疗后,右耳已恢复正常,但左耳仍聋鸣如故。现左耳听音不清,耳鸣隆隆,持续不歇,时有头昏脑涨,眼睛干涩作胀,右耳麻木感,颈软乏力,口苦咽干,睡眠不宁,大便调,小便黄。舌红,苔黄腻偏干,脉玄滑。

前期诊断 外院电测听检查,左耳听力下降 20 ～ 50 dB,右耳下降 40 ～ 70 dB,均以高频为主。

初　诊 突发性聋(肝火上逆,兼阴血不足)。

辨证论治 清泻肝火。

方　药 龙胆泻肝汤加减。

初诊处方 柴胡 10 g　　栀子 10 g　　龙胆草 10 g

木通 10 g　　甘草 10 g　　黄芩 15 g

泽泻 15 g　　生地 30 g　　当归尾 15 g

牡蛎 30 g　　丹参 20 g　　葛根 20 g

12 剂,水煎服,每日 1 剂。

煎煮方法 将药入砂锅中,清水适量倒入砂锅,水平面过药约 2 cm,浸泡 1 min,去灰尘。再取清水适量,水平面过药约 2 cm,浸泡 10 min,煮沸后 10 min,倒出药水至大瓷碗中。以同样方法煮取 3 次,将药水倒入同一个瓷碗中,混匀。取药当水随时饮用,余药凉后密封置于冰箱中冷藏(3 d 以内饮完)。

二　诊 服上方 12 剂,自觉右耳听力明显提高,诸证显著减轻,心情舒畅。仍有眼睛干涩,晚上耳鸣、咽干,有时头晕。舌质仍偏红,有细裂纹,苔黄腻少津;脉玄滑。此属阴液不足,肝阳上扰之证,宜拟育阴潜阳,活血通窍,治拟镇肝熄风汤加减。

二诊处方　生地 30 g　　牡蛎 30 g　　玄参 20 g

丹参 20 g　　葛根 20 g　　白芍 15 g

枸杞 10 g　　茵陈 10 g　　川楝子 10 g

天麻 10 g　　黄芩 10 g　　当归尾 15 g

以此方略有出入调理 20 余剂,诸证平复,听力恢复满意。

医　按 肝气上逆者,或缘肝经实热,化火上逆;或缘肝血不足,阴虚阳亢,病机虽有不同,但均可各自产生突发性耳聋耳鸣,亦可为同一病变之先后阶段。本例初诊,以肝经实火为甚,兼阴血不足之象,故用龙胆泻肝汤清肝泻火,去车前之清利太过,重用生地以养阴血,当归改为当归尾,并加丹参以助活血祛瘀,葛根生用破血,且能生津,牡蛎平肝潜阳。二诊之后,实火渐消,阴虚阳亢仍存,故以镇肝熄风汤加减以育阴潜阳,仍加当归尾、丹参等活血祛瘀,佐天麻定晕,治切病机,收效亦佳。

(六十三)耳鸣耳聋(肾精亏损,心火上扰)

张某,男,38 岁。自诉:右耳突然不闻声音 10 d,曾于发病当天做电测听检查,气导下降 40 dB,骨导下降 45 dB,诊为突发性耳聋。经用右旋糖酐、地塞米松、三磷酸腺苷及维生素 B 等治疗 10 d 效果不明显。舌尖红,苔白,脉细数。

初　诊 耳鸣耳聋(肾精亏损、心火上扰)。就诊情形:现在右耳聋,耳鸣如潮,眩晕,心烦不宁,急躁失眠,腰脊疼痛,下肢无力,小便短赤。

辨证论治　益精固肾,宁心安神。

初诊处方　生地 20 g　　熟地 20 g　　山茱萸 10 g

山药 10 g　　磁石 20 g　　牡丹皮 10 g

泽泻 10 g　　黄连 10 g　　木通 10 g

远志 10 g　　　黄精 15 g　　　续断 15 g

茯神 15 g　　　枣仁核 30 g

煎煮方法　将药入砂锅中,清水适量倒入砂锅,水平面过药约 2 cm,浸泡 1 min,去灰尘。再取清水适量,水平面过药约 2 cm,浸泡 10 min,煮沸后 10 min,倒出药水至大瓷碗中。以同样方法煮取 3 次,将药水倒入同一个瓷碗中,混匀。取药当水随时饮用,余药凉后密封置于冰箱中冷藏(3 d 以内饮完)。

二　诊　上方每日 1 剂,服药 2 周后自觉听力好转,耳鸣眩晕大减,惟耳内胀闷。舌淡红,脉细。上方去磁石、木通、黄连,加柴胡、川芎、香附各 10 g。续服 1 月余,自觉听力恢复较好,电测听检查右耳听力提高 25 dB。

医　按　证属肾精亏虚,心火上扰,故以六味地黄汤滋补肾阴,加黄连清心火,生地、枣仁核补心阴,服药 2 周后诸证大减。惟耳内胀闷,此时加柴胡、川芎、香附即为王清任《医林改错》之通气散,后世医家以之为治疗咽鼓管闭塞所致耳胀耳闭之首选方。

(六十四)梅尼埃病

高某,男,55 岁。自诉:自 10$^+$ 年起,即感头晕,耳鸣,如乘舟车,夜卧不安,梦多。有时胸闷、痰凝、欲呕、食少。10 年以来,血压波动在 180/110 mmHg 上下。经西医诊断为梅尼埃病。服西药并附中药滋补剂,病情不减,近期停止工作,特来我院诊治。舌苔薄白,微腻,脉右滑,左弦细。

初　诊　梅尼埃病。就诊情形:患者形体肥胖,湿痰较重,多年来积劳过度。

辨证论治　此乃过度疲劳,心神不宁,又因湿痰凝滞,脾运受损,肝之清阳不升,发为眩晕。法宜淡渗利湿,化痰理气,升清降浊,健脾宁心为恰。

初诊处方　法半夏 9 g　　　明天麻 9 g　　　白术 9 g

化州柚 6 g　　　灸远志 6 g　　　炒枳壳 6 g

生甘草 3 g　　　石菖蒲 3 g　　　薏苡仁(炒)15 g

净秋米 15 g　　　白茯苓 15 g　　　怀枣仁 15 g

荷叶顶 2 个

5 剂,水煎服,每日 1 剂。

煎煮方法　将药入砂锅中,清水适量倒入砂锅,水平面过药约 2 cm,浸泡 1 min,去灰尘。再取清水适量,水平面过药约 2 cm,浸泡 10 min,煮沸后 10 min,倒出药水至大瓷碗中。以同样方法煮取3次,将药水倒入同一个瓷碗中,混匀。取药当水随时饮用,余药凉后密封置于冰箱中冷藏(3 d以内饮完)。

二　诊　服上方5剂后,夜卧渐安,血压稍降,头目仍发晕,耳鸣,腰楚,咳痰较多。二便如常,饮食增加,胸闷已减。左脉稍弦,右仍濡滑。此乃脾为湿困,痰凝未除,清浊升降失司,肝肾不足。嘱其须尽量节制肥甘厚腻及动湿生痰之品,续以原方加减。

二诊处方　法半夏9 g　　明天麻9 g　　漂白术9 g

石决明9 g　　光杏仁9 g　　化橘红6 g

生杜仲12 g　　白茯苓15 g　　薏苡仁(炒)12 g

生甘草3 g　　荷叶顶3个　　莲子15 g

三　诊　上方连服15剂,诸证均有显著减轻,血压降至150/80 mmHg。患者已能适当工作,独立行走,饮食增加,二便正常。脉转缓和,舌淡苔润,惟精神尚弱。证属湿痰渐化,心脾功能逐渐恢复,清浊渐分而肝肾未足,可用原方稍佐滋养固脾之品,调理善后。

三诊处方　化州柚6 g　　白茯神15 g　　黑豆15 g

明天麻9 g　　法半夏9 g　　何首乌炙15 g

沙蒺藜12 g　　生甘草3 g　　白术12 g

荷叶顶3个　　炒薏苡仁12 g

医　按　脾虚湿痰郁阻引起的晕眩症,临床较多。病的初期,往往辨证不准,或用滋腻,或用强壮,或用温燥,或用寒凉,甚或使用攻下,皆未获效,反致缠绵,固当重视病因病理的特点。此例首用淡渗利湿,化痰理气,升清降浊,以治其标。方中兼以健脾宁心,调达肝肾;继投补益,以图根本。

(六十五)萎缩性鼻炎

周某,女,21岁。自诉:鼻腔干燥不适,嗅觉减退三四年,近年嗅觉消失。平时乏力,易感冒,食纳一般,月经调。自1⁺年服用六味地黄丸、脾约丸数瓶,鼻干微好转,其他无改善。现有头晕心烦,大便结,2～3日1行。舌质淡红带紫,苔黄,脉眩。

初　诊　萎缩性鼻炎。就诊情形:双侧鼻腔顶有脓痂,鼻甲明显萎缩,干燥,鼻腔宽大。

辨证论治 气阴不足,脉络阻闭。

初诊处方

生地 15 g	赤芍 15 g	当归尾 15 g
丹参 15 g	黄芪 15 g	党参 15 g
玄参 20 g	川芎 10 g	麦冬 10 g
决明子 10 g		

煎煮方法 将药入砂锅中,清水适量倒入砂锅,水平面过药约 2 cm,浸泡 1 min,去灰尘。再取清水适量,水平面过药约 2 cm,浸泡 10 min,煮沸后 10 min,倒出药水至大瓷碗中。以同样方法煮取 3 次,将药水倒入同一个瓷碗中,混匀。取药当水随时饮用,余药凉后密封置于冰箱中冷藏(3 d 以内饮完)。

医 嘱 以赤芍、生地、丹参、苦参各 10 g,红花 5 g,麻油煎炸,去渣滴鼻,每日 2~3 次。

二 诊 服上方 21 剂,心烦减,无明显鼻干感,近有鼻内胀痛。查见两鼻腔黏膜红润,鼻甲略有增大,左侧鼻腔顶部脓痂消失,右侧减少。上方去决明子,加枳壳、桃仁各 10 g,嘱平时服蜂蜜,外用药同前。

三 诊 服上方 28 剂,嗅觉恢复,鼻已不痛,近来鼻腔干燥有明显增加,鼻唇起疱而痒痛。查见双下鼻甲较前有明显恢复,鼻黏膜干红,右鼻腔少许干痂。舌红,苔黄,脉弦带滑。

三诊处方

玄参 10 g	葛根 10 g	生黄芪 10 g
生地 10 g	丹参 10 g	当归尾 15 g
赤芍 15 g	黄芩 10 g	牡丹皮 10 g
木通 10 g	升麻 6 g	路路通 10 g
甘草 6 g		

医 嘱 鼻内用药同前,鼻唇疱疹处涂青黛散。

四 诊 服上方 10 剂,嗅觉恢复正常,鼻干基本消失,已有涕,鼻甲恢复正常,但偏小,大便仍干燥。再处以清润降火之剂,嘱饮食调理,保持大便通畅。

医 按 本例初辨证属气阴不足,脉络阻闭,治拟益气养血,活血化瘀。服用一段时间后疗效显著。但因用药过久,且所用多属甘温太过,清润不足之品,易致脾经热邪上壅熏鼻,故见鼻黏膜干红,右鼻腔少许干痂。舌红,苔黄,脉弦带滑。此时治疗当以加重清热之力,不忘滋阴,配以活血通络之品,待症状消失之时仍不忘滋阴降火。

（六十六）喉痹

李某,男,40岁。自诉:咽痛3年,加重2个月。3⁺年患者因工作紧张,情志不畅,常感咽痛不适,咽痒干咳,遂去医院治疗。诊治为慢性咽炎,曾用大量抗生素治疗,病情时好时坏,终未治愈。近2个月病情加重,咽喉干灼不适,疼痛不甚,咽痒吞咽不利,伴腰膝酸软,手足畏寒怕冷等,经多方治疗无效来我院要求中药治疗。舌淡红,舌苔白,脉沉迟。

初　　诊　喉痹。就诊情形:咽部轻度充血,咽后壁滤泡增生,腭扁桃体未见肿大。

辨证论治　肾阳不足,阴寒内盛,格阳上越,客于咽喉。宜温肾补阳,引火归元。

初诊处方　附子10 g　　　肉桂10 g　　　山药10 g

云苓10 g　　　泽泻10 g　　　山茱萸10 g

甘草10 g　　　浙贝10 g　　　牡丹皮10 g

当归10 g　　　川芎10 g　　　赤芍15 g

生地15 g　　　桔梗15 g　　　玄参30 g

牡蛎30 g

7剂,水煎服,每日3次。

煎煮方法　将药入砂锅中,清水适量倒入砂锅,水平面过药约2 cm,浸泡1 min,去灰尘。再取清水适量,水平面过药约2 cm,浸泡10 min,煮沸后10 min,倒出药水至大瓷碗中。以同样方法煮取3次,将药水倒入同一个瓷碗中,混匀。取药当水随时饮用,余药凉后密封置于冰箱中冷藏(3 d以内饮完)。

二　　诊　上方服7剂,咽部疼痛消失,但仍有不适感。原方加知母10 g,再服7剂,症状消失,检查咽部仍有轻微充血及滤泡,原方再进14剂病愈。3个月后随访,未见复发。

医　　按　慢性咽炎属中医学喉痹的范畴。前贤多从肺阴不足,肝肾阴虚,心肾不交论治。唯独阳虚喉痹一症,常被世人忽略。本例病人即属后者,其咽痒咽痛,咽部充血轻微,脉沉迟,盖由命门火衰,格阳于上,无根本之火上灼咽喉所致。腰为肾之府,肾阳不足不能温煦肾府及四末,则腰膝酸软,手足不温。咽后壁滤泡增生,乃为血滞痰瘀所致。鉴于以上病因病机,采用金匮肾气丸温肾补阳,引火归元,使上焦浮火下降。四物汤养血活血,两者结合则咽部气血得活,痰结得消,则咽部滤泡消失;桔梗引药上行,清利咽喉,化痰散结;甘草调和药性而解毒。诸药合力专功宏,使药到而疾消。

(六十七)鼻出血

田某,男,57岁。自诉:素嗜香燥之物,大便长期秘结。既往有高血压病史,因大便时右侧鼻腔突然鼻衄,在6 d时间内出血约2000 mL。出血过程中一度休克,经抢救,由外院转入我院已20 d,经西药止血无效,仍反复出血达545 mL,输血总量达1000 mL,病情无好转,考虑手术结扎血管。舌苔黄厚腻,脉弦无力。

初　　诊　鼻出血。就诊情形:入院时检查血压120/80 mmHg,脉搏100次/min,呼吸20次/min,血块收缩时间为2 h开始部分收缩。刻下患者半卧于床,面色苍白,神志尚清,语声低微,虚汗自出,口干唇焦。口苦咽干,夜烦难眠。

辨证论治　证属胃肠积热,肝阳偏亢,木火刑金,肺阴受损,迫血妄行。治以泄热通腑,益气养阴,凉血止血。

初诊处方

大黄5 g	枳实15 g	金银花15 g
厚朴15 g	连翘15 g	仙鹤草15 g
白芍30 g	生地20 g	太子参30 g
沙参20 g	当归12 g	白茅根20 g

煎煮方法　将药入砂锅中,清水适量倒入砂锅,水平面过药约2 cm,浸泡1 min,去灰尘。再取清水适量,水平面过药约2 cm,浸泡10 min,煮沸后10 min,倒出药水至大瓷碗中。以同样方法煮取3次,将药水倒入同一个瓷碗中,混匀。取药当水随时饮用,余药凉后密封置于冰箱中冷藏(3 d以内饮完)。

二　　诊　大便已行,出血量减少,纳增,精神好转,已抽去左侧鼻腔纱条。

二诊处方

杏仁15 g	桑白皮15 g	黑荆芥15 g
枳实15 g	仙鹤草15 g	厚朴15 g
当归15 g	白茅根20 g	大黄6 g
生地20 g	北沙参20 g	炙甘草12 g

三　　诊　血已止,已去掉鼻腔纱条。面色带红润,精神转好。近2 d未大便,矢气多肠胃积滞未净。舌苔转黄腻,脉弦。

三诊处方

| 北沙参20 g | 桑皮20 g | 厚朴20 g |

薏苡仁 20 g	枳实 20 g	白芍 20 g
白茅根 30 g	当归 10 g	生地 30 g
仙鹤草 30 g	大黄 10 g	杏仁 15 g
炙甘草 15 g		

四　　诊　大便通,每日 1 行,纳如常,精神渐佳。仅有鼻咽干热,舌苔薄白,脉弦有力。腑气已通,肺热未罢,阴虚津亏。

四诊处方
天冬 20 g	白芍 20 g	仙鹤草 30 g
桑皮 15 g	黄芩 15 g	地骨皮 15 g
生地 30 g	沙参 30 g	白茅根 30 g
当归 15 g	炙甘草 15 g	

上方 3 剂后观察 1 周,未再出现出血。

医　　按　此案辨证属胃肠积热,肝阳偏亢,木火刑金,肺阴受损,迫血妄行。故以调胃承气汤泻胃肠积热;太子参、沙参、生地益气养阴;金银花、连翘、白茅根凉血止血;仙鹤草益气固脱以止血。

(六十八)圆翳内障(肝肾亏虚)

周某,女,86 岁。自诉:左眼视物模糊伴流泪 1[+] 个月。1[+] 个月无明显诱因出现左眼视力下降,视物模糊、畏光流泪,无眼胀、眼痛、眼痒等不适症状,未予任何治疗,症状无缓解,今求诊于我院门诊。否认心脏病,否认高血压,否认糖尿病,否认肺结核,否认肝炎,否认伤寒病史,否认中毒史。8[+] 年于某医院行右眼玻璃体切割术。舌淡红,苔白干,脉弦细。双眼结膜无充血,结膜囊清洁,角膜透明,前房深度适中,房水清亮,虹膜纹理清晰,瞳孔圆,直径 3.0 mm,左眼对光反射灵敏,右眼人工晶体,左眼晶状体混浊(＋＋)。双眼玻璃体无混浊。右眼视盘边界清,色白,视网膜 A 脉细,"V"迂曲,黄斑区色素紊乱,中心凹光反射不清;左眼视盘边界清,视网膜 A 脉细,"V"迂曲,黄斑区色素紊乱,中心凹光反射不清。

中医初诊　①视瞻昏渺(肝肾亏损);②圆翳内障(肝肾亏损);③青盲(肝肾亏损)。

西医诊断　①左眼增龄性黄斑变性;②左眼白内障;③右眼视神经萎缩;④右眼人工晶体眼。就诊情形:左眼视力下降,视物模糊,畏光流泪,无眼胀、眼痒、眼痛等不适,无视物变形、复视、虹视等,无眼前闪光感。精神可,纳可眠差,二便调。

辨证论治 滋养肝肾,明目退翳。

初诊处方 决明子 15 g　　女贞子 30 g　　神曲 12 g

淮山药 15 g　　谷精草 15 g　　石斛 15 g

连翘心 12 g　　生白芍 12 g　　刺蒺藜 12 g

淡竹叶 9 g

10 剂,水煎服,每日 1 剂。

　　煎煮方法 将药入砂锅中,清水适量倒入砂锅,水平面过药约 2 cm,浸泡 1 min,去灰尘。再取清水适量,水平面过药约 2 cm,浸泡 10 min,煮沸后 10 min,倒出药水至大瓷碗中。以同样方法煮取 3 次,将药水倒入同一个瓷碗中,混匀。取药当水随时饮用,余药凉后密封置于冰箱中冷藏(3 d 以内饮完)。

　　二　诊 服用上药后自觉左眼视物较前清晰,眼前少许黑影,精神及纳眠好,二便调顺。其余检查变化不大。舌微红,苔白微干,脉弦细。治疗以上方去石斛,改为黄精 15 g。

二诊处方 决明子 15 g　　女贞子 30 g　　神曲 12 g

淮山药 15 g　　谷精草 15 g　　黄精 15 g

连翘心 12 g　　生白芍 12 g　　刺蒺藜 12 g

淡竹叶 9 g

10 剂,水煎服,每日 1 剂。

　　三　诊 视物明显清晰,眼内泪水感消失,偶有眼内干涩,时有胸闷感,无视物变形及眼前黑影,精神及纳眠好,二便调顺。治疗以上方去刺蒺藜,加香橼以理气。

三诊处方 决明子 15 g　　女贞子 30 g　　神曲 12 g

淮山药 15 g　　谷精草 15 g　　黄精 15 g

连翘心 12 g　　生白芍 12 g　　香橼 12 g

淡竹叶 9 g

10 剂,水煎服,每日 1 剂。

　　医　按 老年性白内障是引起老年人视力下降的一个主要疾病,目前除了手术,没有其他治疗方法。在疾病的早中期,李老用滋补肝肾、明目退翳的方法治疗,有一定效果。

　　本案患者年过八旬,肝肾亏损,精血不足,不能上荣于目,晶珠失养,日渐混浊,阻碍通光之道;加之视衣失养,神光发越无基,均致眼视物模糊。舌红苔少,脉细,此皆为肝肾亏损的表现。本病为肝肾亏损之视瞻昏渺与圆翳内障,病位在目,责之于肝肾。李老治疗本病以滋养肝肾精血为基,予女贞子、白芍养肝肾,石斛、淮山药兼养脾,连翘心清热,谷精草及神曲是退晶状体翳障的良药,待视力好转,又予黄精养精血固本,适时予香橼理气,使气机升降出入。故经过1个月的中药内服,患者视力提高至0.6,效果实属不错。

(六十九)风牵偏视(脉络瘀阻)

刘某,女,74 岁。自诉:左眼眼球外转障碍,复视 6⁺天。糖尿病病史 1⁺年,目前无口服降血糖药物,血压:132/80 mmHg。专科检查:VOD 0.5,VOS 0.6,双眼外观无畸形,睑结膜稍充血,角膜透明,左眼外转障碍,双眼瞳孔圆,对光反射灵敏,双晶状体混浊,眼底小瞳下欠清,散瞳后可见,视盘(−),散瞳后见眼底静脉扩张,动脉细,未见出血及渗出,黄斑区色素稍乱,中心凹反光不清。舌质红,舌体偏瘦,舌苔少津,脉细。尿常规正常,嘱患者清淡饮食,注意复查。传染标志物:乙肝核心抗体阳性。光学相干断层扫描检查:双眼黄斑形态正常。

中医初诊 风牵偏视(脉络瘀阻)。就诊情形:左眼眼球外转障碍,复视,右眼运转正常,双眼轻微梗涩,迎风流泪,无明显视力下降,无视物变形变色,饮食及大便调顺,小便频,睡眠尚可。

西医诊断 ①左眼麻痹性斜视;②双眼年龄相关性白内障;③Ⅱ型糖尿病。

辨证论治 活血通络,行气化瘀。

初诊处方

丹参 15 g	鸡血藤 30 g	川芎 12 g
当归 12 g	决明子 15 g	僵蚕 12 g
地龙 12 g	淡竹叶 9 g	浙贝 12 g

7 剂,水煎服,每日 1 剂,内服。注意监测血糖浓度,与局部麻醉下行眼内针以活血通络。

煎煮方法 将药入砂锅中,清水适量倒入砂锅,水平面过药约 2 cm,浸泡 1 min,去灰尘。再取清水适量,水平面过药约 2 cm,浸泡 10 min,煮沸后 10 min,倒出药水至大瓷碗中。以同样方法煮取 3 次,将药水倒入同一个瓷碗中,混匀。取药当水随时饮用,余药凉后密封置于冰箱中冷藏(3 d 以内饮完)。

二 诊 患者精神可,查生命体征平稳,饮食尚可,二便调。左眼眼球外转障碍,仍复视,右眼运转正常,饮食及大便调顺,小便频,睡眠可。专科检查:VOD 0.8,VOS 0.5。其余情况同前,舌脉同前。前方去鸡血藤,加葛根 12 g,续服 7 剂。

三　诊　患者一般情况好,检查生命体征平稳,复视好转,双眼视物较前清晰,口干,乏力,夜尿频,血糖仍控制欠佳,建议患者使用胰岛素,但患者拒绝。专科检查同前。前方去当归、浙贝、决明子,加女贞子 30 g,黄芪 15 g,郁金 12 g,续服 10 剂。

四　诊　精神及纳眠正常,血糖仍波动,自觉视物重影减轻,视力也提高,夜尿仍频,血糖控制不佳。专科检查:VOD 0.8,VOS 0.5。双眼外观无畸形,睑结膜稍充血,角膜透明,左眼外转稍欠佳,舌脉同前。续服上方 10 剂后停药,注意控制血糖。

医　按　麻痹性斜视是可发生于任何年龄的眼外肌疾病,以复视、眼位偏斜、眼球运动障碍为主要症状。西医认为其病因复杂,并非是单纯由眼科疾病引起,大多数是全身疾病的一部分,如颅脑外伤、血管性疾病、代谢性疾病等均可引起。中医认为本病总由风邪引起,与痰湿、瘀血也有很大的关系。李老从早期活血祛风,后期益气扶正治疗本病,有较好的效果。

中医认为麻痹性斜视必与风邪有关,本例患者有消渴病史。消渴者,阴虚为本,燥热为标,阴虚燥热导致瘀血内生,瘀阻目络,使眼带失养,一侧挛急,一侧萎废不用,故而导致视物重影,眼位偏斜。治疗早期以活血行气、通络为主,使用丹参、鸡血藤、当归、川芎等活血行气,地龙通络活血,僵蚕祛风。随着病情的发展,逐渐增加葛根生津,女贞子滋补肾阴,黄芪、党参补气健脾,方中还使用浙贝化痰软坚。全方早期以活血行气、通络为主,中期以养阴行血为主,后期以益气活血为主,治疗效果不错。

(七十)视瞻昏渺(脾肾亏虚,心经积热)

刘某,男,67 岁。自诉:左眼视物模糊伴视物变形 2^+ 年。40^+ 年单位体检时发现血压高,最高血压 180/120 mmHg,平时服用降血压药物硝苯地平片,血压维持在 $(125 \sim 130)/(80 \sim 89)$ mmHg 之间,血压控制尚可。专科检查:VOD 0.4,VOS 0.4。双外眼端好,眼球结膜充血不明显,角膜透明,前房深浅可,房水清亮。双侧瞳孔圆,大小正常,对光反射灵敏,双侧晶状体轻度混浊,眼底尚可见,右眼视盘大小色泽正常,边界清,静脉稍扩张,动脉细,黄斑区色素紊乱,中心凹反光不清,视盘大小色泽正常,边界清,静脉稍扩张,动脉细,黄斑区黄白色病灶,间杂团块状色素沉着,玻璃膜疣,反光消失。左眼黄斑病变,黄斑区视网膜下可见高反射,考虑为新生血管。舌淡红,体稍胖,脉细沉弦。

中医初诊 视瞻昏渺(脾肾亏虚,心经积热)。就诊情形:左眼视物模糊,眼胀,视物扭曲变形,左上角视野缺失,眼痒,无眼痛,无眼前黑影飘动,咳嗽,咯黄黏痰,精神可,纳眠可,二便调顺。

西医诊断 ①双眼增龄性黄斑病变(湿性);②双眼白内障;③原发性高血压病(Ⅲ级高危组)。

辨证论治 补脾益肾,清心化痰明目。

初诊处方

女贞子 30 g	黄精 30 g	茯苓 15 g
决明子 15 g	山药 15 g	黄芪 15 g
连翘心 12 g	浙贝 12 g	淡竹叶 9 g

7 剂,水煎服,每日 1 剂。

煎煮方法 将药入砂锅中,清水适量倒入砂锅,水平面过药约 2 cm,浸泡 1 min,去灰尘。再取清水适量,水平面过药约 2 cm,浸泡 10 min,煮沸后 10 min,倒出药水至大瓷碗中。以同样方法煮取 3 次,将药水导入同一个瓷碗中,混匀。取药当水随时饮用,余药凉后密封置于冰箱中冷藏(3 d 以内饮完)。

二 诊 患者精神可,查生命体征平稳,饮食尚可,二便调。患者自觉双眼较前舒适,视物仍变形,咳嗽好转,余症同前。前方去浙贝,加郁金 12 g,续服10 剂。

三 诊 患者一般情况好,检查生命体征平稳。专科检查:VOD 0.6 +2,VOS 0.4 +3。自觉左眼视物变形稍减轻,视物较前清晰。舌淡红,苔白体胖,脉弦细。前方去郁金,加丹皮 12 g,续服20 剂。

四 诊 精神及纳眠正常,血压平稳,自觉左眼视物变形好转,视力也提高。舌脉同前,其余同前。续服上方30 剂后停药,口服眼保胶囊 I 号半年。

1 年后患者复诊时视力一直维持在右眼裸眼视力 0.6 ~ 0.8,左眼裸眼视力 0.4,眼底检查未见出血、渗出,OCT 复查,新生血管变化不大。

医 按 增龄性黄斑病变是目前影响中老年人视力的主要疾病,目前其病因病理不明,可能与长期慢性光损害、遗传、代谢等有关,与吸烟、饮酒、心血管疾病也有一定关系。中医认为本病主要是年老体衰,脾肾不足,肾精亏损,脾虚失运,心火无制,导致痰浊瘀血引起。李老使用补脾益肾、清心为主治疗本病,有一定效果。

本病是增龄性退行性疾病,以中心视力下降为主要症状,因病因病机不明,目前西医治疗如光动力疗法(PDT)、瞳孔透热疗法(TTT)等治疗,但疗效并不确切,且价格昂贵,病人不易承受。中医从整体出发,以调理脏腑功能为主。李老认为本病主要是由于脾肾二脏衰老,功能失常,继而心经郁热所致,使用自拟方治疗本病,对于缓解疾病的发展,保持有效视力发挥着一定的作用。方中以大剂量女贞子、黄精补益肾精,以山药、茯苓、黄芪健脾,抑制阴火产生,以连翘心、淡竹叶清心,方中还常用决明子平肝,浙贝化痰软坚,丹皮凉血,总方起到补脾益肾,滋养精血,清心明目之功。

(七十一)突发性聋(风邪闭耳)

李某,男,50岁。自诉:右耳鸣、听力下降3^+天。3^+天患者劳累后感冒,出现头痛、流涕、咽干等症,自服感冒药后症状减轻,但右耳听力下降,耳鸣。为求中医治疗求治于我院。既往体健。双侧耳郭对称无畸形,无牵拉痛,外耳道皮肤无红肿,无异常分泌物,鼓膜完整,标志物清,未见充血,乳突无压痛。右耳重度感音神经性听力损失,左耳高频听力下降。舌质淡红,舌苔白,脉浮。

中医初诊 突发性聋(风邪闭耳)。就诊情形:右耳耳鸣、听力下降,无头晕目眩,无恶心呕吐,无咳嗽、流涕、恶寒发热等不适症状,神清,精神可,饮食佳,二便调,纳眠可。

西医诊断 ①右突发性耳聋;②左耳感音神经性听力损失。

辨证论治 祛风开窍,化痰聪耳。

初诊处方

蔓荆子 12 g	桑叶 12 g	防风 12 g
骨碎补 12 g	丹参 12 g	太子参 15 g
石菖蒲 12 g	浙贝 12 g	淡竹叶 9 g

7剂,水煎服,每日1剂。

医　嘱 同时予电针听宫、翳风、风池、耳门、合谷、曲池等穴。

煎煮方法 将药入砂锅中,清水适量倒入砂锅,水平面过药约 2 cm,浸泡 1 min,去灰尘。再取清水适量,水平面过药约 2 cm,浸泡 10 min,煮沸后 10 min,倒出药水至大瓷碗中。以同样方法煮取 3 次,将药水倒入同一个瓷碗中,混匀。取药当水随时饮用,余药凉后密封置于冰箱中冷藏(3 d 以内饮完)。

二　诊 患者精神可,查生命体征平稳,饮食尚可,二便调。患者自觉右耳听力好转,无头昏、眩晕等,但耳鸣无改善,舌脉同前。前方加灵磁石30 g,续服7剂。

三　诊　患者自诉耳鸣、耳聋较前好转,时感头昏、胸痛,无恶心呕吐、心慌胸闷等不适。神清,精神可,饮食佳,纳眠尚可。纯音听阈监测结果双耳感音神经性听力损失,高频听力下降,双耳基本一致。舌淡红,苔白,脉弦。前方去桑叶、防风、石菖蒲,加香橼12 g,女贞子30 g,续服20剂。

患者因要去外地支教,故嘱服上方20剂,半年后复诊听力完全恢复,仅有少许耳鸣。

医　按　突发性耳聋是突然发生的重度感音神经性听力损失,属于耳科急症。治疗宜及时、迅速,否则效果较差。本病预后与患者听力下降的程度、是否伴有眩晕等有关,西医治疗主要是扩张血管、营养神经、高压氧等;中医主要认为是邪闭耳窍所致。李老使用祛邪开闭,化痰通窍治疗本病,有良好的效果。

突发性耳聋属于耳科急重症,治疗以通为要,本患者发病前有明确的感冒病史,故考虑与病毒感染有关。中医认为此例是风邪闭塞耳窍,脉络不通引起。李老治疗本病以祛风开闭为主,方中以蔓荆子、防风、桑叶散风祛邪,以浙贝、石菖蒲化痰,因患者发病前有明显的劳累史,故方中总用太子参益气。李老云:"只有气足,方能祛邪。"方中还用骨碎补补肾,因耳为肾之外窍,风邪为何只闭耳,而不侵犯他脏?盖因肾有不足一面,故以骨碎补一味补之,病至将愈,邪已去大半,当逐渐以扶正为主,以大剂量女贞子补肾,磁石重镇向下,使诸药得以下行,有止耳鸣良效。同时使用电针,局部与远端取穴,祛风开闭通络效果更好。从治疗结果看,三诊时患者听力已与健耳一致,可见治疗效果极好。

(七十二)视瞻昏渺(脾肾亏虚)

杜某,男,70岁。自诉:双眼视物模糊2$^+$年。既往有肺气肿病史。专科检查:VOD 0.2,VOS 0.2+1。双眼外观端好,眼球结膜无明显充血,角膜透明,前房深浅适中,双瞳孔圆,对光反射灵敏,双晶状体轻度混浊,眼底可见视盘(-),眼底动脉稍细,黄斑区片状萎缩斑,夹杂色素沉着块,中心凹反光消失。

中医初诊　视瞻昏渺(脾肾亏虚)。就诊情形:双眼轻微梗涩,视力下降,迎风流泪,无视物变形变色,鼻痒、流清涕,时有鼻阻,饮食及大小便调顺,睡眠不佳。

西医诊断　①增龄性黄斑病变;②增龄性白内障(初期);③肺气肿。

辨证论治 补脾益肾,滋养精血,清心明目。

初诊处方

女贞子 30 g	黄精 30 g	决明子 125 g
连翘心 12 g	茯苓 15 g	山药 15 g
茺蔚子 12 g	黄芪 30 g	淡竹叶 9 g

7 剂,水煎服,每日 1 剂。

煎煮方法 将药入砂锅中,清水适量倒入砂锅,水平面过药约 2 cm,浸泡 1 min,去灰尘。再取清水适量,水平面过药约 2 cm,浸泡 10 min,煮沸后 10 min,倒出药水至大瓷碗中。以同样方法煮取 3 次,将药水倒入同一个瓷碗中,混匀。取药当水随时饮用,余药凉后密封置于冰箱中冷藏(3 d 以内饮完)。

二 诊 患者神清,精神可,查生命体征平稳,饮食尚可,二便调,纳眠较前改善。患者双眼仍轻微梗涩,但较前好转,视力下降,迎风流泪,无视物变形变色,鼻痒、流清涕,时有鼻阻。专科检查:VOD 0.2,VOS 0.25。舌脉同前,前方去茺蔚子,加炒枣仁 12 g,续服 10 剂。

三 诊 患者神清,精神欠佳,查生命体征平稳,饮食尚可,二便调,纳眠改善。患者双眼仍轻微梗涩,但较前明显好转,无视物变形变色,无鼻痒、流清涕。前方去炒枣仁,加生牡蛎 15 g,续服 10 剂。

四 诊 查生命体征平稳,饮食尚可,二便调,纳眠较前改善。患者双眼仍轻微梗涩,但较前明显好转,视力如常,迎风流泪,无视物变形变色。专科检查:VOD 0.25,VOS 0.25,其余同前。舌淡红,苔稍干,脉细。前方去生牡蛎,加浙贝 12 g,续服 10 剂。患者病情好转。半年后复诊视力仍能维持。

医 按 增龄性黄斑变性(ARMD)亦称为老年性黄斑变性,是一种发病率与年龄增长呈正比,以中心视力下降为特征的致盲性眼底退行性病变。临床分为萎缩型与渗出型。随着人口年龄结构的老化,此病将成为我国常见致盲眼病之一。该病的确切发病机制尚不十分清楚,并且缺乏特效的药物和根本有效的预防措施。增龄性黄斑变性的有效防治,是眼科界亟待解决的课题。

李老认为本病病机脾肾亏虚是核心,精血不足是根本,心经郁热是重点,注重"火"在疾病形成中的重要性,瘀血、痰浊是其标。本案患者眼底无出血,仅有黄斑萎缩斑及色素改变,故主要以滋养精血、补益脾肾为主。方中女贞子、黄精滋肾为君,黄芪、淮山药、茯苓健脾为臣,滋养脾肾精血;佐以连翘心与淡竹叶入心,清除心经郁热;决明子平肝明目。因有萎缩性瘢痕形成,治宜予生牡蛎软坚散结。全方以补脾益肾、滋养精血为主,清心为辅,兼顾心、脾、肾,达到脾、肾双补,清心明目之功。经过近 3 个月的治疗,患者视力有缓慢提升,已属不错的治疗效果。

(七十三)络损暴盲(痰瘀互结)

毕某,男,70 岁。自诉:双眼视物昏朦、视力下降 3^+ 个月。10^+ 年于贵阳市某医院诊断为糖尿病、肺气肿、高血压,平素嗜好肥厚之味。胸廓对称呈桶状,胸式呼吸存在,双肺叩诊呈清音,听诊双肺呼吸音稍粗,未闻干湿性啰音,心界不大,心律 80 次/min,律齐,心音正常,无杂音。专科检查:VOD 0.2,VOS 0.15。双眼眼睑开合可,球结膜无充血,角膜透明,前房深浅可,房水清亮,虹膜纹理清,瞳孔圆,直径约 3 mm,对光反射灵敏,晶状体混浊,玻璃体可见混浊点,右眼底模糊可见,视盘(-),视网膜静脉扩张迂曲,动脉细。反光明显增强,黄斑色素紊乱,中心凹反光消失。左眼底模糊可见,视盘边界不清,以视盘为中心眼底火焰状出血,黄斑受累,眼底静脉高度迂曲,动脉细,黄斑水肿,中心凹反光消失。眼球运动各方向正常,眼压正常。舌质暗红,舌体稍胖,舌苔薄白,脉弦细涩。B 超检查:双眼玻璃体欠清晰。OCT 检查:右眼视网膜黄斑形态正常;左眼视网膜高度水肿,高度 1080 μm。眼底血管荧光造影,左眼视网膜中央静脉阻塞,有新生血管、无灌注等,告知患者行视网膜光凝术,但患者拒做手术,表示仍先行保守治疗。

中医初诊 络损暴盲(痰瘀互结)。就诊情形:双眼视物昏朦、视力下降,无眼胀眼痛,无视物变形变色,患者神志清楚,精神欠佳,气短,气累,咳嗽,咳痰,痰液不易咯出,质黏稠,量多。饮食可,便秘,大便干,小便调。

西医诊断 ①左眼视网膜中央静脉阻塞;②右眼增龄性黄斑病变;③双眼增龄性白内障;④Ⅱ型糖尿病;⑤高血压病;⑥慢性支气管炎肺气肿。

辨证论治 化痰逐瘀,软坚散结。

初诊处方

决明子 15 g	丹参 12 g	天竺黄 12 g
生牡蛎 15 g	地龙 12 g	冬葵子 15 g
淡竹叶 9 g	茯苓 15 g	黄芪 30 g

15 剂,水煎服,每日 1 剂。

煎煮方法 将药入砂锅中,清水适量倒入砂锅,过药水平面约 2 cm,浸泡 1 min,去灰尘,再取清水适量,过药水平面约 2 cm,浸泡 10 min,煮沸后 10 min,倒出药水至大瓷碗中;以同样方法煮取 3 次,将药水导入同一个瓷碗中,混匀,取药当水随时饮用,余药凉后密封置于冰箱中冷藏(3 d 以内饮完)。

二　诊　精神较前好转,自觉眼前光亮度增强,气累、咳嗽、咯痰减轻。视力同前,眼底出血有所吸收,大便稍干,小便调,舌脉同前。前方去天竺黄、黄芪,加女贞子 30 g,山药 15 g,续服 10 剂。

三　诊　患者视物昏朦,咳嗽、咳痰,量多,喘息稍好转,声音嘶哑,纳眠可,大便未解,小便可。专科检查:VOD 0.2,VOS 0.12。右眼黄斑形态可,左眼黄斑囊样水肿,水肿较前明显减少。右眼视网膜高度 457 μm。

二诊处方

生牡蛎 15 g	淡竹叶 9 g	香橼 12 g
决明子 15 g	连翘心 12 g	泡参 15 g
广地龙 12 g	女贞子 30 g	麦冬 15 g
冬葵子 15 g		

10 剂,水煎服,每日 1 剂。

四　诊　患者精神及纳谷可,大便稍干,小便调。双眼视物昏朦,咳嗽、咳痰较入院前改善。血糖、血压基本平稳。见眼底出血明显吸收,仅少许散在小片状出血,新生血管无增加,无灌注区不明显;黄斑区无荧光素储存,前方续服 10 剂。患者病情好转,半年后复诊视力仍能维持。

医　按　视网膜静脉阻塞(RVO)是一种常见的视网膜血管病,是仅次于糖尿病视网膜病变的第二大致盲性视网膜血管病。研究表示,视网膜分支静脉阻塞(BRVO)的发病率为 1.3% ,视网膜中央静脉阻塞(CRVO)的发病率约为 0.1% 。视网膜静脉阻塞导致的黄斑囊样水肿和因阻塞出现的视网膜、视网膜下、视网膜前及玻璃体积血导致患者视力下降甚至丧失,也是此病目前治疗的两大难点。中医学认为"血不利则为水",目络瘀阻则至黄斑水肿,故应从活血利水治疗入手,在临床辨证论治的基础上加以活血利水之品,如车前子、泽兰、茯苓等。李老治疗本病以化痰逐瘀,软坚散结为法,同时也注意补益脾、肾,平肝,方中以生牡蛎、广地龙两味通络,软坚散结为主药,女贞子补肾,黄芪、茯苓益气健脾,使脾健旺,自然水湿运行得道,茯苓、冬葵子利水,减轻黄斑水肿,淡竹叶淡渗利水,调和诸药,方中还注意兼顾到肺、心、肝的健旺。从治疗结果来看,患者视力虽无明显提高,甚至还有轻度下降,但 OCT 检查提示病情改善,无进一步发展,对于本病而言也是较好的结局,病人能保住部分视力,已是不错的结果。

（七十四）聚星障（阴虚夹风证）

严某，女，18 岁。自诉：左眼反复红痛 3⁺ 年，加重伴干涩 1⁺ 个月。已到周边省市多家大医院求治，均不能控制病情，现其母带着女儿休学治病。专科检查：VOD 0.2，矫正视力 1.0，VOS 0.8。双眼外观良好，眼睑未见异常，泪小点位置正，双眼结膜充血，左眼较重，巩膜未见黄染，右角膜透明，左眼角膜边缘部可见点状浸润灶，角膜中央可见少许点状浸润，边缘毛刷状新生血管，前房深浅可，房水清亮，瞳孔圆，大小正常，对光反射灵敏。晶状体、玻璃体未见混浊，眼底未见异常，眼球各方向运动正常。左眼角膜荧光素染色试验呈密集点状着染。舌质红，舌体适中，舌苔少津，脉细数。

中医初诊　聚星障（阴虚夹风症）。就诊情形：左眼红痛、异物感，伴干涩，视力下降，无视物变形、无畏光流泪，无眼胀，精神尚可，神志清楚，纳眠可，二便调。

西医诊断　左眼病毒性角膜炎。

辨证论治　滋阴散邪、退翳明目。

初诊处方　盐泽泻 9 g　　　槟榔 12 g　　　青葙子（包）15 g

　　　　　　淡竹叶 9 g　　　蛇蜕 6 g　　　麦冬 15 g

　　　　　　土茯苓 15 g　　　玄参 15 g　　　蝉蜕 6 g

　　　　　　10 剂，水煎服，每日 1 剂。

煎煮方法　将药入砂锅中，清水适量倒入砂锅，水平面过药约 2 cm，浸泡 1 min，去灰尘。再取清水适量，水平面过药约 2 cm，浸泡 10 min，煮沸后 10 min，倒出药水至大瓷碗中。以同样方法煮取 3 次，将药水倒入同一个瓷碗中，混匀。取药当水随时饮用，余药凉后密封置于冰箱中冷藏（3 d 以内饮完）。

二　诊　患者自诉左眼红痛，有异物感，左眼视力无明显改善，眼部干涩感较前好转，无视物变形，无畏光流泪，无眼胀，精神尚可，神志清楚，纳眠可，二便调。右眼角膜透明，左眼角膜边缘部可见点状浸润灶，以鼻下方为主，舌脉同前。上方加蔓荆子 12 g，续服 10 剂。

三　诊　患者自诉左眼红痛较前好转，仍有轻微异物感，左眼视力无明显改善，眼部干涩感较前好转。上方去土茯苓，加酒黄芪、防风各 12 g，续服 10 剂，患者病情好转。

医　按　病毒性角膜炎是眼科临床常见的疾病，可以由多种病毒感染引起，其中最常见的是单纯疱疹性角膜炎,它已成为角膜病中首要的致盲眼病,其病程缠绵,容易反复,且对目前临床上使用的多种抗病毒药具有耐药性,其发病原因与免疫状态有关,是临床眼科医生较为头痛的疾病之一。李老根据中医"急则治其标,缓则治其本"的理论治疗本病。中医治病讲究治病必求其本,本病也不例外。本病属于中医"聚星障""混睛障"的范畴,李老认为本病之所以反复发作,有气血阴阳不足的一面。方中青葙子、枯芩、蝉蜕、蛇蜕、蔓荆子疏风清热,退翳明目,榔片、泽泻使邪热从二便出,麦冬、玄参护阴,淡竹叶调和诸药,同时也有淡渗利水的作用。方中注重气机的升降在人体中的作用,有升有降,使邪热有外泄通道。全方起到疏风清热,退翳明目之功效。待邪热已去,正气也伤,故要逐渐过渡到以扶正为主、祛邪为辅的治疗当中,根据病人情况,分别使用益气、养阴或二者兼有之品治疗,方能达到邪去正安的效果。同时鼓励病人适当锻炼,增强体质,才能"正气存内,邪不可干",达到既控制急性期症状,又能减少复发的目的。

(七十五)视瞻昏渺(脾肾不足,心经郁热)

张某,男,81岁。自诉:左眼视力明显下降4$^+$年,右眼前黑影遮挡2$^+$个月,加重1$^+$天。高血压4$^+$年,前列腺增生10年。专科检查:VOD 0.12,VOS 0.08。双眼外观端好,眼球结膜无充血,角膜透明,双眼前房清晰,瞳孔圆,对光反射灵敏,双侧晶状体混浊,左眼更甚,玻璃体轻度混浊,眼底可见视盘大小,色泽可,边界清,右眼黄斑区可见片状出血,色暗红,黄斑污秽,散在片状玻璃膜疣,黄斑色素沉着,中心凹反光消失。左眼黄斑区大片状玻璃膜疣,萎缩斑,色素沉着斑,中心凹反光消失。舌质暗红,舌体适中,舌苔薄黄,脉细数。

中医初诊 视瞻昏渺(脾肾不足,心经郁热)。就诊情形:双眼前黑影遮挡,右眼视力明显下降,畏光流泪,眼干眼涩,无眼痛眼胀,无视物变形变色,烦躁,夜梦多,双耳听力极差,日常交流不便,精神尚可,纳食可,大便可,夜尿多。

西医诊断 ①双眼年龄相关性黄斑病变(湿性);②双眼年龄相关性白内障;③双耳感音神经性耳鸣耳聋;④高血压;⑤前列腺增生。

辨证论治 滋养肾阴,实脾清心明目。

初诊处方

山药 12 g	连翘心 12 g	炒决明子 15 g
浙贝 12 g	广枝仁 12 g	酒女贞子 30 g
麦冬 12 g	芫蔚子 12 g	淡竹叶 9 g

10 剂,水煎服,每日 1 剂。

煎煮方法 将药入砂锅中,清水适量倒入砂锅,水平面过药约 2 cm,浸泡 1 min,去灰尘。再取清水适量,水平面过药约 2 cm,浸泡 10 min,煮沸后 10 min,倒出药水至大瓷碗中。以同样方法煮取 3 次,将药水倒入同一个瓷碗中,混匀。取药当水随时饮用,余药凉后密封置于冰箱中冷藏(3 d 以内饮完)。

二 诊 患者生命体征平稳,双眼前黑影遮挡较前改善,精神纳眠尚可,二便正常。专科检查:VOD 0.2 - 1,VOS 0.08,其余检查同前。

二诊处方 牡蛎 30 g　　连翘心 12 g　　炒决明子 15 g

地龙 12 g　　淡竹叶 9 g　　麦冬 15 g

天冬 15 g　　茺蔚子 12 g　　酒女贞子 30 g

石斛 15 g

10 剂,水煎服,每日 1 剂。

三 诊 患者双眼前黑影遮挡较前好转,右眼视力稳定,近看有视物变形,双耳听力较前稍好转,日常交流稍困难,但较入院时好转。纳眠可,二便调。前方去天冬、茺蔚子,加山药 15 g,广枝仁 12 g,续服 10 剂。

四 诊 患者仍觉双眼前黑影遮挡,但视物较前清晰,畏光流泪、眼干眼涩等症状较前改善,无眼痛、眼胀,无视物变形、变色,精神及纳眠可,二便调。眼球结膜无充血,角膜透明,双眼前房清晰,瞳孔圆,对光反射灵敏,双侧晶状体混浊,玻璃体轻度混浊,眼底可见视盘大小,色泽可,边界清,右眼黄斑区可见散在玻璃膜疣,萎缩斑,污秽,无出血,黄斑色素沉着,中心凹反光消失。左眼黄斑区大片状玻璃膜疣,萎缩斑,色素沉着斑,中心凹反光消失。

四诊处方 茺蔚子 12 g　　牡蛎 15 g　　炒决明子 15 g

淡竹叶 9 g　　浙贝 12 g　　酒女贞子 30 g

冬葵果 15 g　　黄精 30 g　　天冬 15 g

15 剂,水煎服,每日 1 剂。

医 按 增龄性黄斑变性亦称为老年性黄斑变性,是一种发病率与年龄增长呈正比,以中心视力下降为特征的致盲性眼底退行性病变。该病的确切发病机制尚不清楚,并且缺乏特效的药物和根本有效的预防措施,故治疗变得非常棘手。以中医理论为指导,结合现代医学的检查方法和研究成果,深入分析此病的病因、病机,寻找有效的防治方法,应用与发挥中医药治疗本病的优势,具有广阔的前景和重要的临床意义。李老有 50⁺ 年的临床工作经验,在治疗增龄性黄斑病变上积累了丰富的经验,有自己独特的诊治方法及理论体系。李老认为本病病机主要是脾肾亏虚,心经郁热;阴火内生,主要以补脾益肾,滋养精血,清心明目为法,从心、脾、肾三脏论治。方中女贞子、黄精滋肾为君,石斛、淮山药、茯苓健脾为臣,滋养脾肾精血;佐以连翘心与淡竹叶入心,清除心经郁热;芜蔚子活血明目。如有新生血管及出血,则血中热盛,以生地、牡丹皮凉血,之后以地龙通络活血;伴水肿者为脾肾不足,阳气亏虚,予冬葵子利水;后期瘢痕形成,治宜予生牡蛎、天冬软坚散结。全方以补脾益肾,滋养精血为主,兼顾心、脾、肾,达到脾肾双补,清心明目之功。

(七十六)云雾移睛(肝肾阴虚,脉络瘀阻)

张某,女,78 岁。自诉:左眼视力下降伴流泪 10⁺ d。有高血压 10⁺ 年,最高可达 165/98 mmHg,自诉控制可,2001 年于道真仡佬族苗族自治县某医院行脑出血治疗(具体不详)。双眼外观端好,眼球结膜无明显充血,角膜透明,双眼前房清晰,瞳孔圆,对光反射灵敏,双晶状体混浊,左眼玻璃体混浊,眼底窥不进,右眼眼底未见明显异常,脉弦细。

前期诊断 B 超结果:①左眼玻璃体异(玻璃体积血?)②右眼玻璃体正常。

中医初诊 云雾移睛(肝肾阴虚,脉络瘀阻)。就诊情形:左眼视力下降,流泪,偶感眼前浮影飘动,无畏光、眼胀、眼痛,无眼干等症,精神纳眠尚可,大小便正常。

西医诊断 ①左眼玻璃体积血;②双眼白内障(成熟期);③高血压。

辨证论治 滋养肝肾,活血明目。

初诊处方

决明子 15 g	女贞子 30 g	生地 12 g
牡丹皮 12 g	谷精草 15 g	浙贝 12 g
旱莲草 12 g	连翘心 15 g	淡竹叶 9 g

10 剂,水煎服,每日 1 剂。

煎煮方法 将药入砂锅中,清水适量倒入砂锅,水平面过药约 2 cm,浸泡 1 min,去灰尘。再取清水适量,水平面过药约 2 cm,浸泡 10 min,煮沸后 10 min,倒出药水至大瓷碗中。以同样方法煮取 3 次,将药水倒入同一个瓷碗中,混匀。取药当水随时饮用,余药凉后密封置于冰箱中冷藏(3 d 以内饮完)。

二 诊 服用上述方药后自觉双眼舒适,左眼前光感增强,能够模糊数手指头数,纳眠差,大便干,小便尚可。专科检查:VOD 0.3,VOS 指数/眼前。双眼晶体混浊,左眼玻璃体混浊,眼底仍窥不进。眼压正常。舌淡红,苔白干,脉弦细。治疗予前方减旱莲草、牡丹皮,予生牡蛎软坚散结,枸杞滋养肝肾。

二诊处方　决明子 15 g　　女贞子 30 g　　枸杞 15 g

谷精草 15 g　　茺蔚子 12 g　　浙贝 12 g

连翘心 15 g　　淡竹叶 9 g　　生牡蛎(先煎)10 g

10 剂,水煎服,每日 1 剂。

三　诊　服药后双眼明显舒适清亮,自觉右眼视物也较前清晰,左眼视力改善,精神好转,纳眠可,小便可,大便干,血压控制平稳。专科检查:VOD 0.3, VOS 数指/20 cm。左眼玻璃体仍混浊,眼底窥不清,右眼底变化不大。舌淡红,苔白干。脉弦细。

三诊处方　决明子 15 g　　女贞子 30 g　　车前子 15 g

茺蔚子 12 g　　天竺黄 12 g　　生牡蛎 15 g

鲜石斛 15 g　　连翘心 15 g　　淡竹叶 9 g

10 剂,水煎服,每日 1 剂。

四　诊　一般情况好,检查生命体征平稳,双眼视物较前清晰,眼前黑影减少,偶有眼胀,血压正常。专科检查:VOD 0.3 +2,VOS 0.04,左眼玻璃体仍混浊,但可见部分红光反射,其余情况同前。舌象、脉象同前,续予上方 10 剂口服。

五　诊　病人及家属欢喜来诊,称能看见人了,一般情况好,血压正常。专科检查:VOD 0.3 +2,VOS 0.1。左眼玻璃体仍混浊,但可见部分红光反射,眼底仍不清。左眼玻璃体积血较前吸收,少许膜化物。舌红,苔少津,脉弦细。治疗给予滋养肝肾,软坚散结之品明目。上方去车前子、天竺黄,加天冬 15 g,浙贝 12 g,续服 20 剂。患者病情好转,3 个月时回医院行双眼白内障手术。专科检查:VOD 0.6,VOS 0.4。

医　按　眼睛玻璃体积血可由多种原因造成,如高血压眼底出血、糖尿病视网膜病变、外伤、湿性年龄性相关性黄斑病变、高度近视、视网膜静脉周围炎等。本案患者因有高血压,除其他因素后,考虑为高血压引起的眼底出血,出血多突破内界膜进入玻璃体腔形成本病。中医认为,本病既然是由眩晕引起,必与肝、肾关系密切,加之患者年老,结合舌脉,辨证为肝肾阴虚火旺,迫血妄行引起出血,血瘀神膏,阻碍神光导致视力急降。出血时间不长者当凉血止血,同时也要滋养肝肾,故以女贞子、旱莲草补益肝肾,生地、牡丹皮凉血;神光属于神明,故与心也有一定关系,况且肝、肾相火胜,则君火自不得安宁,故予连翘心清心,决明子与谷精草清肝平肝。待出血稳定去掉凉血之品,予茺蔚子、丹参等活血。随着病情发展,渐转变成以软坚散结为主,使用生牡蛎、天冬软坚散结。本方虽组方简单,但标本兼顾,涉及多个脏腑,体现李老眼底疾病中"阴常不足,火易为患"的致病特点。

(七十七)消渴目病(气阴两虚,脉络瘀阻)

郭某,女,54 岁。自诉:双眼前黑影阻挡,右眼视物昏蒙 10^+ 天。3^+ 年糖尿病病史,目前自行服用二甲双胍控制血糖浓度,血糖控制尚可。专科检查:VOD 0.05,VOS 1.0 - 2。双眼眼睑开合可,球结膜无充血,角膜透明,前房深浅可,房水清亮,虹膜纹理清,瞳孔圆,直径约 3 mm,对光反射灵敏,晶状体混浊,右眼玻璃体可见较多片状黑影飘动,左眼玻璃体可见混浊点,右眼底窥不进,左眼底视盘正常,眼底可见较多白色硬性渗出及棉绒斑,视网膜水肿,眼底静脉扩张,动脉细,黄斑色素沉着,中心凹反光消失。眼球运动各方向正常,眼压正常。舌质淡红,舌体稍胖,舌苔白,脉细。

前期诊断 荧光素雪光造影检查(FFA):双眼糖尿病视网膜病变,可见左眼无灌注区、新生血管。OCT 检查:视网膜水肿,低密度脂蛋白轻度升高,糖化血红蛋白5.6%。

中医初诊 消渴目病(气阴两虚,脉络瘀阻)。就诊情形:双眼前黑影阻挡,左眼视物昏朦,无视物变形变色,无眼胀眼痛、头晕目眩、恶心呕吐,纳眠差,二便调。

西医诊断 ①双眼糖尿病视网膜病变(右眼Ⅴ期,左眼Ⅳ期);②Ⅱ型糖尿病。

辨证论治 益气养阴,活血明目。

初诊中药

决明子 15 g	女贞子 30 g	黄芪 25 g
桑螵蛸 12 g	茺蔚子 12 g	浙贝 12 g
旱莲草 12 g	连翘心 15 g	淡竹叶 9 g

10 剂,水煎服,每日 1 剂。

煎煮方法 将药入砂锅中,清水适量倒入砂锅,水平面过药约 2 cm,浸泡 1 min,去灰尘。再取清水适量,水平面过药约 2 cm,浸泡 10 min,煮沸后 10 min,倒出药水至大瓷碗中。以同样方法煮取 3 次,将药水倒入同一个瓷碗中,混匀。取药当水随时饮用,余药凉后密封置于冰箱中冷藏(3 d 以内饮完)。

二 诊 服用上方后自觉双眼舒适,右眼视力仍差,但较前稍有好转,睡眠改善,近日血糖控制尚可,双眼疲劳感稍减轻,双眼前黑影阻挡,左眼视物昏朦无明显变化,右眼视物好转,无视物变形变色、眼胀眼痛、头晕目眩、恶心呕吐,纳眠差,大便干,小便仍频。专科检查:VOD 0.12,VOS 1.0 − 2。双眼眼睑开阖可,球结膜无充血,角膜透明,前房深浅可,房水清亮,虹膜纹理清,瞳孔圆,对光反射灵敏,晶状体混浊,右眼玻璃体可见较多片状黑影飘动,左眼玻璃体可见混浊点,右眼底窥不进,左眼底视盘正常,眼底可见较多白色硬性渗出及棉绒斑,视网膜水肿,眼底静脉扩张,动脉细,黄斑色素沉着,中心凹反光消失。眼球运动各方向正常,眼压正常。舌淡红,舌体稍胖,苔白微厚,脉弦细无力。治疗予前方减旱莲草、黄芪,予生牡蛎软坚散结,黄精滋养精血。

二诊处方　决明子 15 g　　女贞子 30 g　　黄精 30 g

桑螵蛸 12 g　　茺蔚子 12 g　　浙贝 12 g

连翘心 15 g　　淡竹叶 9 g　　生牡蛎(先煎)15 g

10 剂,水煎服,每日 1 剂。

三　诊　服药后双眼明显舒适,自觉右眼视物较前清晰,精神好转,纳眠可,小便无力,大便干。专科检查:VOD 0.15,VOS 1.0。右眼玻璃体仍混浊,眼底窥不清,左眼底变化不大。舌淡红,苔白,脉弦细。

三诊处方　决明子 15 g　　女贞子 30 g　　冬葵子 15 g

茺蔚子 12 g　　天竺黄 12 g　　生牡蛎 15 g

牡丹皮 10 g　　连翘心 15 g　　淡竹叶 9 g

20 剂,每日 1 剂,水煎服。

医　按　糖尿病视网膜病变是糖尿病病人失明的主要原因,也是其并发症中较严重者,病人失明,极大地影响病人的生活治疗,加重经济及家庭负担。西医治疗本病主要采取激光疗法,但其破坏性大。本案患者就是一个拒绝行激光治疗的病人,方才求治于我院。李老认为本案患者病程日久,平素体质也比较虚弱,虽然全身症状中气虚症状并不明显,但从舌脉来看属于气阴两虚型。气虚主要是脾气虚,阴虚主要是肾阴虚,主要涉及脾、肾(先天、后天之本)二脏,损伤肾之真阴,故用女贞子、黄精滋养精血,黄芪补益脾气;脾、肾气血不足,心火独亢,血中有热,故以连翘心、淡竹叶清心明目,生牡蛎软坚散结;肾阴不足,肝阳必然上亢,扰乱神光,故用决明子、茺蔚子之类平肝。全方虽然药味不多,但涉及多个脏腑,标本兼治,从病人视力的情况就可以看出有较好的疗效。病人后来因为胆囊炎急性发作转到外科治疗,1 个月后来复诊,视力仍能保持。

(七十八)视瞻昏渺(肝肾亏虚,痰瘀互结)

宗某,男性,48岁。自诉:右眼视物变形2^+个月,既往有高度近视病史,平素用眼较多,喜食肥厚。专科检查:VOD 0.8(矫正),VOS 1.0(矫正)。双眼前节正常,眼底黄斑去色素紊乱,中心凹反光消失。右眼视物变形,视疲劳感,稍微看电脑即感酸胀不适,精神及纳眠尚可,大便溏,小便正常。舌淡红,苔白厚,脉弦细。

前期诊断　在贵阳某医院行 OCT 检查示右眼黄斑病变,黄斑下新生血管,被告知无特效疗法,可以行光动力疗法等治疗,但患者拒做。

初　　诊　视瞻昏渺(肝肾亏虚,痰瘀互结)。

辨证论治　益肾平肝,软坚散结。

初诊处方　决明子 15 g　　　石斛 10 g　　　生牡蛎(先煎)15 g
　　　　　　　茺蔚子 12 g　　　浙贝 12 g　　　女贞子 30 g
　　　　　　　淡竹叶 9 g　　　 山药 10 g　　　天冬 15 g

10 剂,每日 1 剂,水煎服。

煎煮方法　将药入砂锅中,清水适量倒入砂锅,水平面过药约 2 cm,浸泡 1 min,去灰尘。再取清水适量,水平面过药约 2 cm,浸泡 10 min,煮沸后 10 min,倒出药水至大瓷碗中。以同样方法煮取 3 次,将药水倒入同一个瓷碗中,混匀。取药当水随时饮用,余药凉后密封置于冰箱中冷藏(3 d 以内饮完)。

二　　诊　服用上述中药后自觉双眼舒适,仍有视物变形、重影,双眼疲劳感稍减轻。专科检查:右眼黄斑前凸,其余同前,舌淡红,苔白微厚,脉弦细。治疗予前方减生牡蛎,予冬葵子利水。上方去生牡蛎,加冬葵子 15 g,续服 10 剂。

三　　诊　服药后双眼明显舒适,自觉视物较前清晰,现已能看书看字,但持续时间不长。近日咽喉干,声嘶,小便无力,大便正常。舌淡红,苔白,脉弦细。上方去女贞子、天冬,加枸杞 15 g,连翘心 15 g,续服 10 剂。

四　　诊　双眼视物明显清晰,双眼舒适,已能看电脑,视物仍变形,饮食及纳眠好,二便调顺。舌淡红,苔白,脉细。上方去枸杞、山药,加女贞子 30 g,生牡蛎 15 g,续服 10 剂。

医　　按　黄斑新生血管是非常棘手的疾病,属于视瞻昏渺范畴,中医认为其主要是由于肝肾不足,痰瘀互结引起,使用益肾平肝、软坚散结的方法治疗对于维持病人视力、改善症状有较好的作用。高度近视容易引起视网膜下新生血管,如果出血则严重影响中心视力。李老认为本病的根本在于肾虚肝旺、痰瘀互结,但治疗不能一味地化痰软坚,要边安抚边散结,这样才不至于引起出血。方中常以女贞子、枸杞养肝滋肾,予生牡蛎、浙贝化痰软坚散结,茺蔚子、决明子清肝平肝,经过治疗患者主观症状明显减轻,虽然视力没有明显提高,但改善了工作效率,提高了生活质量,治疗效果是可想而知的。

(七十九)目系暴盲(痰湿犯目)

王某,男,11 岁。自诉:右眼视力突然下降20 ⁺ 天,患者20 ⁺ 天前无明显原因右眼视力突然下降,无头昏、头痛等症状,在某院眼科住院治疗,视力无好转,为求中西医结合治疗,求治于我院。患者形体肥胖,面色无华。双眼外观端好,右眼直接对光反射迟钝,间接对光反射灵敏,晶状体、玻璃体透明,眼底可见视盘色尚可,边界清,动静脉走向正常,左眼正常。舌暗红,苔白润,脉弦涩。

前期诊断　求治于贵州省某医院,OCT 检查:右眼视神经高度隆起,视网膜内少量硬性渗出。

中医初诊　目系暴盲(痰湿犯目)。就诊情形:右眼视力差,无头昏头痛,无眼前闪光感,精神及纳眠好,大便干,小便调顺。

西医诊断　右眼视神经炎。

辨证论治　利湿化痰,通络明目。

初诊处方

蔓荆子 12 g	天竺黄 12 g	生牡蛎(先煎)15 g
决明子 15 g	连翘心 12 g	茯苓 15 g
冬葵子 15 g	茺蔚子 12 g	淡竹叶 9 g

7 剂,水煎服,每日 1 剂。

煎煮方法　将药入砂锅中,清水适量倒入砂锅,水平面过药约 2 cm,浸泡1 min,去灰尘。再取清水适量,水平面过药约 2 cm,浸泡 10 min,煮沸后 10 min,倒出药水至大瓷碗中。以同样方法煮取 3 次,将药水倒入同一个瓷碗中,混匀。取药当水随时饮用,余药凉后密封置于冰箱中冷藏(3 d 以内饮完)。

医　嘱　同时针刺眼周,球后注射地塞米松,丹参穴位注射,血栓通肌肉注射,中药眼周涂搽。适当运动,清淡饮食。

二　诊　视力较前好转,一般情况好。专科检查:VOD 0.12,VOS 1.0,其余变化不大。舌暗红,舌体胖,苔白干,脉弦。需化痰软坚,清热明目。

二诊处方 决明子 15 g　　生牡蛎 15 g　　连翘心 12 g

蔓荆子 12 g　　天竺黄 15 g　　炒枳壳 12 g

茺蔚子 12 g　　淡竹叶 9 g　　葛根 12 g

7 剂,水煎服,每日 1 剂,其余辅助治疗同前。

三　　诊 视物明显清晰,其余情况好。舌暗红,舌体胖大,苔白而干,脉弦涩。专科检查:VOD 0.6,VOS 1.0。眼底检查正常,需化痰软坚,养阴明目。

三诊处方 决明子 15 g　　白术 15 g　　茺蔚子 12 g

连翘心 12 g　　葛根 12 g　　白芍 15 g

生牡蛎 15 g　　枳壳 12 g　　淡竹叶 9 g

7 剂,水煎服,每日 1 剂。

医　　按 视神经炎是引起视力急剧下降的眼病,属于暴盲的范畴。本案患者从发病到入院有 20 d 时间,做了大量的检查,不能明确其病因,西医治疗无效而求治于我院。经中西医结合治疗,患者视力大幅提高。李老认为本病是痰湿犯目所致,早期可专用化痰除湿之品,但患者来诊时发病已有 20 d,痰浊已坚化且郁久化热,故治疗予天竺黄清热化痰、醒脑开窍,茯苓利水渗湿,牡蛎软坚散结,冬葵子利水消肿,10 剂中药后患者视力即提升到 0.12。李老认为痰浊日久,必有瘀结,阻于目络,故治疗中还要使用活血化瘀之品。李老使用的药并不多,仅使用了茺蔚子养阴活血;水液的运行要依赖气的推动,故使用枳壳,使水液下行,不扰清窍。病至后期,患者视力明显提升到 0.6,此时视神经炎症已退,但阴血也有损伤,故后期以养阴为主,化痰逐瘀为辅,坚持再服药 1 个月以巩固之。同时注重西医的治疗,不盲目夸大中医的治疗作用,予地塞米松行球后注射,予复方樟柳碱穴位注射以改善视神经供血状况,抗炎消肿,使用鼠神经生长因子营养神经,促进损伤视神经的修复。本例用药简单,但效果突出。

(八十)消渴目病(阴阳两虚)

章某,71 岁,女性。自诉:双眼视力逐渐下降 3⁺年,左眼加重半年。3⁺年前患者无明显原因出现双眼视力下降,并逐渐加重,半年前患者无明显原因出现左眼视力下降加重,自以为是白内障问题,遂滴用白内停滴眼液,症状仍加重,今为求中医治疗求治于我院。既往有 17 年糖尿病病史,8 年冠心病病史,8 年高血压病史,3 年皮肌炎病史。专科检查:VOD 0.12,VOS 0.04,矫正提不高。双眼外观端好,睑结膜稍充血,双晶体混浊,眼底小瞳下模糊,散瞳后可见,左眼视盘颞下方大片萎缩斑,散在点片状出血、渗出、散在微血管瘤。右眼散在出血、渗出,双眼黄斑均受累,中心凹反光消失。舌红,苔白厚而干,脉细无力。

前期诊断 在外院诊断为"白内障",建议手术治疗,但患者未做。

中医初诊 消渴目病(阴阳两虚)。就诊情形:双眼视物昏朦,左眼为重,双眼干涩,大便干,2～5 日 1 行,夜尿频,四肢疼痛,下肢水肿,精神及纳眠欠佳,面色无华,气短懒言。

西医诊断 双眼糖尿病视网膜病变。

辨证论治 阴阳双补,活血化水。

初诊处方 决明子 15 g　　连翘心 12 g　　生地 12 g

广地龙 12 g　　天竺黄 12 g　　生牡蛎(先煎)15 g

炒苏子 12 g　　覆盆子 12 g　　淡竹叶 9 g

7 剂,水煎服,每日 1 剂。

医　　嘱 同时热敷双眼,注射胰岛素控制血糖。严格执行糖尿病饮食,适当运动,忌辛辣肥甘厚味。

煎煮方法 将药入砂锅中,清水适量倒入砂锅,水平面过药约 2 cm,浸泡 1 min,去灰尘。再取清水适量,水平面过药约 2 cm,浸泡 10 min,煮沸后 10 min,倒出药水至大瓷碗中。以同样方法煮取 3 次,将药水倒入同一个瓷碗中,混匀。取药当水随时饮用,余药凉后密封置于冰箱中冷藏(3 d 以内饮完)。

二　　诊 自觉双眼较前舒适,双眼干涩缓解,视物较前清晰,大便仍干,但每日均解,夜尿仍多。今日咽干痛,咯少许黏痰。舌红,苔白干,脉细。

二诊处方 决明子 15 g　　生牡蛎 15 g　　炒苏子 12 g

桑螵蛸 12 g　　天竺黄 15 g　　枯芩 12 g

茺蔚子 12 g　　淡竹叶 9 g　　生地 12 g

7 剂,水煎服,每日 1 剂,其余辅助治疗同前。

三　　诊 视物较前清晰,左眼改善明显,大便已正常,小便仍多,夜尿 3～4 次,关节疼痛。舌红,苔白而干,脉细。专科检查:VOD 0.12,VOS 0.25。右眼变化不大,左眼出血有所吸收。需阴阳双补,明目退翳。

三诊处方 决明子 15 g　　青葙子 15 g　　茺蔚子 12 g

炒苏子 12 g　　桑螵蛸 12 g　　连翘心 15 g

覆盆子 15 g　　　　淡竹叶 9 g　　　　松节 12 g

7 剂,水煎服,每日 1 剂。热敷双眼,停西药眼药水。

四　诊　自觉双眼舒适,视物较前清晰,视物持久,血糖浓度平稳,关节疼痛好转,大便仍干。舌红,苔白,脉细。专科检查:VOD 0.15,VOS 0.3。其余变化不大,需益脾滋肾,明目。

四诊处方　决明子 15 g　　　　茺蔚子 12 g　　　　生地 12 g

连翘心 12 g　　　　广地龙 12 g　　　　肉苁蓉 12 g

刺蒺藜 12 g　　　　淡竹叶 9 g　　　　浙贝 12 g

7 剂,水煎服,每日 1 剂。

五　诊　视力好转,双眼舒适,小便多,大便可,精神状态好。专科检查:VOD 0.15,VOS 0.4。双眼外观端好,睑结膜稍充血,角膜透明,左眼底出血明显吸收,双下肢水肿好转。舌红,苔白而干,脉细。需益气养阴,明目。

五诊处方　决明子 15 g　　　　夏枯草 15 g　　　　炒苏子 12 g

桑螵蛸 12 g　　　　菟丝子 12 g　　　　生地 12 g

连翘心 15 g　　　　生牡蛎 15 g　　　　淡竹叶 9 g

7 剂,水煎服,每日 1 剂。

医　按　糖尿病视网膜病变是糖尿病在眼睛上最严重的并发症,目前已成为威胁人类视力的四大疾病之一,中医病名"消渴目病"。其主要的病理是视网膜微循环障碍,中医认为早期为阴虚燥热所致,发展到损伤气阴,最后导致阴阳两虚。目前西医治疗的主要手段是激光,许多病人不愿接受。本案患者已进入疾病后期,阴阳皆虚,但以阴虚为重,在整个病程中,"瘀"是必不可少的。李老认为治疗此病要重视平和,阴阳兼顾,不耗血、动血,温阳不助火热。对于糖尿病后期由于阳虚,也就是西医所说的肾功能不全引起的小便异常,以桑螵蛸及炒苏子二者合用。因肺、肾为金水相生之脏,二者为互济关系,气化对于水液的运输起到很重要的作用,肺气以降为顺,肾气蒸腾才能气化,故两者合用治小便。纵然瘀血始终贯穿本病,但活血药却使用不多,茺蔚子在方中起到活血明目、清肝的作用,其为益母草之子,性平和、微苦寒,不伤人之正气。即使通便也不使用诸如大黄、厚朴等通便之药,是因为患者体质差,不能动用骏烈之品,故用肉苁蓉,况且方中决明子、炒苏子等均有润肠通便之功,意在一通则百通。患者所用处方药味不多,就 9 味中药,看似简单,但暗藏玄机,平和且用药也较灵活。

(八十一)白涩症(气阴两虚)

徐某,56 岁,女性。自诉:双眼干涩、疲劳、酸胀 2⁺个月。2⁺个月患者因看电视剧时间过长出现双眼干涩、疲劳、异物感、酸胀不适,无流泪及眼痛,自滴用珍珠明目滴眼液,稍有好转,但维持时间不长。2 个月来患者双眼不适导致工作效率差,整日欲闭目休息,今为求中医治疗求治于我院。既往有多年高血脂史,血糖处于临界值多年。专科检查:VOD 1.0,VOS 1.0。双眼外观端好,睑结膜稍充血,泪河浅,角膜透明,检查未见明显异常。泪液分泌实验:右眼 5 mm/5 min,左眼 6 mm/5 min。泪膜破裂时间约为 6 s,角膜少许点状着染。舌红,苔白而干,脉细弱无力。

初　　诊　白涩症(气阴两虚)。就诊情形:双眼干涩、酸胀、疲劳、异物感,口干,乏力,精神及纳眠欠佳,二便尚可。

辨证论治　益气养阴,明目退翳。

初诊处方　　决明子 15 g　　　石斛 15 g　　　　淮山药 15 g

茺蔚子 12 g　　　生地 12 g　　　　白芍 12 g

女贞子 30 g　　　黄精 15 g　　　　淡竹叶 9 g

7 剂,水煎服,每日 1 剂。

医　　嘱　同时热敷双眼,滴用玻璃酸钠滴眼液。注意休息,清淡饮食,避免强光照射。

煎煮方法　将药入砂锅中,清水适量倒入砂锅,水平面过药约 2 cm,浸泡 1 min,去灰尘。再取清水适量,水平面过药约 2 cm,浸泡 10 min,煮沸后 10 min,倒出药水至大瓷碗中。以同样方法煮取 3 次,将药水倒入同一个瓷碗中,混匀。取药当水随时饮用,余药凉后密封置于冰箱中冷藏(3 d 以内饮完)。

二　　诊　双眼干涩好转,酸胀感减轻,仍感觉疲劳及异物感。专科检查:VOD 1.0,VOS 1.0 双眼外观端好,睑结膜稍充血,泪河浅,角膜透明,检查未见明显异常。泪液分泌实验:右眼 6 mm/5 min,左眼 8 mm/5 min。泪膜破裂时间约为 7 s,角膜少许点状着染。舌红,苔干少津,脉细。养阴为主,益气为辅,兼以清热明目。

二诊处方　　女贞子 30 g　　　白芍 12 g　　　　决明子 15 g

茺蔚子 12 g　　　石斛 15 g　　　　淮山药 15 g

淡竹叶 9 g　　　　泡参 15 g　　　　麦冬 15 g

7 剂,水煎服,每日 1 剂。其余辅助治疗同前。

三　诊　双眼干涩较前好转,双眼明显舒适,能面对电脑工作。专科检查:
VOD 1.0,VOS 1.0 。双眼外观端好,睑结膜稍充血,角膜透明,检查未见明显异常。
泪液分泌实验:右眼 12 mm/5 min,左眼 11 mm/5 min。泪膜破裂时间约为 7 s,角膜
少许点状着染。舌红,苔白而干,脉细。需益气养阴,明目退翳。

三诊处方　决明子 15 g　　　石斛 15 g　　　淮山药 15 g

青葙子 15 g　　　香橼 12 g　　　泡参 15 g

淡竹叶 9 g　　　麦冬 15 g　　　木贼 12 g

7 剂,水煎服,每日 1 剂。热敷双眼,每日 1 次;停用其他眼药水。

四　诊　双眼舒适,少许眼泪,干涩疲劳感明显减轻,轻微异物感,泪液分泌
双眼基本正常,泪膜破裂时间约为 8 s。舌红,苔白,脉细。需益脾滋肾,明目。

四诊处方　决明子 15 g　　　淮山药 15 g　　　白术 12 g

生白芍 12 g　　　炒枳壳 12 g　　　石斛 15 g

茺蔚子 12 g　　　刺蒺藜 12 g　　　淡竹叶 9 g

10 剂,水煎服,每日 1 剂。

五　诊　双眼症状已经明显减轻,已能正常地生活及工作。专科检查:VOD
1.0,VOS 1.0。双眼外观端好,睑结膜稍充血,角膜透明,检查未见明显异常。泪液
分泌实验:右眼 12 mm/5 min,左眼 11 mm/5 min。泪膜破裂时间约为 8 s,角膜染色
(-)。舌淡红,苔白而干,脉细。需益气养阴,明目。

五诊处方　决明子 15 g　　　桑叶 12 g　　　茺蔚子 12 g

淮山药 15 g　　　泡参 15 g　　　麦冬 15 g

淡竹叶 9 g　　　石斛 15 g　　　枣仁 12 g

10 剂,水煎服,每日 1 剂,患者情况好转。

医　按　干眼症是由于泪液的质和量异常所导致的一种眼表疾病,可为一
种孤立病变,也可能是全身性疾病的并发症。西医学认为本病为一种自身免疫性
疾病。目前本病有增多趋势,可能与电脑终端的广泛运用有关。西医治疗本病主
要是使用人工泪液的替代疗法,治标不治本,持续时间不长。中医对于本病的研究
较多。李老认为本病多见于中老年妇女,因为此年龄阶段女性精血不足,故以大量
养阴药口服,同时又认识到气阴二者的相互依赖性,在治疗过程中总会使用益气养
阴之品,如泡参、黄精。李老认为本病之气阴不足主要是由于脾气虚和肾阴虚。肾
为精血之本,滋生诸阴类物质,且要依赖脾气的推动、上升,才能到达病所,故治疗

中总是予石斛、山药健脾益气,只有脾气健旺,后天之本才能生生不息,精血的源头才不至于枯竭。本病的治疗,李老非常重视外治法,运用明目清热之品做成的外用热奄包外敷,能够改善眼周血液循环,松弛眼外肌等,对于改善病人的主观症状能起到很好的作用。

(八十二)风牵偏视(左眼麻痹性斜视)

张某,女,48 岁。自诉:左眼向内偏斜、视物重影 6$^+$个月。患者半年前因海绵窦血管畸形,颅内出血后出现左眼球向内偏斜,视物重影。无明显视力下降,无眼胀痛及视物变形等症。因当时在外院住院治疗,右侧偏瘫,行动不便,故未行任何治疗,现能自行走动,求治于我院。专科检查:VOD 0.5,VOS 0.6(小孔镜:双眼 0.8)。右眼向鼻侧偏斜,外转受限,其余运动良好,结膜无充血,角膜透明,角膜光点投影位于颞侧瞳孔缘,斜视约15°,双眼晶状体及玻璃体尚透明。眼底检查:视盘(-),眼底血管较细,黄斑中心凹反应不清。舌暗红,边有瘀点,苔白微干。

初　　诊　风牵偏视(左眼麻痹性斜视)。就诊情形:左眼向内侧偏斜,视物重影,遮蔽一眼重影消失,无眼胀眼痛,无明显视力下降,右侧肢体沉重感,精神及纳眠好,二便调顺。

辨证论治　化痰逐瘀,活血祛风。

初诊处方　
防风 15 g　　赤芍 12 g　　决明子 15 g
钩藤 12 g　　红花 12 g　　白附子 9 g
僵蚕 12 g　　地龙 12 g　　淡竹叶 9 g
7 剂,水煎服,每日 1 剂。

医　　嘱　普通针刺疏通经络,中药热奄包热敷,血栓通活血化瘀。清淡饮食,调情志,多做眼球运动。

煎煮方法　将药入砂锅中,清水适量倒入砂锅,水平面过药约 2 cm,浸泡 1 min,去灰尘。再取清水适量,水平面过药约 2 cm,浸泡 10 min,煮沸后 10 min,倒出药水至大瓷碗中。以同样方法煮取 3 次,将药水倒入同一个瓷碗中,混匀。取药当水随时饮用,余药凉后密封置于冰箱中冷藏(3 d 以内饮完)。

二　　诊　患者左眼向内侧偏斜,视物重影较前稍缓解,右侧肢体沉重感较前稍缓解,但体感发凉,精神纳眠好,二便调。舌暗红,苔干,脉弦涩。需化痰逐瘀,养阴祛风。

178

二诊处方　石斛 15 g　　决明子 15 g　　防风 15 g

　　　　　　钩藤 12 g　　法半夏 9 g　　蜈蚣 3 条

　　　　　　僵蚕 12 g　　淡竹叶 9 g　　地龙 12 g

　　7 剂,水煎服,每日 1 剂。

三　诊　患者一般情况好,检查生命体征平稳,自觉视物重影好转,右半侧肢体沉重,发凉感明显减轻。专科检查:VOD 0.8。左眼向内侧偏斜,角度约为 10°,双眼晶状体及玻璃体尚透明。眼底检查:视盘(-),眼底血管较细,黄斑中心凹反应不清。舌红,苔干,脉细涩。需化痰逐瘀,养阴祛风。

三诊处方　当归 15 g　　防风 12 g　　南沙参 15 g

　　　　　　僵蚕 12 g　　白芍 12 g　　法半夏 9 g

　　　　　　钩藤 12 g　　地龙 12 g　　淡竹叶 9 g

　　7 剂,水煎服,每日 1 剂。

四　诊　患者一般情况好,检查生命体征平稳,自觉视物重影明显减轻,右半侧肢体沉重,发凉感明显减轻,左眼球运动尚可,向外侧运动时稍差。眼底检查:视盘(-),眼底血管较细,黄斑中心凹反应不清。舌红,苔白,脉细,需养血、行血、祛风。

四诊处方　白芍 15 g　　黄精 12 g　　决明子 15 g

　　　　　　当归 15 g　　僵蚕 12 g　　钩藤 12 g

　　　　　　地龙 12 g　　丹参 15 g　　淡竹叶 9 g

　　7 剂,水煎服,每日 1 剂。

五　诊　双眼视物重影,向颞侧注视时才有,一般情况好。左眼眼位基本居中,向左侧运动仍稍差。舌淡红,苔薄白、微干;脉细。需养阴行血,祛风。上方去决明子,加茺蔚子 12 g,患者情况好转。

医　按　麻痹性斜视是由神经核、神经干或肌肉本身器质性病变引起的,多数由中毒或代谢障碍引起,后天性急性发病。本案患者疾病是由颅内血管瘤出血后引起的,中医认为其主要是瘀阻脉络,使眼带运动受阻,故眼球转动不灵,早期治疗宜活血化瘀、行气通络为主,主要使用桃红四物汤、血府逐瘀汤之类的活血化瘀药。但李老治疗本病,除使用活血化瘀之品外,养血祛风药也是主要的。李老认为,眼为清窍,需要阴血的濡养,而眼位偏斜,多因内风牵扯所致。内风由何而来?则是由于血瘀,血循不畅,生风引起。李老一直使用白芍、当归等养血活血之品,使用的祛风药也是比较轻清的,如僵蚕、钩藤,加之病人的病程较长,所以使用虫类药方能起到搜剔陈旧瘀血之目的,又因为时间较久,故使用地龙、蜈蚣通络,加上配合针灸、热奄包等中医外治法,经过中医治疗,患者斜视明显好转,较单纯西医治疗疗效佳。

(八十三)视瞻昏渺(双眼增龄性黄斑病变)

郁某,女,73岁。自诉:双眼视力逐渐下降10$^+$年,眼前黑影飘动8$^+$年。10年来双眼视力逐渐下降,曾求治于贵州省某医院,被告知无特效治疗但病情仍在发展,又求治于北京某医院,经OCT检查诊断为"增龄性黄斑病变",也未行治疗,后经人介绍求治于我院。专科检查:VOD 0.4,VOS 0.4 - 2。双眼外观端好,睑结膜稍充血,角膜光滑透明,前房深浅适中,瞳孔圆,对光反射灵敏,双晶状体混浊,眼底模糊可见,视盘(-),黄斑区可见散在玻璃膜疣,色素紊乱,中心凹反光消失。既往有慢性胃炎及腰椎间盘突出史。OCT检查:双眼视网膜色素上皮细胞(RPE)曾间断萎缩。舌淡红,苔白,脉细。

中医初诊 视瞻昏渺(双眼增龄性黄斑病变)。就诊情形:双眼视物昏朦,眼前黑影飘动,无眼胀眼痛,精神及纳谷可,夜休差,时有眼干鼻干,咽部痰黏着感,双耳蝉鸣声,呈持续性,双耳听力差,二便尚可。

辨证论治 补益脾肾,活血明目。

初诊处方

决明子15 g	淮山药9 g	石斛15 g
茺蔚子12 g	女贞子30 g	连翘心12 g
广枝仁12 g	朱麦冬15 g	淡竹叶9 g

7剂,水煎服,每日1剂。

医　　嘱 眼保胶囊Ⅰ号口服,每日3次;维生素C口服,每日2次;维生素E口服,每日1次。中药热奄包热敷,每日1次。

二　　诊 双眼干涩好转,睡眠较前改善,但口鼻仍干,其余情况好。舌淡红,苔白,脉细。需补益脾肾,兼养肺阴。

二诊处方

决明子15 g	石斛15 g	淮山药15 g
女贞子30 g	泡参15 g	茺蔚子12 g
连翘心12 g	麦冬15 g	淡竹叶9 g

7剂,水煎服,每日1剂。

三　　诊　自觉视物较前清晰,双眼舒适,疲劳感减轻,眼前黑影减少,鼻干、咽干好转。一般情况好。专科检查:VOD 0.5,VOS 0.6。眼底变化不大。舌淡红,苔微干,脉弦细,需补益脾肾。

三诊处方　决明子 15 g　　石斛 15 g　　淮山药 15 g

广枝仁 12 g　　麦冬 15 g　　蔓荆子 12 g

连翘心 12 g　　淡竹叶 9 g　　丹参 12 g

7 剂,水煎服,每日 1 剂。

四　　诊　双眼视物明显清晰,眼干涩好转,纳眠欠佳,二便可,眼前黑影减少,仍口干。舌淡红,苔薄白,脉细沉,需补益脾肾为主。

四诊处方　决明子 15 g　　石斛 15 g　　淮山药 15 g

连翘心 12 g　　丹参 12 g　　浙贝 12 g

广枝仁 12 g　　桑叶 12 g　　淡竹叶 9 g

7 剂,水煎服,每日 1 剂。

五　　诊　双眼视物明显清晰,眼前少许黑影,一般情况好。专科检查:VOD 0.6,VOS 0.8。其余检查同前。舌淡红,苔薄白而润,脉细。补益脾肾,活血明目。上方去浙贝、桑叶,加广枝仁 12 g,谷精草 15 g,之后一直服用眼保胶囊Ⅰ号,半年视力未再下降,患者情况好转。

医　　按　双眼增龄性黄斑病变是危害中老年人视力的主要眼底疾病,西医认为本病的发生可能与长期慢性光损害、遗传、代谢等有关,但具体病因未明,目前也无好的治疗方法。中医治疗本病有一定的疗效。因是老年性退行性改变,故治疗的重点在于肝、肾。因肝、肾精血充足,目珠才得以滋养。但李老认为,本病与肝、脾、肺、肾皆有关,重点在于脾、肾。从五轮学说来说,瞳神为肾水滋养,肝、肾精血同源;从眼底局部辨证来看,黄斑居于中央,中央属土,色黄,在脏腑中为脾所主,故治疗视瞻昏渺的重点在于脾和肾。方中从始至终均使用决明子、石斛、淮山药、连翘心四味药,意在补脾、清肝。中途患者口鼻咽干,试用了滋养肺阴的药,病至后期,又加了广枝仁一味。李老认为,所有精血阴液均要有心阳的振奋,方能到达病所,滋养五脏。许多医者治疗本病干性型者会使用化痰药,因玻璃膜疣从肉眼上看呈黄白色,与中医病理产物痰的性状相似,但李老的方中甚少使用,却辅助用了小剂量的维生素 C、维生素 E,意在清除自由基。眼保胶囊Ⅰ号养肝肾明目,中医药热奄包热敷活血、明目、退翳,改善眼周血液循环,对于缓解病人眼干、眼涩等主观症状帮助较大。

(八十四)瞳神紧小(右眼急性前葡萄膜炎)

熊某,男,57 岁。自诉:反复右眼红、痛,视力下降 4$^+$年,加重 1$^+$天。4 年来每于疲劳、熬夜、饮酒等后复发,反复求诊于我院,症状均能控制,但不能控制复发。专科检查:VOD 0.4,VOS 0.5。右眼结膜混合性充血,巩膜无黄染,角膜后沉着物〔KP(＋1)〕,房水混浊,晶体表面大量色素沉着,眼底窥不清。患者平素性格急躁易怒,嗜好烟酒。舌红,苔黄,脉弦数。

初　　诊　瞳神紧小(右眼急性前葡萄膜炎)。

辨证论治　清泻肝胆,明目退翳。

初诊处方　菊花 9 g　　　龙胆草 15 g　　　决明子 15 g

黄芩 12 g　　　淡竹叶 9 g　　　榔片 12 g

泽泻 9 g　　　蔓荆子 12 g　　　青葙子(布包)15 g

7 剂,水煎服,每日 1 剂。散瞳予托吡卡胺滴眼。

二　　诊　右眼发红情况好转,已无疼痛感,视物较前清晰,一般情况好。专科检查:VOD 0.5。球结膜轻度混合性充血,角膜后沉着物(＋),房水清,瞳孔无粘连,虹膜纹理清。舌红,苔薄黄而干,脉数。清泻肝胆,兼以柔肝养阴。

二诊处方　薏仁 15 g　　　龙胆草 12 g　　　青葙子(布包)15 g

白芍 12 g　　　刺蒺藜 12 g　　　生地 12 g

菊花 9 g　　　茺蔚子 12 g　　　淡竹叶 9 g

7 剂,水煎服,每日 1 剂。

三　　诊　右眼已无发红、无眼胀,视力恢复至病前。一般情况好,口微干。专科检查:VOD 0.6,VOS 0.6。右眼结膜无充血,角膜透明,角膜后沉着物减少,瞳孔圆,对光反射灵敏,晶体表面仍有色素沉着。舌淡红,苔微干,脉弦。需健脾除湿,明目退翳。

三诊处方　决明子 15 g　　　茯苓 15 g　　　青葙子 15 g

薏苡仁 15 g　　　枳壳 12 g　　　蔓荆子 12 g

淡竹叶 9 g　　　木贼 12 g　　　泽泻 9 g

7 剂,水煎服,每日 1 剂。服药 3 个月后复诊病情无复发。

医　　按　急性前葡萄膜炎,中医病名"瞳神紧小",是虹膜和睫状体受各种内源性或外源性原因引起的炎症。引起本病的原因众多,往往很难确定其病因,容易反复发作。李老认为"湿邪"是本病的致病关键,早期以肝胆湿热为主,故使用黄芩、龙胆草、青葙子等清泻肝胆湿热之品,同时使用槟榔、泽泻使多余的水分从二便下。本病的西医治疗最重要的措施就是散瞳,方中以青葙子为主药,意在清肝明目,而现代药理学研究发现本药有散瞳的作用,正契合此治疗。因是热证所以势必伤阴,而目对于阴血的需求是很重要的,待炎症控制,方中加用滋养阴液之品,如生地;待到病势已缓,急性症状解除后,还要调理脾胃的功能。中医云"见肝之病,知肝传脾",且脾在水液的运化中起到重要作用,故后期加用了茯苓、薏苡仁等健脾利湿之品,使用枳壳利水湿且导热下行。

李老在治疗本病时,也同样重视西医的治疗,如散瞳时使用糖皮质激素及非甾体类抗炎药,中、西医结合,疗效确切。

(八十五)聚星障(右眼病毒性角膜炎)

蒲某,女,45岁。自诉:右眼疼痛、畏光、流泪 1⁺个月。1⁺个月患者疲劳后出现右眼疼痛、畏光、流泪,视力轻度下降,为求中医治疗,求治于我院。专科检查:VOD 0.3 - 1,VOS 0.4。矫正视力 - 2DS,VOD 0.6,VOS 1.0。右眼睑痉挛,结膜充血呈混合性,角膜混浊,荧光素检查(+),位于角膜中央,呈地图状。舌红,苔微黄,脉浮数。

前期诊断　求诊于贵州省某医院,诊断为右眼病毒性角膜炎,予妥布霉素滴眼液、阿昔洛韦滴眼液点眼,症状无缓解,后求治于某军医院,住院治疗,症状也无减轻。

初　　诊　聚星障(右眼病毒性角膜炎)。就诊情形:右眼疼痛、畏光、流泪、难睁。既往无特殊病史,精神焦虑、烦躁,纳可眠差,大便稍干,口干,小便可。

辨证论治　疏风清热,明目退翳。

初诊处方

泽泻9 g	榔片12 g	青葙子(布包)15 g
蝉蜕6 g	蛇蜕6 g	枯芩12 g
胆草12 g	麦冬15 g	淡竹叶9 g

10剂,水煎服,每日1剂。

医　　嘱　阿昔洛韦滴眼液、更昔洛韦滴眼液、贝复舒滴眼液、托吡卡胺滴眼液滴眼。

煎煮方法 将药入砂锅中,清水适量倒入砂锅,水平面过药约 2 cm,浸泡 1 min,去灰尘。再取清水适量,水平面过药约 2 cm,浸泡 10 min,煮沸后 10 min,倒出药水至大瓷碗中。以同样方法煮取 3 次,将药水倒入同一个瓷碗中,混匀。取药当水随时饮用,余药凉后密封置于冰箱中冷藏(3 d 以内饮完)。

二　诊 右眼仍畏光、流泪,疼痛减轻,时有头痛,荧光素染色(＋),面积较前缩小,视力无变化,角膜稍水肿。舌红,苔微干,脉数、微细。需疏风清热,退翳明目。上方去胆草,加土茯苓 15 g,续服 10 剂,继续滴用滴眼液。

三　诊 右眼轻微疼痛、畏光,无流泪,发红,能自然睁眼。口干,大便干。专科检查:VOD 0.8,VOS 1.0。右眼角膜散在浑浊,荧光素染色可见散在点状着染。舌淡红,苔白而干,脉细。需疏风清热,退翳明目,兼以养阴。

三诊处方 　泽泻 9 g　　　　椰片 12 g　　　　青葙子(布包)15 g

麦冬 15 g　　　　蝉蜕 6 g　　　　　玄参 15 g

桑叶 12 g　　　　生地 12 g　　　　淡竹叶 9 g

10 剂,水煎服,每日 1 剂。继续使用阿昔洛韦滴眼液及贝复舒滴眼液滴眼。

四　诊 右眼疼痛、畏光、流泪消失,仍干涩、微红,口干,二便可。角膜微浑浊,荧光素染色(－)。舌淡红,苔少津,脉细。需扶正祛邪,明目退翳。

四诊处方 　椰片 12 g　　　　淡竹叶 9 g　　　　青葙子(布包)15 g

麦冬 15 g　　　　茺蔚子 12 g　　　　生地 12 g

木贼 12 g　　　　刺蒺藜 12 g　　　　泽泻 9 g

10 剂,水煎服,每日 1 剂。停所有眼药水。终治愈出院。

医　按 病毒性角膜炎多是由单纯疱疹病毒 I 型感染引起,这种病毒多在幼年时感染,之后潜伏在三叉神经节内,当机体抵抗力下降时反复发作。此病控制其症状不难,但反复发作的危害大,留下的瘢痕容易影响视力。

(八十六)视瞻昏渺(双眼高度近视视网膜病变)

卢某,男,54 岁。自诉:双眼视力逐渐下降 1$^+$ 年,患者 1 年前无任何原因自觉双眼视力下降,眼前黑影飘动,眼易疲劳,眼胀,无视物变形、变色等不适症状。10$^+$ 年在贵阳某眼科医院行放射状角膜切开术,有 10$^+$ 年高血压病史。兄弟姐妹 3 人均患高度近视。专科检查:VOD 0.8,VOS 0.25。双眼外观端好,睑结膜稍充血,角膜放射状切开斑翳,瞳孔圆,对光反射灵敏,晶体透明,双玻璃体浑浊,眼底可见,呈豹纹状改变,后极部可见 Fuchs 氏斑,未见出血、裂孔,网膜平伏。眼 B 超:眼轴增长,右眼 27 mm,左眼 28 mm;玻璃体浑浊,后巩膜葡萄肿。舌红,苔白,脉弦细。

前期诊断 求治于贵州省某两所三甲医院,诊断为高度近视、视网膜病变、玻璃体浑浊、玻璃体后脱离,予普罗碘胺滴眼液、眼胺肽滴眼液肌内注射,眼前黑影减少,但视力仍逐渐下降,不耐久视,自服三七片、β-胡萝卜素、六味地黄丸等药物,上述症状仍无缓解,而求治于我院。

初　　诊 视瞻昏渺(双眼高度近视视网膜病变)。就诊情形:来诊时双眼视物不清,眼前黑影飘动,眼干、眼涩、易疲劳,双手不自主抖动,精神及纳眠可,大便干,小便调顺,面色微红。

辨证论治 滋养肝肾,明目退翳。

初诊处方　决明子 15 g　　　茺蔚子 12 g　　　榔片 12 g

　　　　　　　连翘心 12 g　　　女贞子 30 g　　　前仁(布包)15 g

　　　　　　　刺蒺藜 12 g　　　淡竹叶 9 g　　　　熟地 12 g

　　　　　　　10 剂,水煎服,每日 1 剂。

中药热奄包处方　冰片 1 g　　　决明子 15 g　　　女贞子 30 g

　　　　　　　　　　麦冬 15 g　　　谷精草 15 g　　　连翘心 12 g

　　　　　　　　　　菊花 9 g　　　　茺蔚子 12 g

二　　诊 服药后自觉双眼较前舒适,视物清晰,眼前黑影减少,大便稍溏。专科检查:VOD 0.8,VOS 0.3。舌淡红,苔薄白,脉细。其余无变化,需滋养肝肾为主。

二诊处方　决明子 15 g　　　连翘心 12 g　　　浙贝 12 g

　　　　　　　茺蔚子 12 g　　　淡竹叶 9 g　　　　生牡蛎(先煎)15 g

　　　　　　　女贞子 30 g　　　旱莲草 15 g　　　茯苓 15 g

　　　　　　　10 剂,水煎服,每日 1 剂。热奄包继续热敷。

三　　诊 双眼视物较前明显清晰,眼前黑影时有反复,眼干涩酸胀,口干,二便可。专科检查:VOD 1.0,VOS 0.5。舌淡红,苔少津,脉细。其余变化不大,需滋养肝肾,利水明目。

三诊处方　决明子 15 g　　　女贞子 30 g　　　石斛 15 g

淮山药 15 g　　　　覆盆子 12 g　　　　茺蔚子 12 g

连翘心 12 g　　　　淡竹叶 9 g　　　　前仁(布包)15 g

10 剂,水煎服,每日 1 剂。热奄包热敷。

四　诊　双眼视物清晰,眼前仍有黑影飘动,但较前减少,双眼仍干涩、酸胀,强光下尤甚,口干较前缓解。专科检查:VOD 1.0,VOS 0.6。舌红,苔少津,脉细。其余变化不大,需滋养肝肾,明目退翳。

四诊处方　决明子 15 g　　　女贞子 30 g　　　石斛 15 g

淮山药 15 g　　　广枝仁 12 g　　　连翘心 12 g

刺蒺藜 12 g　　　淡竹叶 9 g　　　天冬 15 g

10 剂,水煎服,每日 1 剂。热奄包热敷。

五　诊　视物较前清晰,眼前黑影减少,双眼轻松,酸胀干涩好转,二便可,口干好转。专科检查:VOD 1.0,VOS 0.6 +2。舌淡红,苔微干,脉细弦。其余无变化,需滋养肝肾,活血明目。

五诊处方　决明子 15 g　　　女贞子 30 g　　　覆盆子 12 g

淮山药 15 g　　　石斛 15 g　　　　连翘心 12 g

茺蔚子 12 g　　　车前子(布包)18 g　淡竹叶 9 g

10 剂,水煎服,每日 1 剂。患者情况好转,主观症状减轻,视力提高,生活及工作效率提高。

医　按　高度近视视网膜病变是一种退行性病变,除遗传因素外,后天因素如全身健康状况、个人习惯及长期从事近距离工作等,均可助长本病。其发病的基础是眼球后段逐渐延伸、变薄,发生视网膜脉络膜变性,中医认为本病主要由肝肾不足引起。《审视瑶函》谓:“盖阴精不足,阳光有余。”《目经大成》谓:“盖阴不配阳,病于水者。”又曰:“若淫泣劳极,斫耗风力,则元神飞越,命门少火。”总的是认为此病是先天禀赋不足,阳不生阴,阴精不能收敛所致,治疗的重点在于补益肝肾精血,少佐温阳之品。目喜清凉而恶火热,方中总以女贞子为君滋养肝肾,决明子清肝明目;由于肝肾精血不足,神膏、视衣失养,神膏不能凝聚而液化,故在方中使用车前子及覆盆子,车前子“止泻、利小便、明目”,现代药理学研究,两者有改善玻璃体液化,稳定玻璃体形态的作用。李老认为,体内所有阴液,均要耐于脾胃气血的化生,故方中还使用了石斛、山药,在于振奋中州,使精血之源生生不息。中医外治法在这里也不可偏废,患者眼部疲劳症状很明显,使用明目退翳中药外敷双眼,改善了眼周血液循环,松弛眼部肌肉,对于缓解视疲劳也有极大作用。

(八十七)撞击伤目(血瘀神膏)

谌某,男,65岁。自诉:右眼外伤后视力下降10⁺天。10⁺天不慎撞伤右眼,当时眼胀,眼前冒金星,次日出现眼前黑影飘动。既往有慢性胃炎病史。专科检查:VOD HM/30cm,VOS 1.2。双眼外观端好,右眼玻璃体浑浊(+++),眼底窥不进,左眼底未见明显异常。舌暗红,苔少津,脉弦细。

前期诊断 就诊于贵阳某医院,当时VOD 0.7,诊断为"眼底出血",予止血药静脉滴注。患者视力仍下降,后求治于湖南省某医院,眼B超:右眼玻璃体积血。予血栓通胶囊、袂丽汀口服,视力稍好转,但仍不能视物。为求中医治疗,今求治于我院。

中医初诊 撞击伤目(血瘀神膏)。就诊情形:来诊时右眼视物不见,眼前一片漆黑,精神及纳眠可,二便调顺。

西医诊断 外伤性玻璃体积血(右眼)。

辨证论治 活血化瘀,兼以滋阴祛风,凉血。

初诊处方

决明子15 g	淡竹叶9 g	防风12 g
广地龙12 g	牡丹皮12 g	生地12 g
连翘心12 g	蔓荆子12 g	生牡蛎(先煎)15 g

10剂,先煎生牡蛎15 min,后纳诸药。

煎煮方法 将药入砂锅中,清水适量倒入砂锅,水平面过药约2 cm,浸泡1 min,去灰尘。再取清水适量,水平面过药约2 cm,浸泡10 min,煮沸后10 min,倒出药水至大瓷碗中。以同样方法煮取3次,将药水倒入同一个瓷碗中,混匀。取药当水随时饮用,余药凉后密封置于冰箱中冷藏(3 d以内饮完)。

二 诊 眼前黑影变淡,能看见少许光线,但仍视物不清。视力:FC/10 cm。其余变化不大。舌暗红,舌苔白而干,脉弦细。需活血化瘀为主,兼以化痰软坚。

二诊处方

决明子15 g	连翘心12 g	生牡蛎(先)15 g
茺蔚子12 g	广地龙12 g	生地12 g
刺蒺藜12 g	淡竹叶9 g	浙贝12 g

10剂,每日1剂,温服。

三 诊 自觉眼前黑影变淡,视力有所提高,但眼前仍为网状无阻隔,时常口干,大便稍干。专科检查:VOD 0.12。可见少许红光反射,眼底仍窥不进。眼B超:右眼玻璃体积血,膜化物形成。舌暗红,苔白干,脉细。需活血化瘀,养阴,软坚散结。上方去生地,加女贞子30 g,续服10剂,温服。

四　诊　视物较前清晰,能够看电视,眼前黑影减少,但眼球转动时仍感黑块,大便正常。专科检查:VOD 0.25。玻璃体积血有所吸收,眼底红光可见,仍窥不清。舌暗红,苔薄白,脉弦细。需活血化瘀,养阴散结。上方去连翘心,加天冬15 g,续服10剂,温服。

五　诊　右眼视物明显提高,已能读书看报,一般情况良好。专科检查:VOD 0.5,VOS 1.2。玻璃体积血明显吸收,眼底已能模糊看见。眼B超:玻璃体混浊,少许膜化物。舌淡红,苔白干,脉细。需养阴行血,软坚,上方去女贞子,加生地12 g,续服10剂,水煎服。患者视力明显提高,玻璃体积血明显吸收。

医　按　患者系外伤导致玻璃体积血,发病突然而迅速,视力很快下降到手动。玻璃体为眼内容物中容积最大者,本身无血管,代谢缓慢,其积血多由视网膜血管出血量大突破内界膜进入玻璃体所致。出血积血早期,血管损伤未稳定,仍易出血。故在方中使用凉血祛风之品,如生地、丹皮、蔓荆子,以防活血出血,加重积血;待积血稳定,发生机化。中医认为是与痰相合,此时治疗当以活血化瘀,软坚散结,加用浙贝等温和之品,以免动血破血。患者本身为六旬老翁,素体阴虚,故治疗时也应考虑患者本身的体质问题,活血不用燥热峻猛之品。现代医学认为玻璃体积血日久,Fe^{2+}对视网膜有二次损害,故在治疗过程中不断使用天冬、女贞子之类养阴之品,其意也在保护视网膜。根据积血时间的长久,使用活血、软坚、养阴之品。患者服药短短1个月,视力提高到0.5,虽只有9味药,但用药灵活,标本兼顾,是治疗玻璃体积血的好方法。

(八十八)络损暴盲(痰瘀互结)

牛某,女,66岁。自诉:左眼视力下降、视物不清7^+个月,曾在贵阳某医院诊断为"左中央静脉阻塞",予益脉康胶囊、三七片等口服,视力无提高,后行激光治疗2次,视力稍改善。专科检查:VOD 0.6,VOS 0.25,右眼晶状体混浊,左眼人工晶状体,双玻璃体稍混,右眼底见视盘(−),静脉扩张迂曲,动脉细,交压征(+),黄斑色素稍乱,中心凹反光不清。左眼视盘边界不清,散在片状出血,周边可见激光斑,黄斑水肿,高550 μm。舌淡胖有齿痕,苔白润,脉弦涩。

中医初诊 络损暴盲(痰瘀互结)。就诊情形:来诊时精神及纳眠好,面色红润,体型偏胖,大便稍溏,平素嗜好肥甘厚味,既往有10⁺年高血压病史。

西医诊断 视网膜中央静脉阻塞。

辨证论治 化痰逐瘀,活血利水明目。

初诊处方

决明子 15 g	女贞子 30 g	生牡蛎(先煎)15 g
冬葵子 15 g	连翘心 12 g	浙贝 12 g
茺蔚子 12 g	刺蒺藜 12 g	淡竹叶 9 g

10 剂,牡蛎先煎 15 min,后纳诸药。

煎煮方法 将药入砂锅中,清水适量倒入砂锅,过药水平面约 2 cm,浸泡 1 min,去灰尘,再取清水适量,过药水平面约 2 cm,浸泡 10 min,煮沸后 10 min,倒出药水至大瓷碗中;以同样方法煮取 3 次,将药水导入同一个瓷碗中,混匀,取药当水随时饮用,余药凉后密封置于冰箱中冷藏(3 d 以内饮完)。

二 诊 视力变化不大,自觉双眼较前舒适,眼前黑影减少,口干。专科检查同前。舌质稍暗红,苔白而微干。需活血化瘀,化痰,养阴,利水。

二诊处方

决明子 15 g	石斛 15 g	淮山药 15 g
冬葵子 15 g	云苓 15 g	浙贝 12 g
连翘心 12 g	生地 12 g	淡竹叶 9 g

10 剂,水煎服,每日 1 剂。

三 诊 视物较前清晰,左眼仍视物变形,眼前黑影减少,纳谷稍差。专科检查:VOD 0.8,VOS 0.3。其余变化不大,需化痰逐瘀,利水消肿,兼以养肝肾。

三诊处方

决明子 15 g	冬葵子 15 g	云苓 15 g
连翘心 12 g	茺蔚子 12 g	枸杞 15 g
法半夏 12 g	薏苡仁 15 g	淡竹叶 9 g

10 剂,水煎服,每日 1 剂。

四 诊 自觉左眼视物较前明显清晰,视物变形情况好转,眼前黑影减少,纳眠正常。专科检查:VOD 0.8,VOS 0.4 – 2。眼底出血较前吸收,色黄、水肿情况减轻。黄斑水肿高 410 μm。舌淡红,苔薄白而润。需攻补兼施,化与养并行。

四诊处方

浙贝 12 g	连翘心 12 g	冬葵子 15 g
枸杞 15 g	决明子 15 g	广枝仁 12 g
丹参 12 g	淮山药 15 g	淡竹叶 9 g

10 剂,水煎服,每日 1 剂。

五 诊 视力好转,视物较前清晰,仍变形,眼前黑影基本消失,眼干涩,小便调,纳眠尚可。舌淡红,苔白稍干,脉弦细。专科检查:VOD 0.8,VOS 0.5。眼底出血吸收明显,黄斑水肿减轻。需攻补兼施,化与养并行。

五诊处方
决明子 15 g	女贞子 30 g	浙贝 12 g
冬葵子 15 g	茺蔚子 12 g	生牡蛎(先)15 g
蔓荆子 12 g	淡竹叶 9 g	山药 15 g

20 剂,水煎服,每日 1 剂。服药后,患者情况好转。

医 按 视网膜中央静脉阻塞多见于心血管疾病及血流异常者,发病突然,导致视力急剧下降,严重者还会继发新生血管性青光眼,对视力危害极大。中医病名"络损暴盲",李老认为本病与瘀血及痰湿的关系密切。本案患者来诊时已是疾病中后期,且已行 2 次激光治疗,痰瘀必互结于目络之中,"血不利则为水",病程日久,必兼水肿。治疗过程中,主要使用活血利水、化痰软坚之品。病程日久,加之水液代谢紊乱,与水湿运行关系最密切的脏腑是脾,故在治疗过程中总会使用健脾利水之品,如薏苡仁、淮山药、云苓等。主要利水的一味药是冬葵子,《本草通玄》中云其"达诸窍",善达个腔洞,味甘而微寒,使失常的水湿从小便而下。化痰之品有浙贝、半夏,两者不但有化痰作用,而且有散结的功能。病至后期,李老认为,痰瘀互结,水液代谢失衡,津液运行受阻,目珠失于濡养,因目珠为水养之脏,无阴类滋养,即使瘀血化去,痰浊逐去,但视衣功能已被损伤,便再无回天之力。且痰瘀互结日久,又化燥伤阴,故在治疗后期使用了滋养阴液之品如女贞子、枸杞、生地、石斛等,意在攻补兼施、化养并行,实为治疗本病之独到之处。

(八十九)视瞻昏渺(肝肾亏虚)

王某,男,83 岁。自诉:双眼视力明显下降,伴眼前固定黑影 4[+] 年。患者 4[+] 年无明显诱因出现双眼视力明显下降,眼前黑影,无眼胀眼痛及视物变形变色等症。求治于贵阳某医院,诊断为白内障、黄斑病变,行双眼白内障手术,术后视力无提高,为求中医治疗,多次求治于我院,予住院治疗,双眼视力好转出院。2[+] 年在贵阳某医院行 PDT 治疗,术后视力也无提高,反而逐渐下降,为求系统中西医结合治疗,再度求诊于我院门诊。既往史及其他:有 11[+] 年Ⅱ型糖尿病病史,目前自服瑞格列奈片降血糖,否认心脏病,否认高血压,否认肺结核病史,否认肝炎,否认伤寒病史,否认中毒史。1996 年在贵州某医院行胆囊摘除术。自诉对磺胺类药物过敏。舌淡红,苔少津,脉脉细。专科检查:眼科检查视力 VOD(指数/30 cm),VOS FC/30 cm,眼睑均正常,眼泪小点位置正,结膜无充血,巩膜无黄染,角膜透明,前房深浅可,房水清亮,瞳孔圆,大小正常,对光反射灵敏,晶状体为人工晶体,玻璃体可见混浊点,右眼眼底视盘色稍淡,边界清,后极部包括黄斑大片萎缩斑,边缘可见色素沉着斑,黄斑中心凹反光消失。左眼眼底视盘色稍淡,边界清,黄斑区可见大片白色萎缩斑,黄斑中心凹反光消失。眼球运动各方向正常,眼压正常。OCT 检查:双眼黄斑水肿,瘢痕,新生血管形成。肺部 CT:右肺中叶及左肺下叶小结节,主动脉硬化,冠状动脉钙化,右肺下叶肺大泡/肺气囊;血常规正常;肝肾功能:血糖 6.9 mmol/L,甘油三酯 2.02 mmol/L,尿酸 581 μmol/L;糖化血红蛋白 6.9mmol/L,肿瘤标志物(−),幽门螺旋杆菌(+),尿常规(−)。心电图:低电压,窦性心律,电轴不偏。

中医初诊　视瞻昏渺(肝肾亏虚)。就诊情形:双眼视力差,视物模糊不清,双眼视物轻微变形,眼前固定黑影,无眼胀眼痛,精神及纳眠可,心烦,舌易生溃疡,大便稍干,小便尚可。

西医诊断　双眼年龄相关性黄斑病变(湿性)。

辨证论治　滋养肝肾,清心明目。

初诊处方　　决明子 15 g　　　淮山药 15 g　　　石斛 15 g

　　　　　　　女贞子 30 g　　　连翘心 12 g　　　广枝仁 12 g

　　　　　　　旱莲草 15 g　　　生白芍 12 g　　　浙贝 12 g

　　　　　　　淡竹叶 9 g

　　　　　　　10 剂,水煎服,每日 1 剂。

二　　诊　自觉视物较前清晰,眼前仍固定黑影遮挡,视物稍变形,心烦好转,溃疡减轻,夜尿频多。专科检查:VOD FC/50 cm。其余检查变化不大,舌淡红,苔白微干,脉细。治疗予上方去广枝仁,改为桑螵蛸,加炒苏子益肾纳气。

二诊处方　　决明子 15 g　　　淮山药 15 g　　　石斛 15 g

　　　　　　　女贞子 30 g　　　连翘心 12 g　　　桑螵蛸 12 g

　　　　　　　旱莲草 15 g　　　炒苏子 12 g　　　浙贝 12 g

　　　　　　　淡竹叶 9 g

　　　　　　　10 剂,水煎服,每日 1 剂。

三　　诊　服药后自觉双眼视物较前清晰,尤其是周边,甚至能看电视,但眼中央仍觉有黑影遮挡,小便较前好转,每日起夜仍 2~3 次。专科检查同前,继续予上方治疗。

三诊处方　　决明子 15 g　　淮山药 15 g　　石斛 15 g

女贞子 30 g　　连翘心 12 g　　桑螵蛸 12 g

旱莲草 15 g　　炒苏子 12 g　　浙贝 12 g

淡竹叶 9 g

10 剂,水煎服,每日 1 剂。

四　　诊　自觉双眼视物较前清晰,自行走路来医院,精神好转,夜尿 1~2 次,专科检查:VOD 0.04。其余检查变化不大。黄斑消去仍大片黄白色萎缩斑,无出血及渗出。舌淡红,苔白,脉细。

四诊处方　　决明子 15 g　　淮山药 15 g　　石斛 15 g

女贞子 30 g　　连翘心 12 g　　桑螵蛸 12 g

旱莲草 15 g　　炒苏子 12 g　　生牡蛎(先煎)15 g

淡竹叶 9 g

10 剂,水煎服,每日 1 剂。

医　　按　年龄相关性黄斑病变后期即瘢痕期,无活动病灶,患者已行 PDT 治疗,新生血管已经萎缩,但瘢痕也已形成,遮挡黄斑导致中心视力下降。中医治疗主要从滋养肝肾真阴为主,兼顾脾胃。李老在治疗本病时的独到之处是兼顾清心热。李老认为本病后期,病变涉及脏腑应是多方面的,如只是单纯的一两个脏腑虚损,那治疗为何如此棘手?通过李老的治疗,患者在这个时期视力能有一点提高应该是一个奇迹,患者也非常满意。

(九十)视瞻昏渺(精血亏虚)

崔某,男,78 岁,退休教师。自诉:双眼视力下降 4⁺年。患者 4⁺年无明显原因出现双眼视力下降,右眼为重,视物不清,扭曲歪斜,双眼梗塞,偶有眼痛眼胀,无畏光、流泪情况。求治于我院,诊断为黄斑病变,住院治疗后好转出院,后多次在我院住院治疗,病情基本控制。近日患者无明显原因自觉双眼视力下降加重,视物扭曲变形,双眼梗涩不适,畏光、流泪,为求中西医系统治疗再次求治于我院。舌红,苔白厚而干,脉细。既往史及其他:既往有 10 余年慢性鼻炎,慢性咽炎史,有 4⁺年高血压,目前服用苯磺酸左旋氨氯地平片 2.5 mg,每日 1 次控制血压;有 3⁺ 年糖尿病病史,未服药。专科检查:VOD 0.12,VOD 0.6 - 2。双眼眼睑如常,泪小点位置正,结膜无充血,巩膜无黄染,角膜透明,前房深浅可,房水清亮,双侧瞳孔圆,对光反射灵敏。晶状体混浊(++),双眼眼底模糊,散瞳后可见视盘大小色泽可,边界清,右黄斑区玻璃膜疣,水肿,中心凹反光消失,左眼黄斑色素紊乱,中心凹反光消失。眼球各方向运动正常。

中医初诊 视瞻昏渺(精血亏虚)。就诊情形:双眼视力下降,视物模糊不清,视物扭曲,双眼梗涩,偶有眼痛眼胀,时有畏光流泪,精神、饮食可,心烦,眠差,夜尿多,大便干。

西医诊断 双眼增龄性黄斑病变(湿性);双眼年龄相关性白内障(初期)。

辨证论治 益脾补肾,清心利尿。

初诊处方

女贞子 30 g	山药 15 g	石斛 15 g
决明子 15 g	桑叶 12 g	连翘心 12 g
淡竹叶 9 g	生地 12 g	丹皮 12 g

10 剂,水煎服,每日 1 剂。

煎煮方法 将药入砂锅中,清水适量倒入砂锅,水平面过药约 2 cm,浸泡 1 min,去灰尘。再取清水适量,水平面过药约 2 cm,浸泡 10 min,煮沸后 10 min,倒出药水至大瓷碗中。以同样方法煮取 3 次,将药水倒入同一个瓷碗中,混匀。取药当水随时饮用,余药凉后密封置于冰箱中冷藏(3 d 以内饮完)。

二 诊 服用上药后,视物仍变形,视力平稳未再下降,心烦改善,但睡眠仍差,心胸不适。口不干,二便也可,血糖平稳。舌淡红,苔不干,脉细。考虑利尿力度不够,可能因热象不显,故去掉生地、丹皮,加用冬葵子及茯苓,既能加强利尿,也能加强固脾。需益脾补肾利湿。

二诊处方

石斛 15 g	决明子 15 g	女贞子 30 g
山药 15 g	连翘心 12 g	桑叶 12 g
云苓 15 g	冬葵子 15 g	淡竹叶 9 g

10 剂,水煎服,每日 1 剂。

三 诊 视物变形有所减轻,视物仍不清,口干口苦,口中黏腻感。专科检查:VOD 0.15,VOS 0.6。双眼眼睑如常,泪小点位置正,结膜无充血,巩膜无黄染,角膜透明,前房深浅可,房水清亮,双侧瞳孔圆,对光反射灵敏。晶状体混浊(+

+),双眼眼底模糊,散瞳后可见视盘大小,色泽可,边界清,右眼黄斑区玻璃膜疣,水肿,中心凹反光消失,左眼黄斑色素紊乱,中心凹反光消失。眼球各方向运动正常。OCT检查:双眼黄斑区新生血管形成,黄斑水肿,右眼为重,较前次减少80 μm。舌淡红,苔厚,脉弦细。需益脾补肾,软坚散结。

三诊处方　　石斛 15 g　　决明子 15 g　　女贞子 30 g

山药 15 g　　连翘心 12 g　　生牡蛎(先煎)15 g

浙贝 12 g　　茺蔚子 15 g　　淡竹叶 9 g

10 剂,水煎服,每日 1 剂。

四　　诊　视物变形明显好转,一般情况好,专科检查较前次变化不大。舌淡红,苔稍厚,脉弦细。治疗仍以滋养精血为主,益脾补肾,前方去生牡蛎、浙贝,加丹参 12 g,麦冬 15 g,续服 20 剂。

医　　按　本案患者以"双眼视力下降 4⁺年"为主症,属于中医视瞻昏渺范畴。患者老年男性,年近八旬,平素饮食不节,损伤脾胃,脾胃虚弱,运化失司,水湿内停,瘀阻目络,加之平素工作压力大,耗伤心血,心经郁热,神光发越受阻,神光衰微,故见双眼视力逐渐下降,眼前黑影,双耳听力下降,舌脉也为精血不足之象。纵观上述,本案病位在目,在脏责之脾、肾、心,病性无本虚标实,可辨为精血不足之视瞻昏渺。本案患者长期劳心劳神,加之年龄原因,暗耗精血,损伤脾肾,心经郁热,发为本病,治疗不能只针对某一个脏腑,应为多脏腑受损的疾病,关乎脾、肾、心,治疗的重点在于健脾养气血,补肾养精。新生血管的形成多与痰瘀有关,故在治疗过程中还使用化痰软坚散结之品,但均不能为过,否则容易导致出血。方中石斛、山药、女贞子补养脾肾,决明子清肝明目,连翘心清心,云苓、冬葵子利水,丹参活血等,分别在疾病治疗的各个过程中,循序渐进,使患者水肿得以改善,视力有所提高,对于这种疾病已属有效。

(九十一)络损暴盲(痰瘀互结)

安某,男,63 岁,退休警察。自诉:右眼视物模糊 8⁺个月,加重 1⁺天。患者 8⁺个月无明显诱因出现右眼视物模糊,视力下降,时有畏光流泪,无眼胀眼疼,无视物变形、变色,无眼球转动痛等症。3⁺天患者就诊于外院,诊断为"右视网膜颞下分支静脉阻塞",予以激光治疗后,症状未见明显缓解。1⁺天患者无明显原因自觉症状加重,为求进一步治疗,遂就诊于我院门诊,平素饮食嗜好肥厚之品,否认心脏病,否认高血压,否认糖尿病,否认结核病病史,否认肝炎,否认伤寒病史,否认中毒史。专科检查:VOD 0.1,VOS 1.2。双眼外观端好,睑结膜球结膜稍充血,角膜透明,前房深浅适中,瞳孔圆,对光反射灵敏,双侧晶状体及玻璃体轻度浑浊,眼底可见右颞下方、颞侧散在出血,大量激光斑,视网膜水肿,眼底静脉扩张迂曲,动脉细,双眼视网膜动静脉比为1:3,黄斑中心凹反光消失。左眼视盘(-),眼底静脉扩张迂曲,动脉细,黄斑中心凹反光可见。眼底造影回示:右眼视网膜分支静脉阻塞,双眼动脉硬化。OCT 检查:右眼黄斑囊样水肿,左眼黄斑形态正常,右眼激光术后颞下分支静脉阻塞。

中医初诊 络损暴盲(痰瘀互结)。就诊情形:右眼视物模糊,视力下降,时有畏光流泪,无眼胀眼疼,无视物变形、变色,无眼球转动痛等症,精神尚可,纳可眠差,大便干,小便正常。

西医诊断 ①右眼颞下分支静脉阻塞;②视网膜光凝后;③黄斑囊样水肿。

辨证论治 化痰逐瘀,软坚散结。

初诊处方

决明子15 g	广地龙12 g	生牡蛎(先煎)15 g
女贞子30 g	茺蔚子12 g	丹参12 g
天竺黄12 g	淡竹叶9 g	枳壳12 g

10 剂,水煎服,每日 1 剂。

煎煮方法 将药入砂锅中,清水适量倒入砂锅,水平面过药约 2 cm,浸泡1 min,去灰尘。再取清水适量,水平面过药约 2 cm,浸泡 10 min,煮沸后 10 min,倒出药水至大瓷碗中。以同样方法煮取 3 次,将药水倒入同一个瓷碗中,混匀。取药当水随时饮用,余药凉后密封置于冰箱中冷藏(3 d 以内饮完)。

二 诊 服用上药后,自觉双眼视物较前清晰,视物轻微变形,大便干结及双眼畏光流泪感好转,专科检查:VOD 0.12,VOS 1.2。其余变化不大。舌暗红,苔白润,脉弦。治疗以上方去天竺黄,加冬葵子12 g,续服 10 剂,意在利水。药渣热敷双眼,每日 2 次,并注意监测血压。

三 诊 患者自觉右眼视物较前清晰,大小便正常,口微干,夜眠及饮食均好。专科检查:VOD 0.15,VOS 1.2,眼底出血较前吸收。OCT 检查:黄斑水肿减轻。舌暗红,苔白润,脉弦。治疗以上方加用天冬15 g,续服 10 剂,化痰逐瘀,软坚散结。

医 嘱 药渣热敷双眼,每日 2 次,注意监测血压。

四 诊 患者自觉右眼视物较前清晰,大小便正常,夜眠及饮食均好。专科检查:VOD0.2,VOS1.2,眼底出血较前吸收。OCT 检查:黄斑水肿减轻。舌暗红,苔白润,脉弦。治疗以上方去枳壳,加用茯苓15 g,续服10 剂,健脾化痰逐瘀,软坚散结。

医　按　本案患者平素喜食肥甘厚味,滋生痰湿,痰蒙眼窍,眼络瘀阻,神光受阻,发为本病,故见右眼视物模糊,舌暗红,苔白厚,脉弦涩也为痰瘀互结之象。综观上述,本病病位在眼,病性为实证。在脏责之脾、胃,可辨为痰瘀互结之络损暴盲症。患者发病时间较长,痰瘀互结,久郁化热,故在治疗时要先把热象控制,否则易动血引起新的出血。方中使用天竺黄一味为清热化痰醒脑开窍之良品,生牡蛎与地龙配伍,意在取地龙善于通络,生牡蛎善于软坚之效,两者一通一散,逐瘀散结效果可见一斑。热象不明显后重在利水,因病根为脾虚,故使用茯苓健脾利湿,冬葵子利水,方中还不忘予以女贞子补肾之精血,治疗有攻有补,一边安抚一边祛瘀,患者视力得到提高,3 个月后复查眼底血管荧光造影未见新生血管形成。

(九十二)白涩症(肺阴不足)

陆某,女,62 岁。自诉:双眼干涩、胀痛、异物感6⁺年。患者无明显诱因出现双眼干涩、胀痛、异物感,偶有视物昏花,畏强光,头昏,视力无明显下降,无眼眵等症。随即就诊于当地县人民医院,诊断为"干眼症",予以眼药水滴眼(具体不详),症状稍缓解,但持续时间不长,后一直滴用眼药水。10 d 前就诊于贵州省某医院,诊断为"干眼症",予眼药水滴眼,症状无缓解,今为求系统治疗求治于我院。既往史及其他:既往有1⁺年病史。专科检查:VOD 1.0,VOS 0.8。双眼外观端好,睑结膜充血,角膜透明。泪液分泌右眼 4 mm,左眼 9 mm,泪膜破裂时间右眼4 s,左眼 5 s,荧光素染色呈点状着染。双眼晶状体及玻璃体尚透明,眼底可见视盘大小、色泽可,边界清,眼底静脉扩张迂曲,动脉细,黄斑中心凹反光可见。

中医初诊　白涩症(肺阴不足)。就诊情形:双眼干涩、胀痛、异物感,偶有视物昏花,畏强光,头昏,无视力下降,无眼眵,精神及纳眠尚可,大便可,小便调。

西医诊断　双眼角结膜干燥症。

辨证论治　滋养肺阴,明目退翳。

初诊处方　泡参15 g　　　麦冬15 g　　　香橼12 g

　　　　　　　白芍15 g　　　生地12 g　　　炒僵蚕12 g

　　　　　　　石斛15 g　　　山药15 g　　　淡竹叶9 g

7剂,水煎服,每日1剂。

煎煮方法 将药入砂锅中,清水适量倒入砂锅,水平面过药约2 cm,浸泡1 min,去灰尘。再取清水适量,水平面过药约2 cm,浸泡10 min,煮沸后10 min,倒出药水至大瓷碗中。以同样方法煮取3次,将药水倒入同一个瓷碗中,混匀。取药当水随时饮用,余药凉后密封置于冰箱中冷藏(3 d以内饮完)。

二 诊 患者感双眼干涩较前稍有好转,有异物感,偶有视物昏花,畏强光,头昏,无视力下降,无眼眵。以滋养肺阴,祛风退翳为法。

二诊处方 石斛15 g　　山药15 g　　泡参15 g

麦冬15 g　　香橼12 g　　防风12 g

桑叶12 g　　淡竹叶9 g　　连翘芯12 g

7剂,水煎服,每日1剂。

三 诊 患者精神及纳眠好,二便调顺。生命体征平稳,心、肺、腹无明显异常,双眼较前明显舒适,干涩感明显减轻,轻微梗涩,无畏光流泪,眼前时有遮挡感,呈漂浮性。专科检查:VOD 1.0。泪液分泌及泪膜破裂时间均已正常,予中药热敷包以活血通络。处方以滋养肺阴,养精明目为法。

三诊处方 泡参15 g　　麦冬15 g　　连翘心12 g

石斛15 g　　山药15 g　　酒黄精15 g

桑叶12 g　　香橼12 g　　淡竹叶9 g

7剂,水煎服,每日1剂。

医 按 患者老年女性,年过六旬,阴液不足,目络空虚涩滞。白睛属肺,肺阴不足,白睛失养,故见双眼干涩、畏光、疲劳、异物感等,舌脉也为肺阴不足之像,综观上述,本病病位在目,在脏责之肺,病性为虚,可辨为肺阴不足之白涩症。治疗早期以养肺阴为主,使用祛风退翳之品,到泪液分泌及泪膜破裂时间均正常后注意以黄精、女贞子二味,益精养肾,在治疗的始末均使用山药健脾。李老认为,肺阴的充足同样需要脾气的健旺,以固其根本,由浅入深,方能巩固治疗效果。

(九十三)慢脓耳(脾虚湿困)

黄某,女,53岁。自诉:双耳鸣22⁺年,加重2⁺个月。患者22⁺年无明显诱因出现双耳内流脓,伴耳鸣耳胀,求治于我院,诊断为"中耳炎",门诊以青霉素抗炎抗感染治疗,治疗后无流脓,但仍有耳鸣,之后仍反复流脓流水,至他院检查发现双耳鼓膜大穿孔,当时曾行鼓膜修补术,术后患者双耳耳鸣症状减轻。4⁺年患者乘飞机后耳鸣再次严重,至贵州省某医院行内镜检查发现鼓膜变形,CT检查:中耳乳突炎。行一系列治疗(具体不详),耳鸣症状未予好转,之后求诊于我院,诊断同前,住院治疗后,患者自诉症状明显减轻。2⁺个月患者无明显诱因上述症状加重,听力下降也加重,为求中西医结合治疗,再次求诊于我院门诊。既往史及其他:7⁺年在他院诊断为高血压病,平素服络活喜降压,血压控制尚可,6⁺年体检时发现双眼白内障早期。专科检查:双侧耳郭对称无畸形,无牵拉痛,外耳道皮肤无红肿,无异常分泌物,双耳鼓膜巨大穿孔,鼓室可见较多肉芽组织增生,左耳鼓室可见息肉样组织,未见充血,无异常分泌物,乳突无压痛。双耳听力呈重度混合性听力损失。舌象:淡胖,边有齿痕,苔白。脉象:细弱无力。

中医初诊 ①脓耳(脾虚湿困);②渐聋耳鸣(脾虚湿困)。就诊情形:双耳耳鸣,听力下降,头昏,无耳痛,无耳内流脓流水,无眩晕,精神一般,饮食尚可,少气懒言,乏力,夜间睡眠差,二便调。

西医诊断 ①双耳慢性中耳炎;②双耳混合性耳聋;③双眼增龄性白内障。

辨证论治 健脾渗湿,升阳聪耳。

初诊处方　泡参15 g　　麦冬15 g　　鸡血藤30 g

黄芪30 g　　丹参12 g　　骨碎补12 g

云苓15 g　　菖蒲12 g　　淡竹叶9 g

10剂,水煎服,每日1剂;忌污水入耳。

煎煮方法　将药入砂锅中,清水适量倒入砂锅,水平面过药约2 cm,浸泡1 min,去灰尘。再取清水适量,水平面过药约2 cm,浸泡10 min,煮沸后10 min,倒出药水至大瓷碗中。以同样方法煮取3次,将药水倒入同一个瓷碗中,混匀。取药当水随时饮用,余药凉后密封置于冰箱中冷藏(3 d以内饮完)。

二　　诊　耳鸣减轻,呈"嗡嗡"声响,持续不断,听力仍较差,夜间睡眠差,饮食欠佳,大便稍溏,仍乏力,气短,头昏头痛症状减轻,外耳道无流脓流水情况。舌淡胖,苔白润,脉细无力。治疗以上方去麦冬,加薏苡仁15 g,续服10剂,健脾利湿。

三　　诊　服用上药后耳鸣明显减轻,头脑清爽,精神好,但不思饮食,二便正常,舌淡胖,苔白稍厚,脉细弱。治疗予健脾渗湿,升阳开窍为法,二诊方加用砂仁醒脾。10剂,每日1剂,水煎服。

四　诊　耳鸣基本消失,听力改善不大,无耳漏,饮食及二便均正常。专科检查:双侧耳郭对称无畸形,无牵拉痛,外耳道皮肤无红肿,无异常分泌物,双耳鼓膜巨大穿孔,鼓室可见较多肉芽组织增生,左耳鼓室可见息肉样组织,未见充血,无异常分泌物,乳突无压痛感。双耳听力呈重度混合性听力损失。续予上方口服半月。

医　按　患者年老脾气虚弱,运化失职,湿浊滞留耳窍,故耳窍闭塞不通,耳鸣,气机升降失常故头昏、乏力。舌质淡红、舌体正常、少苔、脉象细弱均为脾虚湿困之证。李老治疗本病重点在脾,健脾渗湿,升阳通窍,同时也补肾,使用骨碎补补肾,脾肾同补;因患者病程20余载,早已入肾,必有瘀血,所以也使用丹参、鸡血藤活血,促进中耳炎引起的骨质破坏的修复。方虽简单,但疗效显著,患者对治疗效果也很满意。

(九十四)视瞻昏渺案(肝肾不足)

安某,女,38岁,公务员,长期从事文字工作。自诉:视物模糊4^+年,加重1^+周。4^+年无明显诱因出现视物模糊、眼干、眼涩,无眼胀、眼痛等症,就诊于贵州某医院,诊断为"高度近视"(具体治疗、用药不详),未见明显好转。患者于1^+周无明显原因上述症状加重,伴头昏、乏力等症,就诊于我院门诊。患者于2003年在贵阳某眼科医院手术治疗高度近视,好转;2006年因右眼视网膜脱位就诊于贵州某人民医院,行激光治疗已治愈。专科检查:VOU 1.0。双眼外观端好,眼球结膜无明显充血,角膜透明,前房深浅适中,双瞳孔圆,对光反射灵敏,双晶状体透明,玻璃体轻度混浊,右眼底见视盘大小、色泽可、边界清,颞侧近视弧,视网膜呈豹纹状改变,眼底静脉稍迂曲,动脉细,后极部可见金箔样反光,黄斑中心凹反光可见。左眼视盘大小、色泽可,边界清,颞侧近视弧,视网膜呈豹纹状,黄斑中心凹反光可见。舌淡红,苔白而干,脉细。OCT检查:左眼黄斑形态正常,右眼视网膜前膜。

中医初诊　视瞻昏渺(肝肾不足)。就诊情形:视物模糊、眼干、眼涩,头昏、乏力,无眼胀、眼痛等症,精神可,纳眠可,二便调。

西医诊断　①双眼高度近视视网膜病变;②右眼视网膜前膜;③右眼视网膜裂孔术后。

辨证论治　滋养肝肾,明目退翳为法。

初诊处方　决明子15 g　　　女贞子30 g　　　生白芍12 g

覆盆子 12 g　　　菟丝子 15 g　　　连翘心 12 g

茺蔚子 12 g　　　淡竹叶 9 g　　　石斛 15 g

10 剂,水煎服,每日 1 剂。

医　　嘱　同时忌重体力劳动,口服眼保Ⅱ号胶囊 3 粒,每日 3 次。

二　　诊　服用上述药物后双眼较前舒适,但眼仍干涩,头昏好转,眼前有黑影飘动,口干,仍乏力,大便干。舌红、苔干、少津,脉细。此乃使用温肾之品引起,故上方去菟丝子,改为黄精 30 g,续服 10 剂,以益气养阴。药渣以棉布包裹热敷双眼,每日 2 次。

三　　诊　患者自觉双眼明显舒适,视物自觉清晰,耐久视,精神及纳眠好,二便调顺,偶有口干。舌淡红,苔白,脉细。治疗予中药内服,续用前方,去连翘心改为山药 15 g,续服 10 剂,意在益脾。

医　　按　患者女性,年近四旬,自幼患能近怯远,耗伤肝肾真阴,目络空虚涩滞,瞳神失于濡养,神光日间衰微,故见视力逐渐下降,舌脉也为肝肾不足之象。综观上述,本病病位在目,在脏责之肝、肾,病性为虚,可辨为肝肾不足之视瞻昏渺。方中重点在于滋养肝肾之阴,但也同时兼顾了脾、心,补肾以女贞子、菟丝子二品意在“善补阴者,必于阳中求阴”。但病人有动阴劫阴之象,故在二诊中去掉菟丝子,以大剂量黄精益气养精,患者症状明显改善,三诊予山药一味意在补益后天脾土,使精血有源,还注重中药热敷外用,改善眼部干涩、酸胀等不适,药味简单,但功效很好,病人满意。

(九十五)风牵偏视(脉络瘀阻)

蔡某,男,65 岁。自诉:双眼视物重影 3⁺天。患者 3⁺天前无明显诱因出现视物重影、视力减退,无眼胀、流泪、畏光,无头昏、头痛,无恶心、呕吐等症,遂就诊于我院。舌红,苔黄厚而干,脉细数。既往史:患糖尿病 30⁺年,目前皮下注射 30R 精蛋白生物合成人胰岛素控制,血糖控制不佳,吸烟 30⁺年,否认饮酒史。家中姊妹和弟弟均患有糖尿病。专科检查:VOD 0.4,VOS 0.3。双眼睑正常,结膜有充血,角膜透明,前房深浅可,房水清,瞳孔圆,大小正常,对光反射灵敏,晶状体混浊(++),双玻璃体可见混浊点,双眼底模糊可见视盘(-),眼底静脉扩张,动脉细,黄斑色素紊乱,中心凹反光消失。右眼球各方向运动正常,左眼球向颞侧运转受限,其余各方向尚可。

中医初诊 风牵偏视（脉络瘀阻证）。就诊情形：双眼视物重影，视力减退，无眼胀、流泪、畏光，无头痛、头昏，无恶心、呕吐等症，纳眠可，二便调。

西医诊断 ①左眼麻痹性斜视；②双眼年龄相关性白内障；③Ⅱ型糖尿病。

辨证论治 养血活血，祛风通络。

初诊处方 女贞子 30 g　　葛根 12 g　　僵蚕 12 g

决明子 15 g　　地龙 12 g　　牡丹皮 12 g

淡竹叶 9 g　　丹参 12 g　　生地 12 g

10 剂，水煎服，每日 1 剂。

医　嘱 监测血糖，药渣热敷左眼，局麻后左眼颞侧眼内针，每日 1 次，每次 30 下。注意避风寒，多休息，多做眼运动。

二　诊 自觉视物重影消失，一般情况好，口干减轻，血糖仍控制不佳。舌红，苔黄厚干燥，脉细弦。专科检查：VOD 0.4，VOS 0.4。双眼睑正常，结膜有充血，角膜透明，前房深浅可，房水清，瞳孔圆，大小正常，对光反射灵敏，晶状体混浊（＋＋），双玻璃体可见混浊点，双眼底模糊可见视盘（－），眼底静脉扩张，动脉细，黄斑色素紊乱，中心凹反光消失。右眼球各方向运动正常，左眼球向颞侧运转稍受限，其余各方向尚可。续予上方口服 1 周，未再来诊。

医　按 麻痹性斜视是以复视为主要症状的眼病，多与血管疾病有关，本患者患糖尿病有 30 余年，阴虚血瘀，瘀阻脉络，生风引起，故以祛瘀、养血祛风为主治疗，效果很好。患者有消渴病史 30[+] 年，消渴者阴虚为本，燥热为标，病久入络，脉络瘀阻，目失所养，所见视力下降，阴虚致瘀，血络不畅，眼带失养，萎废不用，故见视物成双。舌脉均为脉络瘀阻之征，故本病属中医眼科风牵偏视之脉络瘀阻证。病位在眼，责之于肝、肾，病性属虚实夹杂。予药 10 剂后症状即消失，疗效非常好，细观本方，女贞子、葛根养阴生津，僵蚕祛风，丹参、地龙活血通络，决明子清肝明目，生地、牡丹皮凉血，淡竹叶调和诸药。所谓"治风先治血，血行风自灭"，本方配伍简单，以养阴血为主，活络祛风为辅，但方方面面均有顾及，加上眼内针、热敷等治疗，患者症状缓解很快，治疗效果很好。

（九十六）弱视（肝肾亏虚）

杨某，男，5 岁，因在幼儿园体检时发现视力差，遂来我院就诊。其母叙述，患儿为早产儿，平素体质较弱，经常感冒，纳食不好。专科检查：VOD 0.25/0.66，VOS

0.3/0.66。双眼外观尚可,无明显眼位偏斜,眼前节正常,眼底可见视盘(−),视网膜色稍青灰,黄斑中心凹反光散乱。舌淡红,苔白,脉细。

初　　诊　弱视(肝肾亏虚)。

辨证论治　补益肝肾,养精明目。

初诊处方
决明子9g	刺蒺藜9g	枸杞10g
生白芍9g	广枝仁9g	石斛10g
焦谷芽9g	淡竹叶6g	山药10g

7剂,2日1剂,水煎服。

煎煮方法　将药入砂锅中,清水适量倒入砂锅,水平面过药约2cm,浸泡1min,去灰尘。再取清水适量,水平面过药约2cm,浸泡10min,煮沸后10min,倒出药水至大瓷碗中。以同样方法煮取3次,将药水倒入同一个瓷碗中,混匀。取药当水随时饮用,余药凉后密封置于冰箱中冷藏(3d以内饮完)。

初诊医嘱　单眼视频,穿针5min,每日2次,初始大针,逐渐换小。眼保Ⅰ号胶囊口服,每日3次。

二　　诊　双眼视力有提高,纳食渐好。专科检查:VOD 0.4/0.8,VOS 0.3/0.66。双眼外观尚可,无明显眼位偏斜,眼前节正常,眼底可见视盘(−),视网膜色稍青灰,黄斑中心凹反光散乱。舌淡红,苔白,脉细。治疗续予上方去焦谷芽,加茺蔚子9g,续服7剂,补益肝肾,养精明目。

二诊医嘱　单眼视频,穿针5min,每日2次,初始大针,逐渐换小。眼保Ⅰ号胶囊口服,每日3次。

三　　诊　双眼视力改善,一般情况也好。专科检查:VOD 0.5/1.0,VOD 0.4/1.0。双眼外观尚可,无明显眼位偏斜,眼前节正常,眼底可见视盘(−),视网膜色稍青灰,黄斑中心凹反光散乱。舌淡红,苔白,患者近视力提高,需补益肝肾,养精明目。

三诊处方
决明子9g	刺蒺藜9g	枸杞15g
生白芍9g	广枝仁9g	泡参10g
茺蔚子9g	女贞子12g	钩藤10g
淡竹叶6g		

7剂,水煎服,每日1剂。

三诊医嘱　单眼视频,穿针5min,每日2次,初始大针,逐渐换小。眼保Ⅰ号胶囊口服,每日 3 次。眼保Ⅱ号胶囊口服,双日每日 3 次。

四　诊　视力明显提高,已能穿小针,一般情况好。舌淡红,苔白润,脉细。专科检查:VOD 0.8/1.5,VOS 0.6/1.5。双眼外观尚可,无明显眼位偏斜,眼前节正常,眼底可见视盘(-),视网膜色橘红,黄斑中心凹反光集中。需补益肝肾,养精明目。

四诊处方　　决明子 9 g　　刺蒺藜 9 g　　　枸杞 15 g

　　　　　　　　生白芍 9 g　　广枝仁 9 g　　　泡参 10 g

　　　　　　　　连翘心 9 g　　淡竹叶 6 g　　　钩藤 10 g

　　　　　　　　7 剂,水煎服,每 2 日 1 剂。

四诊医嘱　单眼视频,穿针 5 min,每日 2 次,初始大针,逐渐换小。眼保Ⅱ号胶囊口服,每日 3 次。

医　　按　李老认为现阶段弱视及近视儿童如此之多,原因是多方面的,可能与母体中先天不足有关,也可能是后天得不到有效的刺激光引起,城市中的孩子近视、弱视多,与缺少户外运动有关,故而治疗的重点在于滋养肝肾精血,使用枸杞、女贞子滋养肝肾,使用刺蒺藜、白芍养肝血、明目,决明子清肝、明目,同时也注重健脾益气,常使用山药补脾益气。伴有斜视者,李老认为是由于精血不足,眼带挛急动风引起,常使用葛根、钩藤生津祛风,对于部分体质较虚弱的患儿,还注重心阳的振奋,常使用广枝仁振奋心阳。对于学习繁重的儿童,还适当加入清心的连翘心。同时注重精细作业的训练,重视近视力的提高。每个患儿均制作一个眼罩,遮住一眼,每日穿针,从大号的针开始,每日 2 次,每次 10～15 min,根据患儿穿针熟练情况,逐渐将针变小,每周复查近视力。李老认为,近视的好坏,在很大程度上反映视网膜发育情况,近视力差表示视网膜发育差,不能形成黄斑注视,故要戴眼罩穿针。近视力提高了,表示患儿的视网膜发育在改善。视网膜发育好了,近视力提高,即使远视力不能改善或改善不理想,可以佩戴眼镜解决,但如果近视力不能提高,则无论戴什么眼镜均不能提高视力,故而尤其注重近视力的提高。还应注重单眼视频,在治疗弱视时,李老常说,在接触荧光屏时一定要遮住一只眼,否则治疗将前功尽弃,在待诊的过程中确实遇到一些此类的病人。单眼视频的主要作用是为了刺激黄斑视网膜,形成黄斑注视,对于双眼屈光参差的患儿尤其如此,所谓用进废退,好的一眼持续工作,差的一眼趁机偷懒,进而形成差的一眼功能更差。看电视、使用电脑也是,需要遮住一眼,15～20 min 更换 1 次,坚持治疗。李老治疗小儿近视弱视的方法是吃药与调护结合,医院与家庭结合,贵在坚持,注重单眼视频,在临床上均取得不错的效果。

(九十七)突发性聋(风邪上犯)

王某,男,55岁。自诉:左耳听力下降15⁺天,加重2⁺天来诊,既往无特殊病史。舌质淡红,舌体适中,舌苔微黄,脉浮数。专科检查:双侧耳郭对称无畸形,无牵拉痛,外耳道皮肤无红肿,无异常分泌物,鼓膜完整,左耳鼓膜内陷明显,标志物不清,右耳鼓膜完整,标志清,未见充血,乳突无压痛。辅助科检查:纯音听阈监测左耳听力下降呈混合性(重度),右耳高频听力轻度下降。声导抗检查左耳鼓室呈As型,中耳听力正常,但峰值降低<0.33 cc,与镫骨固定有关。

中医初诊 突发性聋(风邪上犯)。就诊情形:左耳听力下降,右耳听力也轻度下降,无眩晕耳鸣,无耳痛耳漏,精神剂纳眠可,二便调顺。

西医诊断 ①左耳突发性耳聋;②右耳感音神经性听力损失。

辨证论治 祛风散邪,开窍聪耳。

初诊处方

蔓荆子 12 g	枯芩 12 g	连翘 15 g
石菖蒲 12 g	丹参 12 g	鸡血藤 15 g
骨碎补 12 g	泡参 15 g	麦冬 15 g
淡竹叶 9 g		

7剂,水煎服,每日1剂。

煎煮方法 将药入砂锅中,清水适量倒入砂锅,水平面过药约2 cm,浸泡1 min,去灰尘。再取清水适量,水平面过药约2 cm,浸泡10 min,煮沸后10 min,倒出药水至大瓷碗中。以同样方法煮取3次,将药水倒入同一个瓷碗中,混匀。取药当水随时饮用,余药凉后密封置于冰箱中冷藏(3 d以内饮完)。

二 诊 自觉左耳听力较前稍有好转,耳内堵塞感减轻,无明显头昏、眩晕等不适感。患者病情有所缓解,治疗按照计划减量地塞米松,予改善内耳供血及神经营养之品,继续中医针灸、按摩、穴位贴敷等治疗。需祛风散邪,开窍聪耳。

二诊处方

蔓荆子 12 g	白芷 12 g	路路通 15 g
石菖蒲 12 g	丹参 12 g	泡参 15 g
骨碎补 12 g	葛根 12 g	淡竹叶 9 g

7剂,水煎服,每日1剂。

三　　诊　患者未诉特殊不适,自觉左耳听力较前稍有好转,耳内堵塞感减轻,无明显头昏、眩晕等不适感,精神及纳眠尚可,二便调。纯音听阈监测:左耳听力恢复,右耳高频听力轻度下降。舌淡红,苔白干,脉细。需祛风散邪,开窍聪耳。

三诊处方　蔓荆子 12 g　　　石菖蒲 12 g　　　路路通 15 g

太子参 15 g　　　鸡血藤 15 g　　　白芷 12 g

淡竹叶 9 g　　　　骨碎补 12 g　　　葛根 12 g

7 剂,水煎服,每日 1 剂。

医　　按　耳鸣耳聋是临床上常见的一种疾病,其引起的原因很多,这里主要介绍感音神经耳鸣耳聋,其分类可根据病情分为药物性、突发性、噪声性、爆震性、老年性等,其形成的原因复杂,目前无特效疗法,中医治疗本病有一定的优势。李老治疗本病主要是辨证施治,按照病人的发病时间,结合病史、年龄等进行治疗。风邪犯耳是最早出现的形式,症见耳鸣、听力下降、耳内吹风声,发病时间不长,通常在 10 d 以内,检查外耳可见鼓膜混浊、内陷等,全身症状可见头昏、咽痛、咳嗽、咯痰等。舌淡红或红,苔薄白,脉浮。治疗以疏风散邪,开窍聪耳为主,方中蔓荆子、冬桑叶为君,祛风散邪利窍,连翘、枯芩清热散邪,菖蒲、浙贝化痰开窍,泡参、麦冬益气护阴,防止化燥,淡竹叶调和诸药,全方以祛风散邪为主,兼顾正气,对于耳鸣耳聋时间不长,尤其有外感病史之"金实不鸣"之证最为有效。同时如再配合局部按摩,鼓膜正负压等治疗则效果更好,临床上见之,每每奏效。

李老治疗本病还认为,本病发病急,许多患者病前无任何先兆,治疗当采取紧急措施,分秒必争,不能耽误了最佳治疗时间,需要住院观察治疗。对于实证者当清肝胆实热兼疏风解郁,伴之活血通络;对于重症患者,多认为是由于心气虚,心阳不足,窍道闭塞,肾精亏损,耳失濡养形成,治疗当兼治,宜益气壮心阳,养血通窍,滋补肾精为法。对于个别重症,必要时可以麝香加强通络之功,但此法要点到为止,以免耗精气。

(九十八)消渴内障(气阴两虚,瘀阻目络)

郭某,女,54 岁。自诉:双眼视力逐渐下降 1[+] 年。在贵阳多家医院诊治,均诊断为"糖尿病视网膜病变",建议行激光治疗,但患者拒绝。目前,双眼视力下降,视物模糊不清,无眼胀、眼痛,无视物变形变色。精神及纳眠尚可,二便正常。糖尿病并视网膜病变 3[+] 年,规律服用二甲双胍缓释片,阿卡波糖,自述血糖控制良好。舌质红,舌体适中,舌苔薄白,脉象细。专科检查:VOD 0.4,VOS 0.5。双眼外观端好,睑球结膜无明显充血,角膜透明,前房深浅适中,虹膜纹理清,双瞳孔圆,对光反射灵敏,双晶状体轻度浑浊,玻璃体少许混浊,眼底可见视网膜平伏,视盘大小、色泽正常,边界清,眼底血管扩张,动脉细,眼底散在出血点、微血管瘤,散在渗出,黄斑色素紊乱,中心凹反光不清。眼压:右眼 15.5 mmHg,左眼 17.0 mmHg。

中医初诊 消渴内障(气阴两虚,瘀阻目络)。

辨证论治 益气养阴,通络明目。

初诊处方

黄芪 15 g	决明子 15 g	石斛 15 g
葛根 12 g	女贞子 30 g	连翘心 12 g
佛手 15 g	淡竹叶 9 g	丹参 15 g

7 剂,水煎服,每日 1 剂。

煎煮方法 将药入砂锅中,清水适量倒入砂锅,水平面过药约 2 cm,浸泡 1 min,去灰尘。再取清水适量,水平面过药约 2 cm,浸泡 10 min,煮沸后 10 min,倒出药水至大瓷碗中。以同样方法煮取 3 次,将药水倒入同一个瓷碗中,混匀。取药当水随时饮用,余药凉后密封置于冰箱中冷藏(3 d 以内饮完)。

二 诊 患者一般情况可,未诉特殊不适,患者自述双眼视力下降较前好转,精神及纳眠尚可,二便正常,血糖控制平稳。专科检查:VOD 0.5,VOS 0.5。双眼外观端好,眼球结膜无明显充血,角膜透明,前房深浅适中,虹膜纹理清,双瞳孔圆,对光反射灵敏,双眼晶状体轻度浑浊,玻璃体少许浑浊,眼底可见视网膜平伏,视盘大小、色泽正常,边界清,眼底血管扩张,动脉细,眼底散在出血点、微血管瘤,散在渗出,黄斑色素紊乱,中心凹反光不清。OCT 检查:黄斑稍水肿,需益气养阴活血。

二诊处方

黄芪 15 g	决明子 15 g	石斛 15 g
葛根 12 g	女贞子 30 g	连翘心 12 g
丹参 15 g	冬葵子 15 g	淡竹叶 9 g

10 剂,水煎服,每日 1 剂。

三 诊 患者自述双眼视力平稳,双眼较前舒适,无视物变形、无眼前闪光等情况,精神及纳眠尚可,二便正常,检查生命体征正常,血糖控制可。专科检查:VOD 0.5,VOS 0.5。双眼外观端好,眼球结膜无明显充血,角膜透明,前房深浅适中,虹膜纹理清,双瞳孔圆,对光反射灵敏,双晶状体轻度混浊,玻璃体少许混浊,眼底可见视网膜平伏,视盘大小、色泽正常,边界清,眼底血管扩张,动脉细,眼底散在出血点、微血管瘤,黄斑色素紊乱,中心凹反光不清。OCT 检查:双眼视网膜黄斑水肿减轻。舌淡红,苔白干,脉细弱,需益气养阴活血。

三诊处方 黄芪 15 g　　决明子 15 g　　石斛 15 g

葛根 12 g　　女贞子 30 g　　连翘心 12 g

浙贝 15 g　　冬葵子 15 g　　淡竹叶 9 g

10 剂,水煎服,每日 1 剂。患者情况好转,复诊时均能维持视力。

医　按 消渴内障是由消渴引起的。《秘传证治要诀及类方》中曰:"三消久之,精血既亏,或目无见,或手足偏废如风疾非风。"认为本病的根本是精血亏虚。患者女性,年过五旬,病程日久耗气伤阴,患消渴症多年,肝肾渐亏,精血不足,耗气伤阴,脉络涩滞空虚,目窍失养,神光日渐衰微,故见双眼视力逐渐下降。治疗当以益气养阴为主,兼以活血化瘀、通络明目。方中以黄芪益气温补,以女贞子、石斛、葛根养阴,共为君药以益气养阴,以决明子、丹参活血,决明子还有清肝、平肝、明目之功,佛手行气,浙贝化痰散结,冬葵子利水,连翘心清心,淡竹叶也可清心除烦,兼顾了消渴内障的标与本,治疗效果自然可见。本案患者因拒绝行视网膜激光光凝术而一直选用中药间断口服,虽不能完全治愈本病,但是 1 年后仍不见疾病向恶,可见中医治疗是有效的。

(九十九)络损暴盲(气虚血瘀)

庹某,女,57 岁。自诉:右眼视力下降 3[+] 个月,加重 10[+] 天来诊。11[+] 年即有 II 型糖尿病史,目前皮下注射门冬胰岛素 30R,血糖仍有波动,自述有冠心病病史,长期服用阿司匹林、辛伐他汀控制。舌质淡紫,舌体适中,舌苔白微干,脉细无力。专科检查:VOD 0.4,VOS 1.0 −3(矫正)。双眼外观端好,右眼睑球结膜稍充血,角膜透明,前房深浅适中,双瞳孔圆,对光反射灵敏,双晶状体轻度混浊,玻璃体轻度混浊,眼底较模糊,散瞳后可见视盘色泽正常,眼底静脉扩张迂曲,动脉细,反光增强。右眼颞下方可见散在点状出血,散在激光斑,黄斑稍水肿,中心凹反光消失。左眼黄斑色素紊乱,中心凹反光不见。眼压:右眼 22.3 mmHg,左眼 20.0 mmHg。

中医初诊 络损暴盲(气虚血瘀)。就诊情形:右眼视物不清,无明显视物变形变色,无眼胀眼痛,精神焦虑,纳可,眠差,夜梦纷纭,口干口苦,乏力倦怠,二便尚调。

辨证论治 益气活血,通络明目。

初诊处方 黄芪 15 g　　茯苓 15 g　　茺蔚子 12 g

地龙 12 g　　浙贝 12 g　　连翘心 12 g

佛手 15 g　　丹参 15 g　　淡竹叶 9 g

10 剂,水煎服,每日 1 剂。

煎煮方法 将药入砂锅中,清水适量倒入砂锅,水平面过药约 2 cm,浸泡 1 min,去灰尘。再取清水适量,水平面过药约 2 cm,浸泡 10 min,煮沸后 10 min,倒出药水至大瓷碗中。以同样方法煮取 3 次,将药水倒入同一个瓷碗中,混匀。取药当水随时饮用,余药凉后密封置于冰箱中冷藏(3 d 以内饮完)。

二　诊 患者精神焦虑,纳可,眠稍差,夜梦纷纭,口干口苦,乏力倦怠,二便尚调。左眼视物不清较前好转,无明显视物变形变色,无眼胀眼痛,既往有糖尿病、冠心病病史。专科检查:VOD 0.5,VOS 1.0 - 3(矫正)。双眼外观端好,右眼睑球结膜稍充血,角膜透明,前房深浅适中,双瞳孔圆,对光反射灵敏,双晶状体轻度混浊,玻璃体轻度混浊,眼底较模糊,散瞳后可见视盘色泽正常,眼底静脉扩张迂曲,动脉细,反光增强,右眼颞下方可见散在出血,散在激光斑,黄斑稍水肿,中心凹反光消失。左眼黄斑色素紊乱,中心凹反光不见。需益气活血,散结利水。

二诊处方 黄芪 15 g　　广枝仁 12 g　　党参 15 g

茯苓 15 g　　淡竹叶 9 g　　生牡蛎(先煎)15 g

天冬 15 g　　冬葵子 15 g　　香橼 12 g

三　诊 患者一般情况可,检查生命体征正常,右眼视物较前清晰,仍有视物变形,无眼胀眼痛等不适。专科检查:VOD 0.6 + 1,VOS 1.0(矫正)。双眼外观端好,右眼睑球结膜无充血,角膜透明,前房深浅适中,双瞳孔圆,对光反射灵敏,双晶状体轻度混浊,玻璃体轻度混浊,眼底较模糊,散瞳后可见视盘色泽正常,眼底静脉扩张迂曲,动脉细,反光增强,右眼颞下方可见散在出血,散在激光斑,黄斑水肿消退,中心凹反光消失。左眼黄斑色素紊乱,中心凹反光不见。眼压检查:右眼 20.7 mmHg,左眼 19.3 mmHg。舌淡红,苔白干,脉细弱。需益气活血,行气利水明目。

三诊处方 淡竹叶 9 g　　地龙 15 g　　茯苓 15 g

广枝仁 12 g　　香橼 12 g　　生牡蛎(先煎)15 g

冬葵子 15 g　　天冬 15 g　　黄芪 15 g

10 剂,水煎服,每日 1 剂,服药后治疗效果好转。

医　　按　李老治疗视网膜静脉阻塞主要是根据病程的长短进行治疗,病程较短者,视网膜静脉血管堵塞初始发生时,治疗不宜使用破血之品,主要以清热凉血、活血止血、补气摄血等。病程稍长者可以逐渐使用活血之品,也要注意久郁化热,使用解郁清热之品;时间较长者,血液凝固,则需要使用软坚散结之品。在治疗的整个过程中,不能单纯针对某一个脏腑。李老认为,本病是郁结日久产生的一种血液疾病,故与心有极大的关系,因心主血脉,一身的血液均要由心来调配,心阴容易亏耗而生热,故在治疗的前后均使用清心解郁之品,如连翘心、广枝仁、淡竹叶。本病多见于中老年人,这类人群年老体衰,久病耗伤正气,故治疗中总是用黄芪、党参补气固本。活血药的使用也非常考究,病程短者使用如丹参、茺蔚子之类较为温和的活血之品;病程长者则需要使用软坚散结、通络之品,如生牡蛎与地龙的配伍。但对于时间较久的瘀血,除了使用软坚散结的制剂之外,还要使用滋阴之品。李老通常形容如泥块凝结,需要水灌渗透,方能较为容易地散开,对于时间较长的血凝块,也要使用同样的方法,天冬是使用最多的药物,滋肾养阴。视网膜静脉阻塞常常引起黄斑水肿,这种水肿是导致病人视力下降、视物变形的关键,此时需要使用具有活血利水功效的药物,李老使用最多的是冬葵子。据临床观察,此味药物对消退黄斑水肿效果显著。本案患者就是很好的例子,治疗近 1 个月,视力明显提高,水肿完全消退,不能不说这样的治疗是有效的。笔者在临床上也把李老的治疗经验进行补充完善,单纯的中医治疗效果有,但不如中西医一同治疗效果显著;笔者还会加上曲安奈德行球后注射,这样消水肿的效果更好。

(一〇〇)络损暴盲(气滞血瘀)

王某,女,57 岁。自诉:右眼视力突然下降,伴视物扭曲 2[+] 个月。患高血压 7[+] 年,血压最高时达 170/100 mmHg,未经过系统治疗。舌质淡紫,舌体适中,舌苔白干,脉弦。专科检查:VOD 0.08,VOS 1.00。双眼外观端好,睑球结膜无明显充血,角膜透明,前房深浅适中,双瞳孔圆,右侧药性散大,左眼瞳孔对光反射灵敏,双眼晶状体透明,玻璃体轻度混浊,眼底清晰可见。右眼视盘界清,色泽可,下半侧视网膜可见大量火焰状出血,间杂黄白色渗出,黄斑受累,水肿。眼底静脉高度迂曲扩张,动脉极细,动静脉比为 1:3,交压征(+);黄斑中心凹反光消失。左眼视盘正常;眼底静脉高度迂曲扩张,动脉极细,动静脉比为 1:3,交压征(+);黄斑中心凹反光不清。眼压:右眼 13.3 mmHg,左眼 14.3mmHg。

初　　诊　络损暴盲(气滞血瘀)。就诊情形:右眼视物不清,视物扭曲变形,时有右眼胀,双耳鸣持续不断,无头昏,无明显听力下降,无畏光流泪及眼痛等不适,精神及纳谷尚可,长期睡眠不好,二便尚可。

辨证论治　行气活血,通络明目。

初诊处方
决明子 15 g	地龙 12 g	女贞子 30 g
茺蔚子 12 g	浙贝 12 g	连翘心 12 g
淡竹叶 9 g	佛手 15 g	丹参 15 g

7 剂,水煎服,每日 1 剂。

煎煮方法　将药入砂锅中,清水适量倒入砂锅,水平面过药约 2 cm,浸泡 1 min,去灰尘。再取清水适量,水平面过药约 2 cm,浸泡 10 min,煮沸后 10 min,倒出药水至大瓷碗中。以同样方法煮取 3 次,将药水倒入同一个瓷碗中,混匀。取药当水随时饮用,余药凉后密封置于冰箱中冷藏(3 d 以内饮完)。

二　　诊　患者今日一般情况好,检查生命体征尚平稳,自述右眼视力仍差,视物仍扭曲变形,但较前稍舒适,双耳仍耳鸣,持续不断。专科检查:VOD 0.15,VOS 1.0。其余检查同前。眼底照相检查:颞下分支静脉阻塞。OCT 检查:右眼黄斑囊样水肿,水肿高度 1007 μm。需活血利水,通络明目。

二诊处方
决明子 15 g	女贞子 30 g	地龙 12 g
广枝仁 12 g	连翘心 12 g	生牡蛎(先煎)15 g
冬葵子 15 g	淡竹叶 9 g	天冬 15 g

7 剂,水煎服,每日 1 剂。

三　　诊　患者一般情况可,检查生命体征正常,右眼视物较前清晰,仍有视物变形,无眼胀、眼痛等不适。专科检查:VOD 0.3,VOS 1.0。双眼外观端好,眼球结膜无明显充血,角膜透明,前房深浅适中,双瞳孔圆,对光反射灵敏,双晶状体透明,玻璃体轻度浑浊,眼底清晰可见。右眼视盘界清,色泽可,颞下侧视网膜可见大量火焰状出血,间杂黄白色渗出,黄斑受累,水肿,黄斑颞侧出血较前吸收;眼底静脉高度迂曲扩张,动脉极细,动静脉比为 1:3,交压征(+);黄斑中心凹反光消失。左眼视盘正常,眼底静脉高度迂曲扩张,动脉极细,动静脉比为 1:3,交压征(+);黄斑中心凹反光不清。OCT 检查:黄斑水肿高 527μm。舌淡红,苔白干,脉细。需活血行气利水,养精明目。

三诊处方 决明子 15 g 女贞子 30 g 淡竹叶 9 g

广枝仁 12 g 天冬 15 g 生牡蛎(先煎)15 g

冬葵子 15 g 地龙 12 g 车前子(布包)15 g

7剂,水煎服,每日1剂,患者情况好转。

医 按 李老治疗视网膜静脉阻塞主要是根据病程的长短进行治疗,病程较短者,视网膜静脉血管堵塞初始发生,治疗不宜使用破血之品,主要以清热凉血、活血止血、补气摄血之品;病程稍长者可以逐渐使用活血之品,也要注意久郁化热,使用解郁清热之品,时间较长者,血液凝固,则需要使用软坚散结之品。在治疗的整个过程中,不单纯针对某一个脏腑。李老认为,本病为血分疾病,是郁结日久产生的一种血液疾病,故与心有极大的关系,因心主血脉,一身的血液均要由心来调配,心阴容易亏耗而生热,故在治疗的前后均使用清心解郁之品,如连翘心、广枝仁、淡竹叶。本病多见于中老年人,这类人群年老体衰,主要是肾精的亏虚,故治疗中总是用女贞子滋补肝肾固本。活血药的使用也非常考究,病程短者使用如丹参、茺蔚子之类较为温和的活血之品,病程长者则需要使用软坚散结、通络之品,如生牡蛎及地龙的配伍,但对于时间较久的瘀血,除了使用软坚散结制剂之外,还要使用滋阴之品。李老通常形容为泥块凝结,需要水灌渗透,方能较为容易地散开,道理是一样的,对于时间较长的血凝块,也要使用同样的方法,天冬是使用最多的药物,滋肾养阴。视网膜静脉阻塞常常引起黄斑水肿,这种水肿是导致病人视力下降,视物变形的关键,此时需要使用具有活血利水功效的药物,李老使用最多的是冬葵子,据临床观察,消退黄斑水肿效果显著。本病案病人就是很好的例子,治疗1个月,视力明显提高,水肿消退一半,不能不说这样的治疗是行之有效的。本人在临床上也把李老的治疗经验进行验证,单纯的中医治疗效果有,但不如中西医治疗效果显著,本人还会加上曲安奈德行球后注射,这样消水肿的效果就更好。

(一〇一)目系暴盲(肝阳上亢)

付某,男,30岁。自诉:双眼视物模糊 5$^+$个月,左眼加重 1$^+$周。有高血压病史 3$^+$年,现服用厄贝沙坦氢氯噻嗪分散片及苯磺酸左旋氨氯地平,平素性格急躁易怒。舌质红,舌体适中,舌苔白,脉弦。专科检查:VOD 0.6 +3,VOS 0.5 −1。双眼结膜充血,角膜透明,前房深度适中,房水清亮,虹膜纹理清晰。右眼瞳孔圆,3 mm×3 mm,对光反射灵敏;左眼瞳孔圆,4.5 mm×4.5 mm,对光反射迟钝。双眼晶状体透明,玻璃体可见混浊点。眼底视盘圆,边界欠清,色红,视网膜血管走向、色泽尚可,黄斑区色素紊乱,中心凹反光欠清晰。眼压检测:右眼 16.7 mmHg,左眼 18.0 mmHg。

初　诊　目系暴盲(肝阳上亢)。就诊情形:双眼视物模糊不清,左眼为重,无眼红、眼痛、畏光、流泪,无虹视,无视物变形、变色,无眼前闪光感及水波纹感,无眼球转动痛等,纳眠可,二便调顺。

辨证论治　平抑肝阳,活血明目。

初诊处方　决明子 15 g　白芍 12 g　刺蒺藜 12 g

桑寄生 12 g　钩藤 12 g　茯神 15 g

茺蔚子 12 g　葛根 12 g　天麻 10 g

淡竹叶 9 g　牛膝 12 g

5 剂,水煎服,每日 1 剂。

煎煮方法　将药入砂锅中,清水适量倒入砂锅,水平面过药约 2 cm,浸泡 1 min,去灰尘。再取清水适量,水平面过药约 2 cm,浸泡 10 min,煮沸后 10 min,倒出药水至大瓷碗中。以同样方法煮取 3 次,将药水倒入同一个瓷碗中,混匀。取药当水随时饮用,余药凉后密封置于冰箱中冷藏(3 d 以内饮完)。

二　诊　患者自诉双眼视物模糊明显好转,无眼红、眼痛、畏光、流泪,无虹视,无视物变形、变色,无眼前闪光感及水波纹感,无眼球转动痛等,纳眠可,二便调顺。专科检查:VOD 0.8,VOS 0.5。其余检查同前,需平肝潜阳,明目。

二诊处方　决明子 15 g　白芍 12 g　女贞子 30 g

连翘心 12 g　钩藤 12 g　茺蔚子 12 g

淡竹叶 9 g　天麻 10 g　葛根 12 g

5 剂,水煎服,每日 1 剂。

三　诊　患者自诉双眼视物较前清晰,仍有头昏、颈项强痛等症,一般情况尚可。舌红、苔少津,脉细。专科检查:VOD 0.8,VOS 0.5。双眼结膜稍充血,角膜透明,前房深度适中,房水清亮,虹膜纹理清晰。右眼瞳孔圆,3 mm×3 mm,对光反射灵敏;左眼瞳孔圆,4.5 mm×4.5mm,对光反射迟钝。双眼晶状体透明,玻璃体可见浑浊点,眼底视盘圆,边界欠清,色红,视网膜血管走向、色泽尚可,黄斑区色素紊乱,中心凹反光欠清晰。眼压检查:右眼 16.7 mmHg,左眼 18.0 mmHg。需滋肾平肝,活血明目。

三诊处方	白芍12 g	女贞子30 g	决明子15 g
	天麻12 g	首乌藤15 g	钩藤12 g
	茯神15 g	茺蔚子12 g	牛膝(包煎)2 g
	葛根12 g	淡竹叶9 g	

10剂,水煎服,每日1剂,患者情况好转。

医 按 本病在《中医初诊与鉴别诊断学》中也称为"火郁暴盲",可分为视盘炎及球后视神经炎,是由感染性疾病、眶周或眼内炎症、脱髓鞘疾病等多种因素引起的视神经炎症,好发于儿童及青壮年人群。西医学之缺血性视神经病变也可以参照本病进行辨证,多见于中老年人群,为供应视盘的睫状后血管分支缺血引起的局部梗死性疾病。《审视瑶函》认为本病的病因病机为:"病于阳伤者,缘忿怒暴悖,恣酒嗜辛,好燥腻及久患热病痰火,人得之则烦燥秘渴……伤于神者,因思虑太过,用心罔极,忧伤至甚……"结合本案患者的性格特点与舌脉等因素,李老考虑患者疾病初期为肝阳上亢于目引起,治疗以平肝潜阳,明目退翳为法。方子的使用基本是天麻钩藤饮的底子;待邪热基本消退,逐渐加用滋补肝肾之品,如使用较大剂量女贞子以扶正,补益肝肾;病至后期,患者视力已经明显提高,眼底视神经水肿减轻,治疗则主要以扶正和滋养肝肾为主,清除郁热、明目退翳为辅,所以使用了较多的补肾之品。方中始终以葛根生津升阳、载药上行,且对于缓解视神经的病变效果最好;以淡竹叶清心除烦,利尿且调和诸药,保持上窍清利。处方用药根据病情的缓急,首先以平肝为主,并逐渐过渡到以滋肾平肝为主。此例患者的病程较长,使患者视力得到一点提高,实属不易。

(一〇二)瞳神紧小(肝胆火炽)

熊某,男,59岁。自诉:右眼反复红、痛,视力下降6[+]年,复发7[+]天。饮酒后熬夜,次日发病。舌质红,舌体适中,舌苔薄黄,脉弦。专科检查:VOD 0.4,VOS 0.5。右眼睑无肿胀,右眼结膜混合型充血(+++),角膜浑浊,较多白色絮状及大量点状物沉着角膜内壁,房水浑浊,瞳孔欠圆,晶体表面可见色素沉着,眼底窥不清。左眼角膜透明,视盘圆,边界清晰,颜色橘红,视网膜血管走向、色泽可,黄斑中心凹反光欠清晰。眼压检查:右眼13.0 mmHg,左眼11.5 mmHg。

中医初诊 瞳神紧小(肝胆火炽)。就诊情形:右眼红、痛,视力下降,畏光,无头痛、恶心、呕吐,无虹视,无视物变形、变色,无眼前闪光感及水波纹感,无眼球转动痛,无复视等。纳眠可,二便调顺。

西医诊断 右眼虹膜睫状体炎。

辨证论治 清肝明目退翳。

初诊处方

青葙子15 g	槟榔12 g	泽泻9 g
龙胆草15 g	麦冬15 g	土茯苓15 g
淡竹叶9 g	蝉蜕6 g	蔓荆子15 g

7剂,水煎服,每日1剂。

煎煮方法 将药入砂锅中,清水适量倒入砂锅,水平面过药约 2 cm,浸泡 1 min,去灰尘。再取清水适量,水平面过药约 2 cm,浸泡 10 min,煮沸后 10 min,倒出药水至大瓷碗中。以同样方法煮取 3 次,将药水倒入同一个瓷碗中,混匀。取药当水随时饮用,余药凉后密封置于冰箱中冷藏(3 d 以内饮完)。

外用托吡卡胺散瞳。

二 诊 患者右眼无红肿、疼痛情况,视力较前提高,无明显畏光,无头痛,无虹视,无视物变形、变色,无眼前闪光感及水波纹感等。专科检查:VOD 0.5,VOS 0.6。右眼睑无肿胀,右眼结膜混合型充血(±),角膜透明,前房深浅适中,房水清,瞳孔圆,无明显后粘连,晶体表面可见色素沉着。左眼角膜透明,双视盘圆,边界清晰,颜色橘红,视网膜血管走向、色泽可,黄斑中心凹反光欠清晰。指测眼压:Tn。舌象、脉象如前,需清肝明目退翳。

二诊处方

青葙子15 g	槟榔12 g	泽泻9 g
淡竹叶9 g	麦冬15 g	龙胆草15 g
茺蔚子15 g	蝉蜕6 g	王不留行15 g

10剂,水煎服,每日1剂。

医 嘱 戒烟、酒,1年后复诊均未复发。

医 按 本病急性期因瞳孔缩小而命名,急性发作时只要治疗及时,一般均不至于引起瞳孔后粘连。西药的作用主要是散瞳,使用糖皮质激素治疗,效果很好,但就是不能控制此病的复发。中医认为患者男性,年近六旬,平素性格急躁易怒,嗜好饮酒,肝胆湿热,循经上犯瞳神,故见反复右眼红、痛,神光受熏灼,故见视力下降,舌象、脉象也为肝胆湿热上犯之象。综观上述,本病病位在目,在脏责之肝、胆,病性为实,可辨为肝胆湿热之瞳神紧小。急性期治疗当以清泄肝胆湿热为主,方中以青葙子、龙胆草清肝明目,青葙子据现代药理学研究发现有一定的散瞳作用;使用槟榔、泽泻破气利水,有助于房水循环;因感邪时间不长,故仍使用蝉蜕、蔓荆子祛风退翳;见肝之病,知肝传脾,故使用土茯苓健脾利水。中药的选用简单,但都是直中疾病的要害。同时也使用托吡卡胺散瞳,防止瞳孔粘连。平素的调养也很重要,患者喜好饮酒,故叮嘱其戒烟、酒,调情志,这对于防止疾病的复发也很重要。

(一〇三)高风内障(脾肾两虚)

杨某,女,54 岁。自诉:双眼视力下降 5$^+$ 年,自幼出现"夜盲症"。舌质红,舌体适中,舌苔白微干,脉细。专科检查:VOD 0.2,VOS 0.1。双眼外观端好,眼球结膜少许充血,角膜透明。前房深浅适中,双瞳孔圆,对光反射灵敏,双晶状体浑浊,右眼为甚,玻璃体少许浑浊,右眼底窥不清。左眼底散瞳后可见视盘色稍淡,边界清,眼底血管稍细,眼底可见大量黑色骨细胞样色素团块沉着,黄斑受累,中心凹反光消失。指测眼压:正常。

初　诊　高风内障(脾肾两虚)。就诊情形:双眼视力差,夜间更甚,畏光流泪,无眼痛、视物变形变色等症,精神及纳谷尚可,夜眠正常,小便尚可,大便干。

辨证论治　脾肾双补,养血明目。

初诊处方

女贞子 30 g	决明子 15 g	石斛 15 g
黑芝麻 12 g	补骨脂 15 g	山药 15 g
广枣仁 15 g	茺蔚子 15 g	淡竹叶 9 g

10 剂,水煎服,每日 1 剂。

煎煮方法　将药入砂锅中,清水适量倒入砂锅,水平面过药约 2 cm,浸泡 1 min,去灰尘。再取清水适量,水平面过药约 2 cm,浸泡 10 min,煮沸后 10 min,倒出药水至大瓷碗中。以同样方法煮取 3 次,将药水倒入同一个瓷碗中,混匀。取药当水随时饮用,余药凉后密封置于冰箱中冷藏(3 d 以内饮完)。

二　诊　患者一般情况可,自觉双眼视物较前清晰,畏光、流泪情况有所减轻,无眼痛、视物变形变色等症,颈椎疼痛不适,夜眠差,小便尚可,大便干。专科检查:VOD 0.2,VOS 0.2。双眼外观端好,眼球结膜少许充血,角膜透明。前房深浅适中,双瞳孔圆,对光反射灵敏,双晶状体混浊,右眼为甚,玻璃体少许浑浊,右眼底窥不清。左眼底散瞳后可见视盘色稍淡,边界清,眼底血管稍细,眼底可见大量黑色骨细胞样色素团块沉着,黄斑受累,中心凹反光消失。指测眼压:正常。

二诊处方 女贞子 30 g　　　决明子 15 g　　　石斛 15 g

黑芝麻 12 g　　　骨碎补 15 g　　　山药 15 g

广枝仁 15 g　　　太子参 15 g　　　淡竹叶 9 g

10 剂,水煎服,每日 1 剂。

三　　诊 患者一般情况尚可,检查生命体征正常,自觉双眼视物较前清晰,仍畏光,颈项仍疼痛。专科检查:VOD 0.2,VOS 0.25。双眼外观端好,眼球结膜少许充血,角膜透明。前房深浅适中,双瞳孔圆,对光反射灵敏,双晶状体混浊,右眼为甚,玻璃体少许浑浊,右眼底窥不清。左眼底散瞳后可见视盘色稍淡,边界清,眼底血管稍细,眼底可见大量黑色骨细胞样色素团块沉着,黄斑受累,中心凹反光消失。指测眼压:Tn。

三诊处方 女贞子 30 g　　　决明子 15 g　　　石斛 15 g

黑芝麻 12 g　　　骨碎补 15 g　　　黄精 15 g

广枝仁 15 g　　　太子参 15 g　　　淡竹叶 9 g

10 剂,水煎服,每日 1 剂。

患者情况好转。1 年后复诊视力有下降,再按上方服之,视力又有提高。

医　　按 中医在很早之前就对本病有了一定的认识,《证治准绳》将本病命名为高风内障,又叫高风雀目、高风障症、阴风障等。《目经大成》对本病的叙述更为形象:"大道行不去,可知世界窄,未晚草堂昏,几疑天地黑。"认识到本病来源于先天。《杂病源流犀烛》:"有生成如此,并由父母遗体。"认为本病来源于先天,就与肾有莫大的关系。李老的认识是,本病由先天不足,后天失养,使心阳不振,不能温煦引起。故治疗主张以补益脾肾,滋养先后天为主,同时也要温振心阳,方能鼓动阳气上升于目。方中以女贞子、黑芝麻、补骨脂、骨碎补等补益先天,兼顾肾之阴阳,黄精更能填补肾精,以山药健脾为辅,广枝仁温振心阳,还使用太子参益气健脾,全方共奏补益脾肾、养心明目之功。本案患者视力从 0.1 升高到 0.25,这就是中医治疗的效果,虽然不能完全治愈,但已使患者的视力有所提高。故李老不赞同西医认为本病无须治疗的观点,积极地进行中医治疗,可以使患者更有效、长久地维持有效视力。

(一〇四)鼻窒(肺经伏热)

王某,女,19 岁。自诉:双鼻交替性鼻阻伴鼻痒打喷嚏 3[+] 个月。既往无特殊病史。舌质淡红,舌体适中,舌苔黄而干,脉数。专科检查:双鼻腔黏膜干燥充血,双下甲肿大,鼻道狭窄,未见异常分泌物。鼻窦 CT 检查:双下甲大,鼻中隔轻度偏曲。

初　　诊　鼻窒(肺经伏热)。就诊情形:双鼻阻呈间断性,伴鼻痒打喷嚏,鼻腔干痛,无流脓涕,无头昏头痛,精神及纳眠可,二便调顺。

辨证论治　清肺化痰,养肺开窍。

初诊处方　冬桑叶 12 g　　　芦根 30 g　　　杏仁 15 g

淡竹叶 9 g　　　浙贝 12 g　　　桔梗 15 g

生白芍 15 g　　　麦冬 15 g　　　枯芩 12 g

7 剂,水煎服,每日 1 剂。

煎煮方法　将药入砂锅中,清水适量倒入砂锅,过药水平面约 2 cm,浸泡 1 min,去灰尘,再取清水适量,过药水平面约 2 cm,浸泡 10 min,煮沸后 10 min,倒出药水至大瓷碗中;以同样方法煮取 3 次,将药水导入同一个瓷碗中,混匀,取药当水随时饮用,余药凉后密封置于冰箱中冷藏(3 d 以内饮完)。

二　　诊　服药后鼻痒打喷嚏症状减轻,鼻腔仍痒痛,鼻阻较前无明显好转,专科检查情况同前。舌淡红,苔微干,脉数。需补益肝肾,通络明目,清肺化痰,养肺开窍。

二诊处方　冬桑叶 12 g　　　白芷 12 g　　　丝瓜络 15 g

淡竹叶 9 g　　　浙贝 12 g　　　杏仁 12 g

生白芍 15 g　　　麦冬 15 g　　　枯芩 12 g

7 剂,水煎服,每日 1 剂。

三　　诊　患者自觉鼻阻情况好转,鼻腔干痛发痒等症状减轻,鼻腔分泌物黏稠不易擤。鼻腔黏膜充血,仍较干燥,双下鼻甲稍大,鼻道内可见少许黏性分泌物。舌淡红,苔白干,脉细。需清肺化痰,养肺开窍。

三诊处方　冬桑叶 12 g　　　芦根 30 g　　　瓜蒌仁 15 g

淡竹叶 9 g　　　浙贝 12 g　　　白芷 15 g

丝瓜络 15 g　　　麦冬 15 g　　　枯芩 12 g

7 剂,水煎服,每日 1 剂。

医　　按　许多患者慢性鼻炎的症状严重,对生活及学习影响极大,还有很多病人是手术后又反复发作,更有一些病人是不愿意接受手术者。李老治疗本病主要从肺、肾两个脏腑治疗,部分病人涉及脾、胃。根据病人的舌脉症,本案患者辨证为肺经蕴热型。这类患者多半鼻阻时间较长,鼻腔干燥,头痛头昏,鼻涕黏稠不易擤出,伴口干咽干,痰黏稠。检查见鼻甲肿大或肥大,充血,鼻腔黏膜干燥,易出血,舌红、苔黄,脉数。方中清肺热与养肺阴并重,加一些祛风之品,加重养阴生津之品与化痰之品,因为肺与大肠相表里,一定要保持大便的通畅。外用治疗虽然也很重要,但李老通常不主张滴用通鼻窍的药物,鼻腔干燥者,多嘱其滴用生菜籽油或麻油,忌挖鼻,均取得不错的治疗效果。对于病程较长的患者,李老认为本病主要是正气不足引起,主要类型有:①肺脾气虚者。这类患者除了鼻阻之外,还有气虚的症状,如疲倦、畏风、面色无华、大便不成形等。检查可见鼻腔黏膜色淡白,鼻甲肿胀,部分病人鼻腔可见息肉样改变,鼻道内可见清稀状分泌物。还有些病人伴有过敏性鼻炎的症状。通常这类患者体质较差,易感冒,治疗以补益肺脾为主,处方可予泡参、麦冬、广枝仁、白芷、僵蚕、茯苓、防风、浙贝、淡竹叶,在此基础上加减。方中泡参、麦冬、广枝仁三味补气养阴、振奋心阳,使心血充沛、气得以生,僵蚕、防风、白芷祛风开窍,茯苓健脾渗湿,浙贝化痰,淡竹叶调和诸药,此法对于体虚感寒的儿童患者最为有效。②年龄偏大者。李老在治疗的时候还会考虑到肾,认为肺肾两虚不仅有肺肾的阴虚,也有肺肾的气虚。症见鼻阻鼻干,鼻气灼热,易出血,咽喉干燥、干咳无痰等,检查可见鼻腔干燥明显,黏膜色红,甚至有些病人表现为鼻黏膜萎缩,治疗当以补益肺肾为法,使用泡参、麦冬、浙贝、炒苏子、紫菀、女贞子、桔梗、生地、淡竹叶等,可适当加减。李老在治疗鼻炎的过程中很重视大便的通畅,通常会使用通便之品,如大便正常者使用浙贝,大便溏者使用京半夏,大便干结难下者使用天竺黄等。临床上李老每遇此类患者皆适用以上方法治疗,多数奏效,很多病人恢复正常呼吸,避免了手术之苦。

(一〇五)视瞻昏渺(肝肾不足,心脾两虚)

叶某,女,80 岁。自诉:双眼视力下降 1 年。有 20$^+$ 年高血压病史,最高血压 200/120 mmHg,目前服用硝苯地平控释片及厄贝沙坦控制血压,仍控制欠佳,血压 164/82mmHg。舌质红,裂纹,舌体适中,舌苔白干,脉弦细。专科检查:VOD 0.4,VOS 0.5 +2。双眼外观端好,眼球结膜充血,角膜透明,前房深浅适中,双瞳孔圆,对光反射灵敏,双晶状体混浊,眼底可见视盘大小、色泽可,边界清,眼底静脉扩张迂曲,动脉细,交压征(+),黄斑色素沉着,中心凹反光消失。OCT 检查:双眼视网膜黄斑区色素上皮细胞(RPE)层少许间断萎缩。

初　　诊　视瞻昏渺(肝肾不足,心脾两虚)。就诊情形:双眼视力下降,视物模糊不清,时有眼胀,双眼梗涩不适,迎风流泪,晨起眵多,头昏耳鸣,下肢无力,右上肢麻木。精神尚可,纳谷尚可,长期睡眠差。大便正常,夜尿频多,1~2 h 1 次。

辨证论治　补益肝肾,清心实脾明目。

初诊处方　
女贞子 30 g	决明子 15 g	石斛 15 g
连翘心 12 g	广枝仁 15 g	山药 15 g
酸枣核 15 g	桑螵蛸 15 g	淡竹叶 9 g

7 剂,水煎服,每日 1 剂。

煎煮方法　将药入砂锅中,清水适量倒入砂锅,水平面过药约 2 cm,浸泡 1 min,去灰尘。再取清水适量,水平面过药约 2 cm,浸泡 10 min,煮沸后 10 min,倒出药水至大瓷碗中。以同样方法煮取 3 次,将药水倒入同一个瓷碗中,混匀。取药当水随时饮用,余药凉密封置于冰箱中冷藏(3 d 以内饮完)。

二　　诊　患者精神及纳谷好,二便可,夜间睡眠仍差,双眼梗涩减轻,左眼内眦部有梗涩及遮挡感,视物较前清晰,耳鸣减轻,无视物变形、变色等不适。专科检查:VOD 0.6,VOS 0.5。双眼外观端好,眼球结膜充血,角膜透明,前房深浅适中,双瞳孔圆,对光反射灵敏,双晶状体混浊,眼底可见视盘大小,色泽可,边界清,眼底静脉扩张迂曲,动脉细,黄斑色素沉着,中心凹反光消失。需补益肝肾,清心实脾明目。

二诊处方　
女贞子 30 g	决明子 15 g	石斛 15 g
淡竹叶 9 g	连翘心 12 g	黄精 15 g
酸枣仁 15 g	桑螵蛸 15 g	山药 15 g

7 剂,水煎服,每日 1 剂。

三　　诊　患者精神及纳眠可,大便稍干,小便调顺,夜尿减少,生命体征平稳,双眼视物较前清晰,轻微梗涩,迎风流泪改善,耳鸣减轻。专科检查:VOD 0.6,VOS 0.6。双眼外观端好,眼球结膜充血,角膜透明,前房深浅适中,双瞳孔圆,对光反射灵敏,双晶状体混浊,眼底可见视盘大小,色泽可,边界清,眼底静脉扩张迂曲,动脉细,交压征(+),黄斑色素沉着,中心凹反光消失。需补益肝肾,清心实脾明目。

三诊处方　
| 女贞子 30 g | 决明子 15 g | 石斛 15 g |
| 淡竹叶 9 g | 连翘心 12 g | 黄精 15 g |

酸枣仁 15 g　　　广枝仁 15 g　　　山药 15 g

7 剂,水煎服,每日 1 剂,患者病情好转。

医　按　增龄性黄斑病变目前中西医方面都做了很多研究,却仍不能找到一种行之有效的治疗方法,但中医治疗有很好的缓解本病发展的作用,甚至能改善病人的视力。目前中医学科主要从肝、脾、肾三脏进行治疗,湿性型者还要考虑痰瘀的情况。李老治疗本病除了考虑与肝、脾、肾有关外,还主张要注重心脏功能是否正常。因心为君主之官,统领五脏,心安则五脏安。注重心中之阳的功能康健,需不偏不倚。方中以女贞子、石斛、山药补肾实脾,决明子平肝明目,连翘心、广枝仁清心养心,淡竹叶清心除烦,酸枣仁养心安神。从方中来看,除了补益脾肾,巩固先、后天之外,对心的重视可见一斑。李老认为广枝仁一味地使用最有特色,其可双向调节心的功能,心阳不足时温振心阳,心火有余时清解心火。从本例患者的疗效来看,患者视力在短时间内有较大提高,这就是中医治疗的魅力。增龄性黄斑病变不管是干性型还是湿性型,都要积极治疗才可以延缓疾病的发展,改善病人的生活质量。

(一○六)喉喑(气阴两虚,痰凝血瘀)

李某,女,42 岁。自诉:声音嘶哑 3⁺ 个月。平素工作用嗓过度。舌质淡红,舌体适中,舌苔白干,脉细数。专科检查:双下鼻甲肥大,鼻道狭窄,鼻咽部黏膜光滑,咽后壁及舌根部淋巴滤泡增生,双声带前、中 1/3 交界处突起,色淡白,光滑,如绿豆大小,声带肥厚,运动可,闭合欠佳。

初　诊　喉喑(气阴两虚,痰凝血瘀)。就诊情形:声音嘶哑,不耐久语,咽喉堵塞感,痰黏着感,口干咽干,咽痒,倦怠乏力,无咳嗽,无吞咽困难,无痰中带血等症,精神及纳眠尚可,二便正常。

辨证论治　益气养阴,化痰散结开音。

初诊处方　泡参 15 g　　　麦冬 15 g　　　香橼 12 g

浙贝 12 g　　　蝉衣 9 g　　　百合 15 g

桔梗 12 g　　　玉竹 12 g　　　淡竹叶 9 g

7 剂,水煎服,每日 1 剂。

煎煮方法　将药入砂锅中,清水适量倒入砂锅,水平面过药约 2 cm,浸泡 1 min,去灰尘。再取清水适量,水平面过药约 2 cm,浸泡 10 min,煮沸后 10 min,倒出药水至大瓷碗中。以同样方法煮取 3 次,将药水倒入同一个瓷碗中,混匀。取药当水随时饮用,余药凉后密封置于冰箱中冷藏(3 d 以内饮完)。

二　诊　患者自觉声音较前好转,说话较前持久;仍感咽喉干涩不适,有堵塞感,有气短乏力感,偶有干咳。精神及纳眠好,二便正常。舌淡红,苔白微干,脉细无力。专科检查同前。治疗上益气养阴,化痰散结开音,以上方去浙贝,加用生牡蛎 15 g(先煎)软坚散结,续服 7 剂。

三　诊　声音嘶哑较前减轻,晨起时明显,下午声嘶有所加重,咽喉干痒堵塞感减轻,仍喜好清嗓,说话久后仍感觉气上提困难,无咳嗽、咯痰,大便稍干,小便正常,口微干。专科检查:双下鼻甲肥大,鼻道狭窄,鼻咽部黏膜光滑,咽后壁及舌根部淋巴滤泡增生,双声带前、中 1/3 交界处突起,色淡白、光滑,较前变小,声带肥厚,运动可,闭合欠佳。舌淡红,苔白干,脉细。需益气养阴,化痰、散结、开喑。

三诊处方	泡参 15 g	麦冬 15 g	女贞子 30 g
	蝉衣 9 g	百合 15 g	生牡蛎(先煎)15 g
	桔梗 12 g	香橼 12 g	淡竹叶 9 g

7 剂,水煎服,每日 1 剂。

医　嘱　嘱患者注意合理用嗓,注意休息,平素以西洋参、麦冬、胖大海泡水当茶饮。患者病情好转。

医　按　长期过度疲劳用嗓引起的声音嘶哑,常见于一些职业,如教师、推销员、声乐者或话务员等。中医认为此病多是脏腑虚损、喉窍失养或过用嗓音、耗气伤阴所致,咽喉为手太阴肺经、足阳明胃经、足太阴脾经、足少阴肾经、足厥阴肝经、手少阴心经等经脉循行之处,故心、肝、脾、肺、肾的病变及虚损均能引起喉喑的发生,但其中最多见的还是肺肾及脾胃。对于用嗓过度,疲劳引起声音嘶哑,患者多为年轻人,多认为是肺之气阴两虚引起。肺主气司呼吸,过度用嗓,耗伤肺之气阴,痰浊凝结咽喉,故见声音嘶哑,高音费力,不能持久,劳则更甚,伴有咽喉干燥,好清嗓,咽喉如有异物黏着,可伴有全身疲倦的症状。舌淡红,苔白干,脉细弱。治疗当以养肺之气阴,化痰开音为法,可使用泡参、麦冬、香橼、浙贝、牡蛎、蝉衣、百合、生地、桔梗、玄参、玉竹、厚朴、淡竹叶等药物,在处方用药时一般以泡参、麦冬益气养阴,而不使用如黄芪、人参之类药物大补中气。因为患者多为年轻人,其气虚也是相对的,不应使用大补之品,应使用轻清的补气养阴之药。泡参和麦冬二者配合最相得益彰,如阴虚严重者,还会加用玉竹、生地、玄参等养阴之品,但均是点到即止,绝不滥用。浙贝、牡蛎均有散结的作用,如经过纤维喉镜检查患者确是声带小结或者息肉者,即可使用牡蛎软坚散结;如病变较轻者,则使用浙贝化痰散结。李老喜爱使用蝉衣开音利咽,认为此物开音效果尤佳,有祛风散邪的作用,不太使用胖大海、木蝴蝶之类的开音之品。如果患者的病程很长,加之年龄相对较长,则病变易涉及肾。声音的发出需要气的鼓动,肺为气之主,肾为气之根,肾不纳气则不能发声,故而在上述药物的基础上还会使用女贞子滋养肾阴、炒苏子纳气。其实临床上单纯的气虚或者是阴虚引起的声嘶并不多见,多是二者皆有,治疗时不妨都考虑到。还有就是在治疗久喑的患者时,均要加用化痰之品。因为不管是气虚还是阴虚,都会导致痰浊凝结咽喉。这也是李老治疗喉喑的一个特点。另外,临床还有一部分患者,其气虚及阴虚表现并不突出,病程也较长。李老认为这是痰瘀互结引起,即使没有气阴两虚的表现也要适当使用益气养阴之品及清热药。不管是痰凝还是血瘀,郁久均会化热,化热又会耗伤气阴,故而单纯使用活血之品是不能奏效的。李老在治疗喉喑的过程中还很注重气的升降,总会使用一些理气之品,常用的有香橼、枳壳,还附有升提之品,如桔梗、柴胡等。

(一○七)视瞻昏渺(肝肾不足)

黄某,女,52 岁。自诉:双眼视力渐降 30$^+$ 年,加重伴眼前黑影飘动 1$^+$ 个月。既往有 30$^+$ 年高度近视病史。舌质淡红,舌体适中,舌苔白,脉弦细。右眼矫正视力 0.12,左眼矫正视力 0.25,双眼外观端好,睑结膜稍充血,少许视盘增生,角膜透明,前房深浅适中,双瞳孔圆,对光反射灵敏,双晶状体轻度混浊,双玻璃体混浊,右眼更甚,右眼底窥不清,左眼底 -15D 模糊可见视盘边界清,色泽尚可,颞侧近视弧,眼底呈豹纹状,黄斑区色素沉着,中心凹反光消失,眼球运动良好。

中医初诊 视瞻昏渺(肝肾不足)。就诊情形:双眼视物不清,眼前黑影飘动,眼干涩不适、流泪,无视物变形及眼前闪光感、眼前水波纹感等不适,右上肢冷痛,咽喉疼痛,夜间睡眠差,精神及饮食可,二便调顺。

西医诊断 ①双眼高度近视视网膜病变;②双眼玻璃体混浊;③双眼高度近视。

辨证论治 滋养肝肾,养精明目。

初诊处方 决明子 15 g　　女贞子 30 g　　覆盆子 12 g
　　　　　　芜蔚子 12 g　　菟丝子 12 g　　石斛 15 g

淡竹叶 9 g　　　　连翘心 12 g　　　　黄精 15 g

7 剂,水煎服,每日 1 剂。

煎煮方法　将药入砂锅中,清水适量倒入砂锅,水平面过药约 2 cm,浸泡 1 min,去灰尘。再取清水适量,水平面过药约 2 cm,浸泡 10 min,煮沸后 10 min,倒出药水至大瓷碗中。以同样方法煮取 3 次,将药水倒入同一个瓷碗中,混匀。取药当水随时饮用,余药凉后密封置于冰箱中冷藏(3 d 以内饮完)。

二　诊　患者夜间睡眠改善,精神及饮食可,二便调顺。双眼视物较前清晰,眼前黑影飘动无变化,眼干涩不适、流泪等情况较前有所缓解,无视物变形及眼前闪光感、眼前水波纹感等不适,右上肢冷痛,咽喉疼痛。专科检查:VOD 0.12(矫正),VOS 0.3 + 1(矫正)。双眼外观端好,睑结膜稍充血,少许视盘增生,角膜透明,前房深浅适中,双瞳孔圆,对光反射灵敏,双晶状体轻度混浊,双玻璃体混浊,右眼更甚,右眼底窥不清,左眼底 -15D 模糊可见视盘边界清,色泽尚可,颞侧近视弧,眼底呈豹纹状,黄斑区色素沉着,中心凹反光消失,眼球运动良好。需滋养肝肾,养精明目,上方去茺蔚子,加广枝仁 12 g,续服 10 剂。

三　诊　患者自觉双眼视物较前清晰,双眼舒适,眼前黑影飘动减少,无眼前闪光感等不适,双眼外观端好,睑结膜稍充血,少许视盘增生,角膜透明,前房深浅适中,双瞳孔圆,对光反射灵敏,双晶状体轻度混浊,双玻璃体混浊,右眼更甚,右眼底窥不清,左眼底 -15D 模糊可见视盘边界清,色泽尚可,颞侧近视弧,眼底呈豹纹状,黄斑区色素沉着,中心凹反光消失。舌淡红,苔白干,脉细。需滋养肝肾,养精明目,上方去黄精,加车前子(布包)15 g,续服 10 剂,治疗结果较好。

医　按　李老认为本病主要是由肝脾肾不足,肾虚肝热,营血亏滞郁而生热等引起。治疗主张缓治,从出现视力下降的那一天起就要定期到医院诊治,间断服用中药,同时注意合理用眼,忌重体力劳动,如用力过猛、长时间低头、猛然甩头等。本案患者多是自幼患近视,随着年龄的增长,眼镜度数也在不断增加,视力也在逐渐下降。病程长,治疗常用的中药有决明子、女贞子、覆盆子、菟丝子、车前子、茺蔚子、石斛、山药、广枝仁、连翘心、刺蒺藜、白芍等,其中使用最频繁的药物是决明子、女贞子、山茱萸、覆盆子、菟丝子、石斛、山药、连翘心、黄精,方中使用大剂量女贞子滋养肝肾之阴,同时使用菟丝子补益肾阳。李老认为覆盆子有很好地稳定玻璃体的作用;肝肾同源,肾虚必然导致肝阳上亢,故使用决明子、茺蔚子、车前子清热平肝明目;心肾为水火济济的关系,肾虚,心火失去滋养容易生邪火,故总以连翘心清心热;石斛和山药合用能够实脾。治疗中牵涉的脏腑有肝、脾、肾、心,主要是以虚证为主,以补益脏腑为主。因病人的病程较长,中医认为久病入络,必兼有瘀血,故在使用中药内服的过程中适当使用活血之品,其中使用最多的就是茺蔚子,茺蔚子一药既有滋阴清热的作用,又有活血的功能,最适合阴虚有热兼有瘀血之眼疾;有时也使用丹参活血。一般对于此类患者不使用剧烈的活血、破血之品,如黄斑出血,时间较长者,才考虑使用如地龙、生牡蛎之类通络、软坚散结之品。

(一○八)白涩症(气阴两虚)

邵某,女,67岁,既往有高血压及高眼压病史。自诉:双眼梗涩不适10$^+$天,左眼前闪光感3$^+$天。舌质淡,舌体适中,舌苔白干,脉细弱。专科检查:VOD 1.0,VOS 0.8。双眼外观端好,眼球结膜少许充血,少许结石,角膜透明,前房深浅适中,双瞳孔圆,对光反射灵敏,双晶状体轻度混浊,眼底可见,视盘界清,色泽尚可,眼底杯盘比约为0.4,静脉扩张,动脉细,黄色色素稍乱,中心凹反光消失。泪液分泌试验:右眼11 mm/5 min,左眼14 mm/5 min,双眼泪膜破裂时间4 s,荧光素染色(-)。下午眼压:右眼22 mmHg,左眼21.7 mmHg。

中医初诊 白涩症(气阴两虚)。就诊情形:双眼干涩不适,酸胀疲劳,时有泪眼汪汪感,无明显视力下降,无夜盲等不适,口干,睡眠欠佳,纳眠二便可。

西医诊断 ①双眼干眼症;②双眼高眼压;③双眼增龄性白内障(初期);④高血压病。

辨证论治 益气养阴,退翳明目。

初诊处方

决明子15 g	淡竹叶9 g	山药15 g
太子参15 g	女贞子30 g	黄精15 g
酸枣仁12 g	连翘心12 g	石斛15 g

7剂,水煎服,每日1剂。

煎煮方法 将药入砂锅中,清水适量倒入砂锅,水平面过药约2 cm,浸泡1 min,去灰尘。再取清水适量,水平面过药约2 cm,浸泡10 min,煮沸后10 min,倒出药水至大瓷碗中。以同样方法煮取3次,将药水倒入同一个瓷碗中,混匀。取药当水随时饮用,余药凉后密封置于冰箱中冷藏(3 d以内饮完)。

二 诊 患者精神及纳眠好,二便调顺,自觉双眼较前舒适,视物疲劳减轻,左眼前仍有闪光感,但较前频率减少,视力无明显下降,无眼胀、眼痛等不适。专科检查:VOD 1.0,VOS 0.8。双眼外观端好,眼球结膜少许充血,少许结石,角膜透明,前房深浅适中,双瞳孔圆,对光反射灵敏,双晶状体轻度混浊,眼底可见,视盘界清,色泽尚可,眼底杯盘比约为0.4,静脉扩张,动脉细,黄色色素稍乱,中心凹反光消失。眼压:右眼17.3 mmHg,左眼17.7 mmHg。OCT检查:双眼黄斑形态尚可,视网膜RPE层间断性萎缩,符合增龄性黄斑病变改变,需益气养阴,活血明目退翳。

二诊处方　　决明子15 g　　　石斛15 g　　　广枝仁12 g

　　　　　　　太子参15 g　　　香橼12 g　　　女贞子30 g

　　　　　　　淡竹叶9 g　　　 山药15 g　　　王不留行12 g

　　　　　　　7剂,每日1剂,每日3次。

三　　诊　患者精神及纳谷可,二便调顺,睡眠好,视物疲劳较前减轻,双眼舒适度增加,左眼前稍有闪光感,视力无明显下降,无眼胀、眼痛等不适。专科检查:双眼外观端好,眼球结膜少许充血,少许结石,角膜透明,前房深浅适中,双瞳孔圆,色泽尚可,眼底杯盘比约为0.4,静脉扩张,动脉细,黄色色素稍乱,中心凹反光消失。对光反射灵敏,双晶状体轻度混浊,眼底可见,视盘界清。舌淡红,稍胖,苔白,脉细。双眼泪液分泌试验示正常,泪膜破裂时间8 s。治以益气养阴,明目退翳。

三诊处方　　决明子15 g　　　石斛15 g　　　山药15 g

　　　　　　　南沙参15 g　　　麦冬15 g　　　女贞子30 g

　　　　　　　淡竹叶9 g　　　 槟榔15 g　　　泽泻9 g

　　　　　　　7剂,水煎服,每日1剂,患者情况好转。

医　　按　本病又叫"干涩昏花"。白涩症之名首见于《审视瑶函》:"不肿不赤,爽快不得,沙涩昏矇,名曰白涩。"该书还根据病情发展的不同阶段,分别以"白涩""干涩昏花""神水将枯"命名。本病药物治疗难以起到持久的作用,主要是以泪液补充和缓解症状,但均不持久,且久用滴眼液,本身对眼表也是一种损伤。李老认为本病与津液不足密切相关,主要涉及的脏腑有肝、肺、肾。本案患者为老年女性,年过七旬,年老体衰,气阴不足,脉络涩滞空虚,目窍失养,日久则干涩不适,神光发越无基,视力下降,心神失养,失眠。舌淡红,苔薄少津,脉弦细,均为气阴两虚之证。综上所述,本病病位在目,病机为气阴两虚,病性属虚,病势缓,本病当辨之为气阴两虚之白涩症。治疗之处方中太子参益气,石斛、女贞子、黄精养阴育精,决明子清肝明目;山药实脾,酸枣仁养心安神;王不留行、淡竹叶淡渗利水,缓解高眼压;广枝仁、连翘心清心,全方共奏益气养阴、活血明目之效。不管是气虚还是阴虚,都会导致瘀血的产生,故在方子的使用中还要适当地予以活血之品。本案患者还有高眼压症,李老认为主要是气滞、玄府闭塞引起,气在推动水液运行中起到非常重要的作用,故治疗的始终总是用行气甚至破气之品,如王不留行、槟榔、泽泻此类破气行水之品方能使玄府开放。同时本病的中医外治法也很重要,方中中药煎煮时可以予煎药的热气熏洗双眼,汤汁口服,药渣以布袋包裹,热敷双眼,内外兼治,能够较好地改善病人的主观症状,改善生活质量。

(一〇九)耳胀耳闭(肺脾气虚,痰凝耳窍)

王某,男,41岁,为某医院肝胆外科主任医师,平素工作劳累,休息不佳,加之长期在手术室,可能也接触射线;既往体健。自诉:双耳胀闷、听力下降1[+]年。舌质淡红,舌体适中,舌苔薄白,脉细弱。双侧耳郭对称无畸形,无牵拉痛,外耳道皮肤无红肿,无异常分泌物,鼓膜完整,内陷,标志物清,未见充血,乳突无压痛。外鼻无畸形,鼻前庭皮肤无疖肿、无皲裂,鼻腔黏膜稍充血,双侧下鼻甲肿大,麻黄素收敛可,双侧中鼻甲苍白、反向,中、总鼻道少许清晰分泌物。鼻中隔轻度不规则偏曲,各鼻窦体表投影区无压痛。耳纤维内镜检查:双鼓膜完整,鼓膜内陷,光锥消失,未见液平面。鼻内镜检查:鼻中隔前段向左偏曲,双侧下鼻甲肥大,双侧中鼻甲轻度反向,未见脓性分泌物。纤维鼻咽镜检查:双侧鼻咽可见较多清稀分泌物,咽鼓管咽口黏膜肿胀,色淡白,吹张时通畅,管内可见黏性分泌物。

中医初诊 耳胀耳闭(肺脾气虚,痰凝耳窍)。就诊情形:双耳胀闷、听力下降,伴鼻塞,乏力,倦怠,无恶寒发热、双耳鸣、外耳流脓、恶心呕吐,精神及纳眠可,二便调。

西医诊断 ①双耳分泌性中耳炎;②双过敏性鼻炎。

辨证论治 补益肺脾,祛邪化痰开窍。

初诊处方

太子参15 g	麦冬15 g	菖蒲15 g
蔓荆子12 g	白芷15 g	苍术15 g
路路通15 g	茯苓15 g	淡竹叶9 g

煎煮方法 将药入砂锅中,清水适量倒入砂锅,水平面过药约2 cm,浸泡1 min,去灰尘。再取清水适量,水平面过药约2 cm,浸泡10 min,煮沸后10 min,倒出药水至大瓷碗中。以同样方法煮取3次,将药水倒入同一个瓷碗中,混匀。取药当水随时饮用,余药凉后密封置于冰箱中冷藏(3 d以内饮完)。

二　诊　患者一般情况可,生命体征平稳。轻微鼻塞,无流涕、头面胀痛;双耳胀闷较前减轻,自诉听力较前提高,无恶寒发热、双耳鸣、外耳流脓、恶心呕吐等症状。专科检查:①耳。双侧耳郭对称无畸形,无牵拉痛,外耳道皮肤无红肿,无异常分泌物,鼓膜完整,内陷,标志物清,未见充血,乳突无压痛。②鼻。外鼻无畸形,鼻前庭皮肤无疖肿、无皲裂,鼻腔黏膜稍充血,双侧下鼻甲肿大,双侧中鼻甲反向,中、总鼻道少许清晰分泌物。鼻中隔轻度不规则偏曲,各鼻窦体表投影区无压痛。治疗上继服中药以行气活血,通窍开闭,需益气化痰,活血开窍。

二诊处方　太子参15 g　　　麦冬15 g　　　菖蒲15 g

淡竹叶9 g　　　　香橼12 g　　　苍术15 g

路路通15 g　　　茯苓15 g　　　丹参15 g

7剂,水煎服,每日1剂。

三　诊　患者今日精神及纳眠可,大便稍干,小便调顺,生命体征平稳,双耳听力较前提高,双耳无明显胀闷感,但劳累后症状仍有复发,休息后减轻,鼻腔通气好,无明显头昏头痛、耳鸣、恶心呕吐等症,双眼舒适,无明显干涩感。专科检查:双侧耳郭对称无畸形,无牵拉痛,外耳道皮肤无红肿,无异常分泌物,鼓膜完整,稍内陷,标志物清,未见充血,乳突无压痛。需益气活血,化痰开窍。

三诊处方　浙贝15 g　　　麦冬15 g　　　太子参15 g

丹参15 g　　　　香橼12 g　　　苍术15 g

白芷15 g　　　　茯苓15 g　　　淡竹叶9 g

7剂,水煎服,每日1剂。后稍有复发,服用上方症状缓解。

医　按　慢性分泌性中耳炎在临床上是一种常见病,许多患者经过西医治疗仍不能恢复。中医治疗慢性病有非常大的优势。结合本案患者的病史,其必然有正气不足的一面。患者为中年男性,平素工作辛苦劳累,加之为外科医师,饮食不节,长期在辐射环境下工作,久则损伤正气,肺脾气虚,无力抗邪,邪毒滞留,气虚血行不畅,络脉涩滞,上犯耳窍,故双耳胀闷、听力下降;邪滞鼻窍,则鼻塞。结合舌脉,均为肺脾气虚之象。综上所述,本病病位在耳,在脏责之肺脾,故当辨为肺脾气虚之耳胀。治疗当以补益肺脾之气为主,方中始终以太子参益气,以茯苓健脾,以苍术健脾除湿,开始用药时使用蔓荆子、白芷、菖蒲等祛风散邪之品,考虑病人病史已经有1年,久病必有瘀血,故使用一些活血之品,浙贝化痰散结,淡竹叶清心除烦,调和诸药,防止久病化热。组方虽然简单,但疗效确切。该患者还有过敏性鼻炎史,从西医角度说,患者的中耳炎与鼻子有极大的关系,但中医治疗讲究整体,不需要针对鼻炎单独施治。全身气血充足,病邪自不能入,疾病安生?

(一一〇)暴盲(阴虚火旺)

高某,女,70岁。自诉:左眼视力突然下降3⁺天。舌质红有裂纹,舌体适中,舌苔白,舌根厚,脉弦。有15⁺年糖尿病病史,目前注射甘精胰岛素20IU控制血糖,自述血糖控制可,有4⁺年高血压病史,目前服用苯磺酸左旋氨氯地平2.5 mg控制血压,自述1⁺年就诊时发现左心室肥大。专科检查:VOD 0.5,VOS 0.06。双眼外观正常,眼球结膜无明显充血,角膜透明,前房深浅适中,双瞳孔圆,对光反射灵敏,双晶状体轻度混浊,右眼玻璃体混浊,眼底可见视网膜平伏,视盘边界清,色泽尚可,眼底静脉扩张,动脉细,黄斑区色素稍沉着,中心凹反光消失。左眼玻璃体片状血性混浊,眼底模糊不清,散瞳后模糊可见视盘正常,颞侧仍窥不见。眼压:右眼17.5 mmHg,左眼14.7 mmHg。眼B超示:双眼玻璃体混浊,左眼玻璃体积血。

中医初诊 暴盲(阴虚火旺)。就诊情形:左眼视物不见,无眼痛、眼胀、畏光、流泪等症,精神尚可,纳谷欠佳,夜眠差,头昏,时有腰酸腰痛,偶有耳鸣,二便正常。

西医诊断 ①左眼玻璃体积血;②双眼年龄相关性白内障;③高血压病(并心脏损害);④Ⅱ型糖尿病。

辨证论治 滋阴降火,凉血止血。

初诊处方

女贞子30 g	牡丹皮12 g	生地12 g
蒲黄炭12 g	酸枣仁12 g	石斛15 g
决明子15 g	连翘心12 g	淡竹叶1包

7剂,水煎服,每日1剂。

煎煮方法 将药入砂锅中,清水适量倒入砂锅,水平面过药约2 cm,浸泡1 min,去灰尘。再取清水适量,水平面过药约2 cm,浸泡10 min,煮沸后10 min,倒出药水至大瓷碗中。以同样方法煮取3次,将药水倒入同一个瓷碗中,混匀。取药当水随时饮用,余药凉后密封置于冰箱中冷藏(3 d以内饮完)。

二 诊 患者一般情况可,自觉左眼视物不见较前好转,眼前黑影减少,无眼痛眼胀,无畏光流泪等症,精神尚可,纳谷好转,夜眠差,时有腰酸腰痛,偶有耳鸣,二便正常。专科检查:VOD 0.5,VOS 0.12。双眼外观正常,眼球结膜无明显充血,角膜透明,前房深浅适中,双瞳孔圆,对光反射灵敏,眼底可见视网膜平伏,视盘边界清,色泽可,眼底静脉扩张,动脉细,黄斑区色素稍沉着,中心凹反光消失。左眼玻璃体片状血性混浊,眼底模糊不清,散瞳后模糊可见视盘正常,颞侧仍窥不见。眼压:右眼 17.5 mmHg,左眼 14.7 mmHg。需滋阴益气,活血明目。

二诊处方　连翘心 12 g　　黄芪 15 g　　女贞子 30 g
决明子 15 g　　石斛 15 g　　牡蛎先 15 g
酸枣仁 12 g　　地龙 12 g　　淡竹叶 9 g

5 剂,水煎服,每日 1 剂。

三　诊　患者一般情况可,左眼视物不见较前好转,眼前黑影散开,精神尚可,纳谷好转,夜眠仍欠佳,头昏,时有腰酸腰痛。舌红苔少津,脉细无力。专科检查:VOD 0.5,VOS 0.25。眼 B 超示玻璃体积血。需气阴双补,软坚散结明目。

三诊处方　茺蔚子 12 g　　女贞子 30 g　　黄芪 15 g
石斛包 1 g　　牡蛎先 15 g　　酸枣仁 12 g
决明子 15 g　　连翘心 12 g　　天冬 15 g
淡竹叶 9 g

5 剂,水煎服,每日 1 剂。

医　按　玻璃体积血是眼科急症。血液均来自视网膜血管,可由心血管疾病引起,有些病人也找不到原因。玻璃体本身无血管,容积大,代谢缓慢,故玻璃体积血时许多患者不能自行吸收,后期形成增殖性玻璃体视网膜病变,牵拉视网膜引起脱离,需要进行玻璃体切割、激光等手术治疗。李老主要根据分期治疗玻璃体积血,出血活动期主要是指出血 5～10 d 时,以止血为主,清热凉血止血、补气摄血止血,或养阴清热凉血止血。主要根据患者的自身情况,结合病史、舌象、脉象、生活饮食习惯、性格特点等进行辨证。对于脏腑实热者主要清脏腑热,如清肝、清心、清肺、清胃;对于虚热者主要是因肝肾阴虚火旺,以滋养肝肾为主;气虚者主要是因脾气虚弱,摄血无权引起出血。此病的治疗主要在于清脏腑热、清血热,如一味地使用大剂量止血药,势必会引起止血留瘀之弊。治疗时要做到止血不留瘀,活血不出血。在出血的 10～20 d 时,出血情况已经稳定,则可以适当使用活血之品,但切勿使用燥热、峻烈之品,常用茺蔚子、决明子、丹参、赤芍等活血之品,此时方中还要使用少许散结之品,如郁金、浙贝,以上的清热药或补气药依然还要使用。许多患者也是在这一时期容易反复出血,故要密切观察病情变化。一般在出血 20 d 后玻璃体内出血则部分吸收,发生机化,只要不牵拉视网膜,则可以继续保守治疗,此时的治疗要在上述治疗的基础上使用软坚散结通络之品,最常使用的药物就是生牡蛎加地龙、天冬,单纯地使用生牡蛎软坚散结效果较差,配合天冬使用则效果甚好,血凝块要有天冬的滋养方能较易散开。临床上按照这样的步骤治疗玻璃体积血往往效果尤佳。在治疗玻璃体积血的整个过程中,均要使用清热药,因瘀血郁久必要化热。本例为老年患者,年过七旬,老年人体质特点是多脏腑虚损,在考虑到阴虚的同时,也要考虑到气虚。

(———)暴盲(脾不统血)

奚某,男,66 岁,系某高校退休教师。自诉:右眼视力突然下降 1 个多小时。舌质淡,舌体稍胖,舌苔白微干,脉细弱无力。专科检查:VOD 指数/眼前,VOS 0.8。双眼外观端好,眼球结膜无明显充血,角膜透明,双眼前房清晰,双瞳孔圆,对光反射灵敏,双眼晶状体轻度混浊,右眼玻璃体可见大片黑色状团块,眼底窥不进。左眼玻璃体轻度混浊,眼底可见视盘(-),眼底静脉扩张迂曲,动脉细,黄斑色素稍沉着,中心凹反光消失。患冠心病 10^+ 年,一直服用阿司匹林肠溶片、酒石酸美托洛尔片、厄贝沙坦、瑞舒伐他汀、地奥心血康等药物控制。

中医初诊 暴盲(脾不统血)。就诊情形:右眼视力骤降,时有眼干涩不适,无眼胀眼痛,无眼前水波纹感,精神及纳眠尚可,二便调顺。

西医诊断 右眼玻璃体积血。

辨证论治 健脾益气,摄血止血。

初诊处方 黄芪 20 g　　党参 15 g　　血余炭 12 g

茯苓 15 g　　白术 12 g　　北柴胡 12 g

陈皮 9 g　　升麻 12 g　　决明子 15 g

香橼 12 g　　生地 12 g　　淡竹叶 9 g

5 剂,水煎服,每日 1 剂。

煎煮方法 将药入砂锅中,清水适量倒入砂锅,水平面过药约 2 cm,浸泡 1 min,去灰尘。再取清水适量,水平面过药约 2 cm,浸泡 10 min,煮沸后 10 min,倒出药水至大瓷碗中。以同样方法煮取 3 次,将药水倒入同一个瓷碗中,混匀。取药当水随时饮用,余药凉后密封置于冰箱中冷藏(3 d 以内饮完)。

并予冷疗(右眼),蛇毒巴曲酶注射液肌肉注射止血。

二　诊 患者未诉特殊不适,右眼视力较前稍有好转,精神及纳眠可,二便调。生命体征平稳,心肺腹查体,体征阴性。专科查体:VOD FC/20cm 。患者病情平稳,视力较前恢复,需补气活血为法。

二诊处方　黄芪 15 g　　　决明子 15 g　　　茯苓 15 g

　　　　　　白术 15 g　　　　茺蔚子 12 g　　　丹参 12 g

　　　　　　升麻 12 g　　　　党参包 1 g　　　　香橼包 1 g

　　　　　　天冬 1 包　　　　淡竹叶 1 包

　　　　　　5 剂,水煎服,每日 1 剂。

三　　诊　患者一般情况好,检查生命体征正常,自觉右眼视力较前好转,眼前黑影散开,有飘动感。专科检查:VOD 0.1,玻璃体积血,眼底仍窥不见。舌淡胖,苔薄白,脉细无力,需益气活血明目。

三诊处方　黄芪 15 g　　　决明子 15 g　　　升麻 15 g

　　　　　　地龙 12 g　　　　广枝仁 12 g　　　党参 15 g

　　　　　　天冬 15 g　　　　连翘心 12 g　　　淡竹叶 9 g

　　　　　　5 剂,水煎服,每日 1 剂。

四　　诊　患者精神及纳眠好,检查生命体征正常,偶述胸部憋闷不适,双眼较前舒适,右眼视较前好转,眼前黑影已经散开,无眼胀眼痛等不适,舌脉同前。专科检查:VOD 0.15,VOS 0.8。右眼玻璃体积血,已能看见红光反射,眼底仍窥不清。需健脾益气,软坚散结。

四诊处方　黄芪 15 g　　　决明子 15 g　　　生牡蛎(先煎)15 g

　　　　　　地龙 12 g　　　　淡竹叶 9 g　　　　党参 15 g

　　　　　　茯苓 12 g　　　　广枝仁 12 g　　　天冬 15 g

　　　　　　5 剂,水煎服,每日 1 剂。患者病情好转。

医　　按　玻璃体积血的血液均来自视网膜血管,这是由视网膜血管破裂,血液突破内界膜进入玻璃体腔引起的病症。出血多时视力下降严重。李老治疗玻璃体积血,主要根据分期进行治疗。出血活动期,主要是指出血 5 ~ 10 d,这一阶段以止血为主,清热凉血止血、补气摄血止血、养阴清热凉血止血。主要根据患者的全身情况,结合病史、舌象、脉象、生活饮食习惯、性格特点等进行辨证。脏腑实热者主要是因清脏腑热,如清肝、清心、清肺、清胃;虚热者主要是因肝肾阴虚火旺,以滋养肝肾为主;气虚者主要是因脾气虚弱,摄血无权引起出血。止血药的使用不是主要的,主要治则在于清脏腑热、清血热,如一味地使用大剂量止血药,势必会引起止血留瘀之弊。李老常形容此病的治疗过程为"敲栓子",一个"栓子"如果敲打得过紧,想要打开则非常困难,止血亦是如此,止得太过则活得不易。在出血的 10 ~ 20 d,此时出血情况已经稳定,可以适当使用活血之品,如茺蔚子、决明子、丹参、赤芍等,但切记勿使用燥热、峻烈之品,此时方中还要使用少许散结之品,如郁金、浙贝。许多患者在这一时期容易反复出血,故要密切观察病情变化,结合眼 B 超的检查评估出血的情况变化。一般在出血 20 d 后玻璃体内出血部分吸收,发生机化,只要不牵拉视网膜,则可以继续保守治疗,此时的治疗要在上述治疗的基础上使用软坚散结通络的药物,最常使用的药物就是生牡蛎加地龙、天冬,单纯使用生牡蛎软坚散结效果较差,配合天冬使用则效果好,血凝块要有天冬的滋养方能较易散开。临床上往往按照这样的步骤治疗玻璃体积血,效果尤佳。在治疗玻璃体积血的整个过程中,均要使用清热药,因瘀血郁久必要化热。

(一一二)云雾移睛(肝肾不足)

何某,女,45 岁。自诉:双眼前黑影飘动 6$^+$个月,既往史无特殊。舌质红,舌体适中,舌苔白,脉细。专科检查:VOD 0.8 – 1,VOS 1.0。双眼睑正常,结膜无充血,角膜透明,巩膜无黄染,前房深浅可,房水清亮,晶状体透明,玻璃体混浊,眼底可见视盘大小色泽可,边界清,眼底静脉扩张迂曲,动脉细,交压征(+),黄斑中心凹反光可见。眼压:右眼 11.5mmHg,左眼 11mmHg。眼球运动各方向正常。

初　　诊　云雾移睛(肝肾不足)。就诊情形:双眼前黑影飘动,鼻干痛,易出血,无明显视力下降,无眼胀、眼痛,无视物变形变色,精神及纳眠尚可,二便调顺。

辨证论治　补益肝肾,活血明目。

初诊处方　决明子 15 g　　女贞子 30 g　　车前子 15 g

茺蔚子 12 g　　菟丝子 12 g　　连翘心 12 g

覆盆子 15 g　　南沙参 15 g　　淡竹叶 9 g

7 剂,水煎服,每日 1 剂。

煎煮方法　将药入砂锅中,清水适量倒入砂锅,水平面过药约 2 cm,浸泡 1 min,去灰尘。再取清水适量,水平面过药约 2 cm,浸泡 10 min,煮沸后 10 min,倒出药水至大瓷碗中。以同样方法煮取 3 次,将药水倒入同一个瓷碗中,混匀。取药当水随时饮用,余药凉后密封置于冰箱中冷藏(3 d 以内饮完)。

二　　诊　患者精神及纳眠好,二便调顺,检查生命体征正常,自觉双眼前黑影飘动消失,视物明显清晰,鼻部干痛消失。专科检查:VOD 0.8,VOS 1.0。双眼睑正常,结膜无充血,角膜透明,巩膜无黄染,前房深浅可,房水清亮,晶状体透明,玻璃体混浊,眼底可见视盘大小色泽可,边界清,眼底静脉扩张迂曲,动脉细,交压征(+),黄斑中心凹反光可见。眼球运动各方向正常。需补益肝肾,通络明目。

二诊处方　决明子15 g　　女贞子30 g　　车前子15 g

　　　　　　茺蔚子12 g　　菟丝子12 g　　连翘心12 g

　　　　　　覆盆子15 g　　淡竹叶9 g　　　石斛15 g

　　　　　　10剂,水煎服,每日1剂。

三　　诊　患者一般情况可,检查生命体征正常,眼前黑影消失,自觉双眼舒适。专科检查:VOD 0.8 VOS 1.0。双眼睑正常,结膜无充血,角膜透明,巩膜无黄染,前房深浅可,房水清亮,晶状体透明,玻璃体混浊,眼底可见视盘大小色泽可,边界清,眼底静脉扩张迂曲,动脉细,交压征(+),黄斑中心凹反光可见。舌淡红,苔白干,脉细。需活血行气利水,养精明目。

三诊处方　决明子15 g　　女贞子30 g　　车前子15 g

　　　　　　茺蔚子12 g　　菟丝子12 g　　连翘心12 g

　　　　　　覆盆子15 g　　淡竹叶9 g　　　石斛15 g

　　　　　　10剂,水煎服,每日1剂。诊断结果,患者病情好转。

医　　按　玻璃体混浊中医病名为云雾移睛,是指验眼外观端好,自觉眼前有蚊蝇蛛丝或云雾样漂浮物的眼病,又名蝇翅黑花、眼风黑花、飞蚊症等。对于本病的病因病机,《证治准绳·杂病》认为:"乃玄府有伤,络间精液耗涩,郁滞清纯之气而为内障之证。其原皆属胆肾。黑者,胆肾自病;白者,因痰火伤肺,金之清纯不足;黄者,脾胃清纯之气有伤其络。"李老认为本病的产生主要是因肝肾不足。神膏失养而成,治疗主要以补益肝肾为主。决明子善治肝热并伴有肾亏、便结引起的一切眼病,故几乎所有黄斑疾病患者都适合使用;茺蔚子清肝明目,兼有活血滋肾的作用,最适合用于肾虚肝经有热,兼有瘀血者。再比如覆盆子和车前子主要作用的部位是神膏,能够改善玻璃体混浊,减轻眼前蚊虫萦绕的症状;女贞子滋养肝肾为基础,且剂量大,为30 g,坐稳根基;菟丝子为温肾阳之品,用在此处正有"善补阴者,必于阳中求阴"之意,且李老认为对于变性引起的玻璃体混浊,许多患者也兼有肾阳不足的表现,菟丝子对于变性引起的神膏混浊有奇效。李老在治疗这些退行性变疾病的时候,总是以肝肾为基础,并考虑到这些疾病都是慢性病,病程较长,患者年龄相对较大,治疗不能只从单一的脏腑入手,必是涉及多个脏腑。在五脏中,肝肾同源,心肾为水火济济的关系,脾肾为母子关系,故要考虑这些脏腑的亏损,"见肝之病,知肝传脾",处方用药需多方考虑,方能不顾此失彼。

(一一三)白涩症(气阴两虚)

谌某,女,73岁。自诉:双眼视物模糊,胀痛、梗涩4$^+$年。10$^+$年于我院查出高血压,血压最高时达180/105 mmHg,近1年服用复方罗布麻片,血压控制欠佳。4$^+$年因血小板减少就诊于贵州省某医院,间断输入血小板、丙种球蛋白后血小板逐步回升,后一直服用激素。3$^+$年在我院诊断出Ⅱ型糖尿病,口服阿卡波糖50 mg早晚各1次。

专科检查:VOD 0.6,VOS 1.0。双眼睑缘肥厚,下眼睑少许睫毛倒长,结膜轻度充血,泪小点位置正,巩膜色白,前房深浅可,房水清亮,双侧瞳孔等大等圆,直径约3 mm,对光反射灵敏,晶状体混浊,玻璃体可见混浊点,右眼底可见视盘大小、色泽可,边界清,静脉稍扩张,动脉细,黄斑中心凹反光不清;左眼底可见视盘大小、色泽可,边界清,静脉稍扩张,动脉细,黄斑中心凹反光不清。双眼眼球各方向运动正常。眼压:右眼17.3 mmHg,左眼19.7 mmHg。辅助检查:泪液分泌试验:右眼9 mm/5 min,左眼5 mm/5 min;泪膜破裂时间右眼5 s,左眼5 s;荧光素染色左眼下方角膜可见点状着染。OCT检查:右眼玻璃体后脱离,左眼黄斑形态正常。舌质淡红,舌体居中,舌苔薄白少津,脉弦细。

初　　诊　白涩症(气阴两虚)。就诊情形:双眼视物模糊、胀痛、梗涩、重影、眼痒,无视力减退、视物变形、视野变窄纳可,眠差,大便不成形,小便量多。

辨证论治　益气养阴,退翳明目。

初诊处方

决明子15 g	墨旱莲15 g	山药15 g
太子参20 g	女贞子30 g	石斛15 g
酸枣仁12 g	淡竹叶9 g	黄精15 g
连翘心12 g		

7剂,水煎服,每日1剂。

煎煮方法　将药入砂锅中,清水适量倒入砂锅,水平面过药约2 cm,浸泡1 min,去灰尘。再取清水适量,水平面过药约2 cm,浸泡10 min,煮沸后10 min,倒出药水至大瓷碗中。以同样方法煮取3次,将药水倒入同一个瓷碗中,混匀。取药当水随时饮用,余药凉后密封置于冰箱中冷藏(3 d 以内饮完)。

二　诊　患者自诉双眼视物模糊、胀痛、梗涩、重影、眼痒等情况较前稍缓解,无视力减退、视物变形、视野变窄。纳可,眠差,大便不成形,小便量多。专科检查:VOD 0.6 VOS 1.0。双眼睑缘肥厚,下眼睑少许睫毛倒长,结膜轻度充血,泪小点位置正,巩膜色白,前房深浅可,房水清亮,双侧瞳孔等大等圆,直径约3mm,对光反射灵敏,晶状体混浊,玻璃体可见混浊点,右眼眼底可见视盘大小色泽可,边界清,静脉稍扩张,动脉细,黄斑中心凹反光不清;左眼眼底可见视盘大小、色泽可,边界清,静脉稍扩张,动脉细,黄斑中心凹反光不清。需益气养阴,活血明目退翳。

二诊处方　决明子15 g　　女贞子30 g　　山药15 g
太子参20 g　　酸枣仁12 g　　石斛15 g
茺蔚子12 g　　淡竹叶9 g　　广枝仁12 g
丹参12 g
7 剂,水煎服,每日 1 剂。

三　诊　患者未诉明显不适,自述双眼较前明显舒适,视物较前清晰,精神及纳眠尚可,二便调。生命体征平稳,心肺腹查体,体征阴性。舌淡红,稍胖,苔白,脉细。专科检查同前。需益气养阴,明目退翳。

三诊处方　决明子15 g　　石斛15 g　　酸枣仁15 g
南沙参15 g　　山药15 g　　女贞子30 g
首乌藤15 g　　麦冬15 g　　牡蛎15 g
淡竹叶9 g　　香橼12 g　　黄精15 g
7 剂,水煎服,每日 1 剂。

医　按　白涩症之名首见于《审视瑶函·运气原证》:"不肿不赤,爽快不得,沙涩昏朦,名曰白涩。"该书还根据病情发展的不同阶段,分别以"白涩""干涩昏花""神水将枯"对其命名。本病药物治疗难以起到持久的作用,中医治疗是较好的治疗方法。李老认为本病为白睛的疾病。白睛在五轮学说中属于气轮,与气的关系非常密切;又因主要是干涩,故与津液的不足也密切相关。患者为老年女性,年过七旬,年老体衰,气阴不足,脉络涩滞空虚,目窍失养,日久则干涩不适,神光发越无基,故见视力下降,脾气虚可见大便溏,心神失养故见失眠。舌淡红,苔薄而少津,脉弦细,均为气阴两虚之证。综上所述,本病病位在目,病机为气阴两虚,病性属虚,病势缓,本病当辨之为气阴两虚之白涩症。方中太子参益气,石斛、女贞子、黄精养阴育精,旱莲草补肾,决明子清肝明目,山药实脾,酸枣仁养心安神,王不留行、淡竹叶淡渗利水,缓解高眼压,莲子、广枝仁、连翘心清心,全方共奏益气养阴,活血明目之功。不管是气虚还是阴虚,都会导致瘀血的产生,故在方子的使用中还要适当地予以活血之品。同时本病的中医外治法也很重要,煎药时可以予煎药的热气熏洗双眼,汤汁口服,药渣以布袋包裹,热敷双眼,内外兼治,能够较好地改善病人的主观症状,以改善生活质量。

(一一四)云雾移睛(水不涵木)

曹某,男,28岁。双眼前黑影飘舞6⁺个月。基本不影响视力,平素体质稍差。专科检查:VOD 1.0,VOS 1.0(矫正),结膜轻度充血,泪小点位置正,巩膜色白,前房深浅可,房水清亮,双侧瞳孔等大、等圆,直径约3.5 mm,对光反射灵敏,晶体透明,玻璃体轻度混浊。舌质红,舌体适中,舌苔白而干,脉细。

初　　诊　云雾移睛(水不涵木)。就诊情形:双眼前黑影飘动,有增多趋势,有时遮挡眼前影响视力,纳眠可,大便稍干,小便调。

辨证论治　益肾平肝明目。

初诊处方　女贞子30 g　　　菟丝子12 g　　　茺蔚子12 g

决明子15 g　　　淮山药15 g　　　车前子(布包)15 g

炒枳壳12 g　　　淡竹叶9 g　　　泡参15 g

15剂,水煎服,每日1剂。

煎煮方法　将药入砂锅中,清水适量倒入砂锅,水平面过药约2 cm,浸泡1 min,去灰尘。再取清水适量,水平面过药约2 cm,浸泡10 min,煮沸后10 min,倒出药水至大瓷碗中。以同样方法煮取3次,将药水倒入同一个瓷碗中,混匀。取药当水随时饮用,余药凉后密封置于冰箱中冷藏(3 d以内饮完)。

二　　诊　患者精神及纳谷好,睡眠稍差,生命体征平稳,二便顺调,双眼较前舒适,眼前黑影明显减少,用眼较前轻松。

二诊处方　女贞子30 g　　　覆盆子12 g　　　车前子(布包)15 g

广枝仁12 g　　　决明子15 g　　　麦冬15 g

生白芍12 g　　　淡竹叶9 g　　　泡参15 g

15剂,水煎服,每日1剂。

三　　诊　患者精神及纳谷可,夜眠仍差,二便调顺,眼前黑影明显减少。专科检查同前,需益肾平肝,养心安神明目。

三诊处方 女贞子 30 g   旱莲草 15 g   茺蔚子 12 g

决明子 15 g   菟丝子 12 g   车前子(布包)15 g

炒枣仁 12 g   淡竹叶 9 g   山药 15 g

15 剂,水煎服,每日 1 剂。

医　嘱 注意合理用眼,疲劳及复发时口服眼保Ⅱ号胶囊。患者情况好转,复诊时视力一直维持,在用眼疲劳后反复,但休息及口服眼保Ⅱ号胶囊后症状可得到缓解。

医　按 云雾移睛即玻璃体混浊是由于玻璃体由凝胶状态变为液态,玻璃体腔内出现含水的腔隙所引起的,最多见于老年人及高度近视患者。中医认为本病多是由于肝肾亏损,气血亏虚,神膏失去五脏六腑精气的濡养所引起。本案患者为青年男性,平素体质稍差,加之工作繁忙,用电脑较多,更耗伤肾精肝血,所以水不涵木。方中女贞子、旱莲草、覆盆子、菟丝子益肾,决明子、茺蔚子、车前子清肝热,同时根据病人的实际情况,适当予以泡参益气养阴,连翘心清心,炒枣仁养心安神,淡竹叶清心明目,方中也不忘脾在气血生成中的重要性,使用山药实脾脏以助后天,全方主次分明,药虽少但顾及全面,是临床治疗此类疾病的经典方。

(一一五)白涩症(肺燥津伤)

任某,女,36 岁。自诉:双眼梗涩,易发红,少量眼眵 1⁺年。基本不影响视力,平素体健。专科检查:VOD 0.8,VOS 0.8。结膜轻度充血,乳头滤泡增生明显,泪小点位置正,巩膜色白,前房深浅可,房水清亮,双侧瞳孔等大、等圆,直径约 3.5mm,对光反射灵敏,眼底检查未见明显异常。舌质红,舌体适中,舌苔白而干,脉细。

初　诊 白涩症(肺燥津伤)。就诊情形:双眼梗涩发红,稍热或用眼即加重,眼干,晨起内眦部有白色分泌物,口干,纳眠可,大便干,小便调。

辨证论治 润燥生津,退翳明目。

初诊处方 冬桑叶 12 g   生地 12 g   丹皮 12 g

淡竹叶 9 g   麦冬 15 g   浙贝 12 g

连翘心 12 g   榔片 12 g   防风 12 g

7 剂,水煎服,每日 1 剂。

煎煮方法　将药入砂锅中,清水适量倒入砂锅,水平面过药约 2 cm,浸泡 1 min,去灰尘。再取清水适量,水平面过药约 2 cm,浸泡 10 min,煮沸后 10 min,倒出药水至大瓷碗中。以同样方法煮取 3 次,将药水倒入同一个瓷碗中,混匀。取药当水随时饮用,余药凉后密封置于冰箱中冷藏(3 d 以内饮完)。

二　诊　患者精神及纳眠好,生命体征平稳,小便顺调,大便稍干,双眼较前舒适,眼梗涩发红好转,眼内自觉滋润。舌脉同前。

二诊处方　冬桑叶 12 g　　生地 12 g　　丹皮 12 g

天竺黄 12 g　　麦冬 15 g　　炒枳壳 12 g

连翘心 12 g　　防风 12 g　　淡竹叶 9 g

7 剂,水煎服,每日 1 剂。

三　诊　患者精神及纳眠可,二便调顺。双眼视物较前清晰,眼梗涩、眼红、眼痛、眼眵等症状均明显减轻。专科检查:VOD 0.8,VOS 0.8。结膜轻度充血,少许乳头滤泡增生,泪小点位置正,巩膜色白,前房深浅可,房水清亮,双侧瞳孔等大、等圆,直径约 3mm,对光反射灵敏,眼底检查未见明显异常。

三诊处方　冬桑叶 12 g　　生地 12 g　　丹皮 12 g

天竺黄 12 g　　麦冬 15 g　　玄参 15 g

连翘心 12 g　　防风 12 g　　淡竹叶 9 g

7 剂,水煎服,每日 1 剂。患者情况好转,复诊时视力一直维持,偶在使用电脑后反复,但休息后可得到缓解。

医　按　白涩症是临床上最常见的眼表疾病,可由多种因素引起,治疗不彻底,近视、长期的理化刺激、疲劳等均可引起,虽不影响病人的视力,但病程长,影响工作效率及美观。李老认为这类患者病程均较长,根据中医眼科五轮学说,白睛疾病与肺的关系最密切,主要从润肺生津为主治疗本病。方中生地、麦冬、玄参养肺生津润燥,桑叶疏风清热,丹皮凉血清热,防风祛风止痒,连翘心、淡竹叶清心明目,组方虽简单,但可看出功力深厚。心肺共居上焦,肺热津伤,心火必也有余,津伤则易生风,方中均有顾及,故治疗效果好,价格也便宜,实为临床治疗白涩症炎津伤燥热型的良方。

(一一六)弱视(肝血肾精亏虚)

肖某,女,6 岁。自诉:视力下降 4⁺年。既往已经戴了 4⁺年的眼镜。平素体质稍弱,易生病。专科检查:VOD 0.4/0.66,VOS 0.5/0.66。结膜轻度充血,泪小点位置正,巩膜色白,前房深浅可,房水清亮,双侧瞳孔等大、等圆,直径约3.5mm,对光反射灵敏,眼底可见视盘大小、色泽可,边界清,视网膜色稍淡,中心凹反光弥散。验光:右眼+2.00DS+1.50DC×80°,左眼+2.50DS+1.50DC×90°。舌质淡红,舌体适中,舌苔白,脉细。

初　　诊　弱视(肝血肾精亏虚)。就诊情形:双眼视物不清,纳眠可,大小便调。

辨证论治　养肝血,益肾精,祛风明目。

初诊处方
决明子15 g	西枸杞15 g	丹参15 g
刺蒺藜15 g	生白芍15 g	钩藤15 g
连翘心12 g	广枝仁12 g	淡竹叶9 g

5剂,水煎服,每2日1剂。

煎煮方法　将药入砂锅中,清水适量倒入砂锅,水平面过药约2 cm,浸泡1 min,去灰尘。再取清水适量,水平面过药约2 cm,浸泡10 min,煮沸后10 min,倒出药水至大瓷碗中。以同样方法煮取3次,将药水倒入同一个瓷碗中,混匀。取药当水随时饮用,余药凉后密封置于冰箱中冷藏(3 d以内饮完)。

医　　嘱　戴眼罩穿针,每眼5~10 min。从大针到小针逐渐过渡。拒绝使用节能灯、护眼灯,提倡使用25~40W的白炽灯。口服眼保Ⅰ号胶囊1粒,每日3次。

避免双眼同时接触荧光屏,如要接触,戴上眼罩。不能使用蓝色眼罩,只能使用外黑内红2层布制成的眼罩。

二　　诊　患者精神及纳眠好,生命体征平稳,小便调顺,大便稍溏,视力无明显提高,其余同前。

二诊处方
决明子15 g	西枸杞15 g	丹参15 g
刺蒺藜15 g	生白芍15 g	葛根15 g
连翘心12 g	广枝仁12 g	淡竹叶9 g

5剂,水煎服,每2日1剂,其余治疗同前。

三　　诊　患者精神及纳眠可,二便调顺。双眼视物较前清晰,眼前无黑影晃动,无头晕头痛等不适。专科检查:VOD 0.6/1.0,VOS 06/1.0。双眼视网膜色仍稍淡,黄斑中心凹反光弥散。

三诊处方　决明子15 g　　西枸杞15 g　　丹参15 g

刺蒺藜 15 g　　　　生白芍 15 g　　　　泡参 15 g

连翘心 12 g　　　　广枝仁 12 g　　　　淡竹叶 9 g

续服 5 剂,眼部精细训练及注意事项同前。

四　诊　患者精神及纳眠可,二便调顺。双眼视物较前清晰,眼前无黑影晃动,无头晕头痛等不适。专科检查:VOD 0.8 /1.5,VOD 06/1.5。双眼视网膜色仍稍淡,黄斑中心凹反光清晰。

眼部精细训练及注意事项同前,要坚持到月经来潮方可停。继续服用眼保 I 号胶囊 3 个月,患者情况好转,复诊时视力一直维持。

医　按　弱视是临床上常见的疾病,多数发生于小儿时期,是视觉细胞不能获得充分刺激,视觉发育受到影响而导致。如在生长发育期不能得到有效治疗,则中心视力永远受损。李老认为本病来自于先天,故与肝、肾关系最为密切。李老在治疗本病时要求患者一定要坚持就诊,男孩要持续治疗到 16 岁,女孩要持续治疗到月事来为止。李老认为,男孩成熟较晚,要到十五六岁方稳定成形,女孩相对成熟较早,月经来临就已长成,超过此年龄段,则无治疗的希望。小儿在生长发育期眼球也在生长发育,其可塑性较强,李老常把此阶段形容为“小树苗”,塑形得好就能长成苗壮的“大树”,塑形不好则长成歪瓜裂枣。一般初次来诊的患者,李老均要详细检查病人的视力情况,观察视网膜色泽,黄斑中心凹反光情况,对近视力的重视程度远远大于远视力。治疗弱视除口服中药调理外,精细作业的训练也很重要。根据患者近视情况,每日穿针,时间 5 ~ 10 min,从大号针开始,逐渐换小号针。穿针时需要佩戴眼罩。眼罩的制作也很有讲究,许多儿童就诊时也戴有眼罩,但多是蓝色的,戴在眼镜外面,李老对此很不认同。李老对眼罩的要求是必须是红黑 2 层棉布所制成,黑布在外,红布在内,方能起到遮光的效果,否则效果不佳。再者对灯光也是有要求的,拒绝使用节能灯、护眼灯,主张使用白炽灯,李老认为除白炽灯之外的照明均有闪烁,不利于对眼的刺激。还有就是不主张接触荧光屏,非要接触时则必须佩戴眼罩,且遮盖的时间要持续到男性 16 岁,女性月经来潮为止。

通过以上坚持治疗的患儿都能获得较好的治疗结果,如不能按照以上方法执行则多数患儿视力反弹,治疗前功尽弃。方中枸杞、白芍养肝血、益肾精,决明子平肝,刺蒺藜祛风明目,广枝仁、连翘心清心,泡参益气养阴,葛根生津升阳,淡竹叶清心调和诸药。全方共奏养肝滋肾、益精明目之功。

(一一七)视瞻昏渺(脾肾不足,心肝郁热)

患者杨大彩,男,74岁。自诉:右眼视力下降,视物变形1⁺个月。既往有多年的慢性胃病史,平素喜看书、看报。专科检查:VOD 0.4,VOS 0.8。结膜轻度充血,泪小点位置正,巩膜色白,前房深浅可,房水清亮,双侧瞳孔等大、等圆,直径约3mm,对光反射灵敏,晶状体混浊,玻璃体可见混浊点,眼底可见视盘大小、色泽可,边界清,静脉稍扩张,动脉细,黄斑中心凹反光不清,右眼黄斑颜色污秽,中心凹反光消失。OCT检查:右眼黄斑增厚,为439μm。FFA:渗漏。舌质淡红,舌体稍胖,舌苔白,脉细涩。

初　　诊　视瞻昏渺(脾肾不足,心肝郁热)。就诊情形:右眼前视力下降,视物变形,时有眼前黑影飘动,无头晕头痛,纳眠可,大便不成形,小便调。

辨证论治　益肾补脾,平肝清心。

初诊处方　淡竹叶9 g　　西枸杞15 g　　云苓15 g

　　　　　　决明子15 g　　冬葵子15 g　　山药15 g

　　　　　　连翘心12 g　　茺蔚子12 g　　前仁(包煎)15 g

　　　　　　5剂,水煎服,每日1剂。

二　　诊　患者精神及纳眠好,生命体征平稳,小便顺调,大便稍溏,右眼视物仍变形,视力无明显提高。体查同前,舌脉同前。

二诊处方　浙贝15 g　　　西枸杞15 g　　前仁(包煎)15 g

　　　　　　山药15 g　　　决明子15 g　　冬葵子15 g

　　　　　　丹参12 g　　　连翘心12 g　　淡竹叶9 g

　　　　　　15剂,水煎服,每2日1剂。

三　　诊　患者精神及纳眠可,生命体征平稳,小便调,大便稍溏。右眼视物变形好转,双眼视物较前清晰,眼前无黑影晃动、头晕头痛等不适。胃脘不适,时胀满。专科检查:VOD 0.6,VOS 0.8。右眼黄斑区仍污秽,中心凹反光消失。

三诊处方　焦白术12 g　　西枸杞15 g　　炒厚朴9 g

　　　　　　决明子15 g　　冬葵子15 g　　砂仁(后煎)6 g

　　　　　　连翘心12 g　　茺蔚子12 g　　淡竹叶9 g

　　　　　　15剂,水煎服,每2日1剂。患者情况好转,复诊时视力一直维持。

医　　按　增龄性黄斑病变目前无很好的治疗方法,中医对于本病的认识有悠久的历史,指出其主要与肝、脾、肾三脏关系密切,李老认为本病与心关系密切。多由于肾亏、脾气虚弱、心火肝火郁结上炎、神光失养昏暗、目失濡养所致,因形成本病要经过几十年,所以必定是多脏腑多因素所致,故治疗时当以补益先、后天为主,同时清心解郁。方中使用枸杞、茯苓、山药补益脾肾,连翘心清心,茺蔚子、决明子、车前子等清肝平肝,浙贝软坚散结,丹参活血,厚朴、焦白术、砂仁实脾,攻补兼施,共奏补益脾肾、清肝清心、解郁明目之功效。

(——八)视瞻昏渺(痰瘀互结)

陈某,男,26岁。自诉:左眼眼前黑影遮挡5$^+$天。既往有8$^+$年高度近视病史。平素使用电脑较多,常加班熬夜。专科检查:VOD 0.6,VOS 0.4(矫正),结膜轻度充血,泪小点位置正,巩膜色白,前房深浅可,房水清亮,双侧瞳孔等大、等圆,直径约3 mm,对光反射灵敏,晶状体透明,玻璃体可见混浊点,眼底−10 PD可见豹纹状图案,视盘大小、色泽可,边界清,颞侧近视弧,静脉稍扩张,动脉细,黄斑中心凹反光不清,左眼黄斑偏鼻上方可见圆形出血斑,边界清,约1/2 PD大小。OCT检查:左眼黄斑出血。舌质淡红,舌体适中,舌苔白干,脉细涩。

初　　诊　视瞻昏渺(痰瘀互结)。就诊情形:左眼前黑影遮挡,双视物模糊,时有眼前黑影晃动,无头晕头痛,无视物变形,纳眠可,大便溏,小便调。

辨证论治　化痰软坚,活血明目。

初诊处方　淡竹叶9 g　　　广地龙12 g　　　生牡蛎(先煎)15 g

决明子15 g　　　女贞子30 g　　　山药15 g

连翘心12 g　　　茺蔚子12 g　　　浙贝12 g

7剂,水煎服,每2日1剂。

二　　诊　患者精神及纳眠好,生命体征平稳,小便顺调,大便稍溏,左眼眼前遮挡感时有时无,疲倦,眼前飞蚊增多,无视物变形变色。体查同前,舌脉同前。

二诊处方　女贞子30 g　　　淡竹叶9 g　　　浙贝12 g

广枝仁15 g　　　决明子15 g　　　生牡蛎(先煎)15 g

连翘心12 g　　　旱莲草15 g　　　天冬15 g

续服7剂,水煎服,每2日1剂。

三　　诊　患者一般情况可,眼前黑影变小,固定,在暗处方能看见,但双眼自觉不聚焦。专科检查:VOD 0.6(矫正),VOS 0.5(矫正)。左眼底出血明显吸收。

三诊处方 　刺蒺藜 12 g　　　生白芍 15 g　　　浙贝 12 g

茺蔚子 15 g　　　决明子 15 g　　　女贞子 30 g

连翘心 12 g　　　广地龙 15 g　　　淡竹叶 9 g

7 剂，水煎服，每 2 日 1 剂。

四　　诊　患者精神及纳眠可，生命体征平稳，小便调，大便干。左眼眼前黑影基本消失，双眼视物较前清晰，疲劳感好转，无视力减退、眼前黑影晃动、头晕头痛等不适症状，仍气累乏力，口干。专科检查：VOD 0.6(矫正)，VOD 0.6(矫正)。左眼底出血基本吸收。

眼保Ⅱ号胶囊，口服，每日 3 次。患者情况好转，复诊时视力一直维持。

医　　按　视瞻昏渺是严重影响视力，影响患者生活质量的退行性疾病，西医基本予不治疗，除非有裂孔或网脱的发生。维持、提高病人视力，改善病人生活质量是中医治疗的长处。中医对于本病的认识有悠久的历史，认为其主要与肝、脾、肾三脏关系密切，李老认为本病与心的关系也不容忽视，且多由肾精肝血亏虚、脾气虚弱、心火上炎、痰瘀互结、目失濡养所致。本案患者为二十几岁的青年男性，平素工作劳累，耗伤精血，加之饮食不节，涉及脏腑较多，故治疗以软坚散结为主，却不忘扶正。方中使用女贞子、白芍养肝肾，性情平和，不腻不燥；广枝仁、连翘心清心，气行则血行；茺蔚子、决明子等清肝明目；生牡蛎、地龙、浙贝通络软坚散结，攻补兼施，共奏补益脏腑、软坚散结、活血明目之功效。

（一一九）白涩症（气血不足）

何某，女，73 岁。自诉：双眼干涩 2$^+$ 年。专科检查：VOD 0.6，VOS 0.5。结膜轻度充血，泪小点位置正，泪河浅，泪膜形成差，巩膜色白，前房深浅可，房水清亮，双侧瞳孔等大、等圆，直径约 3 mm，对光反射灵敏，晶状体混浊，玻璃体可见混浊点，眼底可见视盘大小、色泽可，边界清，静脉稍扩张，动脉细，黄斑中心凹反光不清。舌质淡红，舌体适中，舌苔少白干，脉细。

初　　诊　白涩症（气血不足）。就诊情形：双眼干涩，视物模糊，无视力减退，无眼前黑影晃动，无头晕头痛，腰痛，心慌气累。纳欠佳，大便干，小便调。

辨证论治　益气养血，明目退翳。

初诊处方 　泡参 15 g　　　广枝仁 12 g　　　麦冬 15 g

山药 15 g　　　女贞子 30 g　　　佛手 15 g

石斛12 g　　　　炒厚朴9 g　　　　淡竹叶9 g

7剂,水煎服,每2日1剂。

煎煮方法　将药入砂锅中,清水适量倒入砂锅,水平面过药约2 cm,浸泡1 min,去灰尘。再取清水适量,水平面过药约2 cm,浸泡10 min,煮沸后10 min,倒出药水至大瓷碗中。以同样方法煮取3次,将药水倒入同一个瓷碗中,混匀。取药当水随时饮用,余药凉后密封置于冰箱中冷藏(3 d以内饮完)。

二　诊　患者精神及纳眠好,生命体征平稳,小便顺调,大便稍溏,双眼干涩感减轻,眼前无黑影,无眵,无视物变形变色。体查同前,舌脉同前。

二诊处方　淡竹叶9 g　　　谷精草15 g　　　石斛15 g

淮山药15 g　　　女贞子30 g　　　麦冬15 g

冬桑叶15 g　　　炒枣仁12 g　　　青葙子(布包)15 g

7剂,水煎服,每2日1剂。

三　诊　患者一般情况可,双眼症状明显减轻,仍轻微干涩,近日感腰痛、胃胀、下腹不适、大便干结难下。专科检查:VOD 0.6,VOD 0.6+2。其余情况同前。

三诊处方　决明子15 g　　　谷精草15 g　　　石斛15 g

淡竹叶9 g　　　女贞子30 g　　　麦冬15 g

炒厚朴9 g　　　炒枣仁12 g　　　淮山15 g

7剂,水煎服,每2日1剂。

四　诊　患者精神及纳眠可,生命体征平稳,小便调,大便干。双眼视物较前清晰,双眼梗涩、干涩明显好转,无视力减退、眼前黑影晃动、头晕头痛等不适,仍感气累乏力,口干。专科检查:VOD 0.8,VOS 0.8。泪液分泌试验:右眼10 mm/5 min,左眼20 mm/5 min;泪膜破裂实验:右眼7 s,左眼9 s;荧光素染色左眼角膜未见着色。

四诊处方　广枝仁12 g　　　决明子15 g　　　泡参15 g

天竺黄12 g　　　女贞子30 g　　　麦冬15 g

刺蒺藜12 g　　　淡竹叶9 g　　　炒莱菔子12 g

7剂,水煎服,每日1剂。患者情况好转,复诊时仍保持良好,未见复发。

医　按　干眼症是临床常见症,多见于中老年人和女性。本病是因泪液分泌低下或其他不明原因的泪液异常、泪膜稳定性差而导致的以眼表损害为特征的疾病的总称,为眼科临床常见病。其主要症状有眼干、异物感、烧灼感、视疲劳、畏光等,常常影响患者的工作和生活。目前对白涩症的发病机理尚未完全了解,也无一种能够完全反映白涩症发病机制的动物模型。其机制可能有:①眼表的炎症;②性激素失衡;③神经机能障碍;④细胞凋亡。中医对于白涩症的认识有悠久的历史,指出五脏六腑与白涩症均有关,局部应用人工泪液的替代物仍然是治疗白涩症的主要临床方法。李老认为本病多由肝血亏虚,目失濡养所致,本案患者年老体衰,气血皆亏,故治疗以补益气血、滋养肝脾肾双管齐下。方中使用泡参、麦冬、女贞子益气养阴滋肾,性情平和,不腻不燥;广枝仁清心,气行则血行;青葙子、谷精草、决明子等清肝明目,共奏益气养血、明目退翳之功效。

(一二〇)耳胀(痰湿闭耳)

严某,男,56 岁。自诉:左耳闷塞感 1⁺个月。既往也有类似病史,自己口服消炎药及滴鼻后消失,本次发病时却治疗无效。既往史及其他:有高血压病史,最高血压达 180/110 mmHg,否认心脏病病史,目前服用苯磺酸左旋氨氯地平及盐酸贝那普利片控制血压。有 30⁺年吸烟史,平均每日 1 包,否认饮酒史,平素饮食不节,喜食肥厚滋腻之味。专科检查:双侧耳郭对称无畸形,无牵拉痛,外耳道皮肤无红肿,无异常分泌物,鼓膜完整,右耳标志物清,未见充血,乳突无压痛。左鼓膜色混,外凸,稍充血,可见液平面,中央可见黄白色黏性分泌物。辅查:血常规及血生化检查正常。舌质淡,舌体稍胖,舌苔白,脉濡。

初　　诊　耳胀(痰湿闭耳)。就诊情形:左耳闷塞感,头位改变症状减轻,无耳痛,无耳漏,听力减轻不明显,精神及纳眠好,二便调顺。

辨证论治　健脾化痰,散结开窍。

初诊处方　桑叶 15 g　　　云苓 15 g　　　淮山药 12 g

黄芪 15 g　　　防风 12 g　　　石菖蒲 12 g

白术 15 g　　　浙贝 15 g　　　淡竹叶 9 g

7 剂,水煎服,每日 1 剂。

煎煮方法　将药入砂锅中,清水适量倒入砂锅,水平面过药约 2 cm,浸泡 1 min,去灰尘。再取清水适量,水平面过药约 2 cm,浸泡 10 min,煮沸后 10 min,倒出药水至大瓷碗中。以同样方法煮取 3 次,将药水倒入同一个瓷碗中,混匀。取药当水随时饮用,余药凉后密封置于冰箱中冷藏(3 d 以内饮完)。

二　诊　患者精神及纳眠好,生命体征平稳,二便顺调,左耳闷胀感减轻。鼓膜完整,右耳标志物清,未见充血,乳突无压痛;左耳鼓膜色混,稍充血,仍可见液平面,中央可见少许黏性分黏物,舌脉同前。

二诊处方　　桑叶 15 g　　　淡竹叶 9 g　　　生牡蛎(先煎)15 g

黄芪 15 g　　　石菖蒲 12 g　　　防风 12 g

白术 15 g　　　瓜蒌仁 15 g　　　云苓 15 g

7 剂,水煎服,每日 1 剂。

三　诊　患者一般情况可,左耳闷胀明显缓解,听力正常,耳内时有嗡嗡声,检查生命体征平稳。专科检查:鼓膜完整,右耳标志物清,未见充血,乳突无压痛。左耳鼓膜色混,边缘可见液平面,中央内陷。舌稍红,脉濡同前。需化痰散结,清热开窍。

三诊处方　　枯芩 15 g　　　淡竹叶 9 g　　　生牡蛎(先煎)15 g

黄芪 15 g　　　石菖蒲 12 g　　　防风 12 g

白术 15 g　　　瓜蒌仁 15 g　　　云苓 15 g

7 剂,水煎服,每日 1 剂。

四　诊　患者精神及纳眠可,血压控制平稳,二便调。左耳闷胀明显缓解,偶有耳内嗡嗡声,无耳痛、头昏等不适。专科检查:鼓膜完整,右耳标志物清,未见充血,乳突无压痛。左耳鼓膜色混,边缘可见少许液平面。舌稍红,脉涩。患者情况好转,复诊时也未复发。

医　按　耳胀是以耳内闷胀堵塞感为主,耳闭是耳胀发展所致,两者轻重不同。临床上许多患者无须治疗,病因一为病毒或细菌感染;二为机械性堵塞,对于耳胀保守治疗效果欠佳者应检查鼻咽部,以排除是由于机械性堵塞所致;三为免疫异常。中医认为本病之所以缠绵不愈,是与正气不足、痰湿困结有关,故而迁延不愈。李老在治疗本病时,注重健脾益气,化痰通络,因病情发展痰浊与瘀血互结,故使用软坚散结药,如生牡蛎;痰浊久郁必化热,病情再发展,则使用黄芩清热。患者耳内闷胀,李老认为其因风邪痞塞引起,故方中总是使用防风、桑叶祛风散邪,标本兼顾,辨证用药。

(一二一)白涩症(气血不足)

谌某,女,72 岁。自诉:双眼视物模糊、胀痛、梗涩 3$^+$ 年。8$^+$ 年于我院查出高血压,最高时达 180/105 mmHg,长期口服非洛地平缓释片,血压控制尚可,2⁺年血小板减少病史。专科检查:VOD 0.8,VOS 0.8。眼睑缘肥厚,下眼睑少许睫毛倒长,结膜轻度充血,泪小点位置正,巩膜色白,前房深浅可,房水清亮,双侧瞳孔等大、等圆,直径约 3 mm,对光反射灵敏,晶状体混浊,玻璃体可见混浊点。右眼底可见视乳头大小、色泽可、边界清,静脉稍扩张,动脉细,黄斑中心凹反光不清;左眼眼底可见视盘大小、色泽可、边界清,静脉稍扩张,动脉细,黄斑中心凹反光不清。双眼眼球各方向运动正常。眼压:右眼 18.7 mmHg,左眼 19.3 mmHg。舌质淡红,舌体适中,舌苔白干,脉细。泪液分泌试验:右眼 8 mm/5 min,左眼 7 mm/5 min;泪膜破裂时间:右眼 6 s,左眼 4 s;荧光素染色左眼下方角膜可见点状着染。OCT 检查:右眼玻璃体后脱离,左眼黄斑区形态正常。

初　　诊　白涩症(气血不足)。就诊情形:视物模糊、重影、眼痒、眼涩,无视力减退,无眼前黑影晃动,无头晕头痛,纳可,眠差,乏力,大便不成形,小便量多。

辨证论治　益气养血,明目退翳。

初诊处方

决明子 15 g	麦冬 15 g	香橼 12 g
生白芍 12 g	蒺藜 12 g	青葙子(布包)15 g
连翘心 15 g	泡参 15 g	淡竹叶 9 g

7 剂,水煎服,每日 1 剂。

煎煮方法　将药入砂锅中,清水适量倒入砂锅,水平面过药约 2 cm,浸泡 1 min,去灰尘。再取清水适量,水平面过药约 2 cm,浸泡 10 min,煮沸后 10 min,倒出药水至大瓷碗中。以同样方法煮取 3 次,将药水倒入同一个瓷碗中,混匀。取药当水随时饮用,余药凉后密封置于冰箱中冷藏(3 d 以内饮完)。

外　　治　拔除下眼睑侧睫。

外用处方

另冰片 1 g	青箱子 15 g	菊花 9 g
谷精草 15 g	女贞子 30 g	槟榔 12 g
茺蔚子 12 g	麦冬 15 g	

中药热敷　包局部热敷双眼,每日 2 次。使用方法:将药物装入预先缝制的布袋,放入热水中浸透,再入蒸锅蒸热,取出放在双眼行局部热敷,使用时注意热敷温度,勿烫伤眼部。

二　　诊　患者精神及纳眠好,生命体征平稳,二便顺调,双眼视物情况有好转,眼干、眼涩减轻,双眼自觉轻松,无眼前黑影,无眵,无视物变形变色。体查同前,舌脉同前。

二诊处方　广枝仁 12 g　　麦冬 15 g　　香橼 12 g

生白芍 12 g　　泡参 15 g　　青葙子布包 15 g

连翘心 15 g　　丹参 15 g　　淡竹叶 9 g

7 剂,水煎服,每日 1 剂。

外用处方　冰片 1 g　　茺蔚子 12 g　　桑叶 15 g

麦冬 15 g　　女贞子 30 g　　槟榔 12 g

菊花 9 g　　谷精草 15 g

中药热敷,局部热敷双眼,每日 2 次。

三　诊　患者一般情况可,视物模糊较前改善,无眼痒、眼涩,无视力减退、眼前黑影晃动、头晕头痛等不适,纳可,眠差,大便不成形,小便量多。血压、血糖控制尚可。专科检查:VOD 1.0 - 2,VOS 0.6 + 2。结膜轻度充血,泪小点位置正,巩膜色白,前房深浅可,房水清亮,双侧瞳孔等大、等圆,直径约 3 mm,对光反射灵敏,晶状体混浊,玻璃体可见混浊点。右眼眼底可见视盘大小、色泽可,边界清,静脉稍扩张,动脉细,黄斑中心凹反光不清;左眼眼底可见视盘大小、色泽可,边界清,静脉稍扩张,动脉细,诊断治疗同前。

四　诊　患者精神及纳眠可,血压、血糖控制平稳,二便调。双眼视物较前清晰,双眼梗涩、干涩等明显好转,无视力减退、眼前黑影晃动、头晕头痛等不适。专科检查:VOD 1.0,VOS 0.8。眼睑缘肥厚,结膜轻度充血,泪小点位置正,巩膜色白,前房深浅可,房水清亮,双侧瞳孔等大、等圆,直径约 3 mm,对光反射灵敏,晶状体混浊,玻璃体可见混浊点,右眼眼底可见视乳头大小色泽可,边界清,静脉稍扩张,动脉细,黄斑中心凹反光不清;左眼眼底可见视盘大小色泽可,边界清,静脉稍扩张,动脉细,黄斑中心凹反光不清。双眼眼球各方向运动正常。泪液分泌试验:右眼 10 mm/5 min,左眼 20 mm/5 min。泪膜破裂时间试验:右眼 7 s,左眼 9 s。荧光素染色左眼角膜未见着染。

四诊处方　泡参 15 g　　淡竹叶 9 g　　香橼 12 g

生地 12 g　　广枝仁 12 g　　青葙子(布包)15 g

丹参 15 g　　连翘心 15 g　　麦冬 15 g

续服 7 剂,水煎服,每日 1 剂。

外用处方　冰片 1 g　　茺蔚子 12 g　　桑叶 15 g

麦冬 15 g　　　女贞子 30 g　　　槟榔 12 g

菊花 9 g　　　　谷精草 15 g

中药热敷双眼,每日 2 次。患者情况好转,复诊时视力保持良好。

医　按　白涩症是临床常见症,多见于中老年人和女性。本病是因泪液分泌低下或其他不明原因的泪液异常、泪膜稳定性差而导致的以眼表损害为特征的疾病的总称,为眼科临床常见病。其主要症状有眼干、异物感、烧灼感、视疲劳、畏光等,常常影响患者的工作和生活。目前对白涩症的发病机理尚未完全了解,也无一种能够完全反映白涩症发病机制的动物模型。其机制可能有:①眼表的炎症;②性激素失衡;③神经机能障碍;④细胞凋亡。中医对于白涩症的认识有悠久的历史,指出五脏六腑与白涩症均有关,局部应用人工泪液的替代物仍然是治疗白涩症的最主要的临床方法。李老认为本病多由肝血亏虚,目失濡养所致,本患者年老体衰,气血皆亏,故治疗以补益气血双管齐下。方中使用泡参、麦冬、白芍益气养阴,性情平和,不腻不燥;香橼理气,气行则血行;青葙子、谷精草、茺蔚子等清肝明目;连翘心、广枝仁清心明目,共奏益气养血、明目退翳之功效。另外还注重中医外治法,以清肝明目退翳之品热敷双眼,改善局部血循环,增加舒适度等,内外同治,治标又治本。

(一二二)视瞻昏渺(脾肾精血不足,心经郁热)

田某,女,61 岁。自诉:双眼视物模糊不清 2$^+$ 年,加重 6$^+$ 个月。专科检查:双眼外观端好,睑结膜稍充血,角膜透明,泪河较浅,双前房深浅适中,双瞳孔圆,对光反射灵敏,晶状体及玻璃体尚透明,眼底可见,视盘圆,边界清晰,颜色橘红,视网膜血管正常,黄斑区污秽色素紊乱,散在玻璃膜疣,中央凹反射消失。胸片显示考虑双上肺继发性结核,主动脉硬化,T12 椎体轻度楔形变。舌质红,舌体适中,舌苔白干,脉细。

初　诊　视瞻昏渺(脾肾精血不足,心经郁热)。就诊情形:双眼视物模糊不清,无眼红、眼痛、畏光、流泪,无头痛、恶心、呕吐,无虹视,无眼前闪光感及水波纹感,无眼球转动疼痛等。纳眠可,二便调顺。

辨证论治　健脾益肾,清心明目。

初诊处方　女贞子 30 g　　　淡竹叶 9 g　　　石斛 15 g

生白芍 12 g　　　刺蒺藜 12 g　　　山药 15 g

连翘心 15 g　　　　决明子 15 g　　　　黄精 30 g

7 剂,水煎服,每日 1 剂。

煎煮方法　将药入砂锅中,清水适量倒入砂锅,水平面过药约 2 cm,浸泡 1 min,去灰尘。再取清水适量,水平面过药约 2 cm,浸泡 10 min,煮沸后 10 min,倒出药水至大瓷碗中。以同样方法煮取 3 次,将药水倒入同一个瓷碗中,混匀。取药当水随时饮用,余药凉后密封置于冰箱中冷藏(3 d 以内饮完)。

二　诊　患者精神及纳眠好,生命体征平稳,二便调顺,双眼视物情况好转,眼干减轻,无眼前黑影,无眵,无视物变形变色。专科检查:VOD 0.6,VOS 0.8。双眼外观端好,眼睑球结膜无明显充血,角膜透明。OCT 检查:双眼视网膜 RPE 层呈波浪状改变。舌脉同前,其余变化不大。

二诊处方　女贞子 30 g　　　　淡竹叶 9 g　　　　石斛 15 g

生白芍 12 g　　　　茺蔚子 12 g　　　　山药 15 g

连翘心 15 g　　　　决明子 15 g　　　　黄精 30 g

7 剂,水煎服,每日 1 剂。

三　诊　患者一般情况可,生命体征平稳。患者双眼视物较前清晰,双眼干涩缓解,无眼前黑影,无视物变形变色,双眼外观端好,眼睑球结膜无明显充血,角膜透明。专科检查:VOD 0.6,VOS 0.8。双眼外观端好,眼球结膜无明显充血,角膜透明,双眼晶状体及玻璃体尚透明,眼底可见视盘正常,黄斑区污秽,色素紊乱,玻璃膜疣,中心凹反光消失。

三诊处方　女贞子 30 g　　　　淡竹叶 9 g　　　　山茱萸 15 g

生白芍 12 g　　　　茺蔚子 12 g　　　　山药 15 g

连翘心 15 g　　　　决明子 15 g　　　　黄精 30 g

7 剂,水煎服,每日 1 剂。

四　诊　患者一般情况好,生命体征平稳,自觉双眼视物较前清晰,双眼舒适度明显改善,无视物变形,专科检查同前。治疗方案不变,续服上述中药 10 剂后服用眼保 I 号胶囊 3 个月。

患者情况好转,复诊时视力保持良好。

医　按　本患者根据 OCT 检查可见,RPE 层呈明显波浪状,眼底未见出血、渗出等病变,属于干性型,患者视力下降不严重,但已有眼底的病理性改变。李老认为本病是中老年疾病,经过多年发展成目前状况,故病因一定是多方面的,涉及的脏腑也是多种的。患者为知识分子,平素难以避免烦躁郁闷,不得发泄,久而导致心经积热,黄斑位居中央,色黄,为脾所主,肾为先天之本,脾肾精血不足,目失濡养,心经欲火上蒸目窍,神光日渐衰微,故见视力下降,双眼干涩。方中大剂量女贞子、黄精补益肾精,石斛、山药实脾,连翘心、淡竹叶清心,决明子、茺蔚子清肝明目,全方共奏滋养精血、清心明目之功。本病的治疗目的是控制病情,防止传变,这也是中医治未病理念的体现。

（一二三）高风内障（脾肾两亏,心神失养）

李某,女,53 岁。自诉:双眼视力渐降 30$^+$ 年。自幼体弱,有股骨头外伤病史。舌质淡,舌体适中,舌苔薄白,脉沉细弱。专科检查:VOD 0.6 - 2,VOS 0.4。双眼外观端好,眼睑正常,双眼泪小点位置正,双眼结膜无充血,巩膜无黄染,角膜透明,前房深浅可,房水清亮。双眼瞳孔圆,大小正常,对光反射灵敏,玻璃体可见混浊点。累及黄斑区,未到黄斑中心凹。眼球运动指测各方向正常。OCT 检查:双眼黄斑厚度正常,视网膜色素上皮变薄,视野检查呈管状。

中医初诊 高风内障(脾肾两亏,心神失养)。就诊情形:双眼视物模糊,夜间更甚,疲倦乏力,无眼胀、眼痛、畏寒、发热、恶心、呕吐等症状。精神及纳谷可,夜眠欠佳,梦多,二便如常。

西医诊断 双眼视网膜色素变性。

辨证论治 补脾益肾,养心明目。

初诊处方
女贞子 30 g	淡竹叶 9 g	石斛 15 g
决明子 15 g	黑芝麻 30 g	山药 15 g
补骨脂 12 g	炒枣仁 12 g	黄精 30 g

10 剂,水煎服,每日 1 剂。

煎煮方法 将药入砂锅中,清水适量倒入砂锅,水平面过药约 2 cm,浸泡 1 min,去灰尘。再取清水适量,水平面过药约 2 cm,浸泡 10 min,煮沸后 10 min,倒出药水至大瓷碗中。以同样方法煮取 3 次,将药水倒入同一个瓷碗中,混匀。取药当水随时饮用,余药凉后密封置于冰箱中冷藏(3 d 以内饮完)。

二 诊 患者自觉视物较前清晰,眼前亮度增加,上下楼梯不费劲,睡眠好转,仍梦多,二便调顺。专科检查:VOD 0.6,VOS 0.5。其余检查同前,舌象、脉象同前。

二诊处方　女贞子 30 g　　菟蔚子 12 g　　石斛 15 g

　　　　　　　决明子 15 g　　黑芝麻 30 g　　山药 15 g

　　　　　　　补骨脂 12 g　　首乌藤 30 g　　淡竹叶 9 g

　　　　　　　10 剂,水煎服,每日 1 剂。

三　诊　患者精神及纳眠可,二便调。视物较前清晰,无眼胀、眼痛、畏寒、发热、恶心、呕吐等症状。专科检查:VOD 0.6,VOS 0.6。双眼外观端好,眼睑正常,双眼泪小点位置正,双眼结膜无充血,双眼巩膜无黄染,角膜透明、前房深浅可,房水清亮,瞳孔圆且大小正常对光反射灵敏,玻璃体可见混浊点,视盘色蜡黄。双眼眼底血管细,可见大量骨细胞样色素沉着,视盘色蜡黄,眼底血管细,眼底可见大量骨细胞样色素沉着,眼球运动各方向正常。

三诊处方　女贞子 30 g　　菟蔚子 12 g　　黄精 15 g

　　　　　　　决明子 15 g　　黑芝麻 30 g　　山药 15 g

　　　　　　　补骨脂 12 g　　连翘心 15 g　　淡竹叶 9 g

　　　　　　　10 剂,水煎服,每日 1 剂。

四　诊　一般情况良好,自觉双眼视物明显清晰,但视野仍窄,专科检查同前。舌淡胖,白润,脉沉细。诊断及治疗同前,续服上方 20 剂。治疗结果好转,视力维持 1 年后逐渐下滑。

医　按　视网膜色素变性多见于近亲结婚的后代,属于遗传性疾病。中医认为本病主要是因先天禀赋不足,肾气亏损,肾精亏虚,加之后天失养,脾虚气弱而导致。本病西医目前无治疗方法,一些基因方面的研究正在进行中,但并未取得阶段性进展。目前只有中医治疗可以延缓疾病的发展,尽量维持病人的有效视力。李老认为本病为多因素疾病,故治疗也应涉及多脏腑,主要从脾肾入手,兼顾心肝,方中使用大剂量女贞子、黄精填精益肾,山药、石斛健脾实脾,补骨脂、黑芝麻补肾,方中还兼顾病人心肝二脏,养心安神,清肝平肝,适当使用活血之品,如菟蔚子,全方共奏实脾益肾、填精明目之功。病人视力得到提高,但停药后病情又有反复,故考虑本病的治疗应是长期的。

第二节　呼吸系统疾病验案

(一)咳嗽风燥犯肺证(急性支气管炎)

彭某,男,3岁。自诉:发热 3$^+$ 天,咳嗽,连声作咳,咯痰少,受风即咳嗽,夜重,耳痛。舌红,苔薄白,指纹风关红。实验室结果:白细胞 1.1 万。主要治疗措施:中药及生活调摄。

初　　诊　风燥犯肺证。就诊情形:咳嗽、连声作咳,咯痰少,受风即咳嗽,夜重,耳痛。

辨证论治　小儿咳嗽多因感受外邪,突然起病,病情变化急骤,需疏风化痰。处方以中药处方及饮食生活调摄为主。

初诊处方　炙紫菀 9 g　　　杏仁 9 g　　　　大贝 9 g
　　　　　　炒苏子 9 g　　　百部 9 g　　　　枯芩 9 g
　　　　　　冬桑叶 12 g　　　云苓 12 g　　　淡竹叶 6 g
　　　　　　3 剂,水煎服,每日 1 剂。

煎煮方法　药入砂锅中,清水适量倒入砂锅,水平面过药约 2 cm,浸泡 1 min,去灰尘。再取清水适量,水平面过药约 2 cm,浸泡 10 min,煮沸后 10 min,倒出药水至大瓷碗中。以同样方法煮取 3 次,将药水倒入同一瓷碗中,混匀。取药当饮料随时引用,余药凉后密封置于冰箱中冷藏(3 d 以内饮完)。

医　　嘱　忌食甜酒、西瓜、荔枝、桂圆、菠萝、地萝卜、火锅。

二　　诊　服用前方后,微咳,汗多,舌红苔白,指纹风关稍红。

二诊处方　炒厚朴 9 g　　　杏仁 9 g　　　　大贝 9 g
　　　　　　炒苏子 9 g　　　麦冬 9 g　　　　枯芩 9 g

连翘心9g	桔梗9g	淡竹叶6g

3剂,水煎服,每日1剂。

三　诊　微咳,汗多,畏风。舌红,苔白,指纹风关不红。

三诊处方

枯芩9g	杏仁9g	炒苏子9g
大贝9g	麦冬9g	牛蒡子9g
防风9g	百部9g	淡竹叶6g

3剂,水煎服,每日1剂。

医　按　小儿咳嗽多因感受外邪,突然起病,病情变化急骤。此案为燥邪伤肺,治疗应疏风解表化痰。小儿用药以轻、量小为主,且治上焦如羽非轻不举。小儿为稚阳之体,不可见发热即投以清热解毒之品,往往会误伤正气。李老多用冬桑叶、枯芩、杏仁、浙贝母疏风化痰,百部、炙紫菀、炒苏子、桔梗调理升降气机。风邪祛,痰浊化,气机调达,咳嗽自止。

(二)肺痨气阴两虚证(肺结核)

余某,女,27岁。自诉:反复咳嗽2⁺个月。舌红,苔薄白,脉细。肺结核属中医肺痨范畴,主要是肺阴亏虚。患者素体瘦弱,属中医阴虚体质,加之工作劳累,与结核病病人有接触史而患病。患者在服用抗结核药物与三联疗法治疗后发生肝功能异常、蛋白质营养不良等病情演变,不得不停用西药寻求中医治疗。李老在诊疗过程中,因症施治,用药灵活多变的特点得到很大的体现。

前医诊断　于肺科医院确诊肺结核,已行西药抗结核治疗。

就诊情形　反复咳嗽,咯痰少,睡觉时憋气,神疲乏力,形体瘦弱。

初　诊　肺痨气阴两虚证。

辨证论治　正气不足外邪侵袭,治以养阴益气抗结核之法。

初诊处方

泡参15g	麦冬12g	生白芍12g
天冬15g	枯芩12g	葎草花15g
百合12g	大贝12g	淡竹叶9g

10剂,水煎服,每日1剂。

煎煮方法　药入砂锅中,清水适量倒入砂锅,过药水平面约2cm,浸泡1min,去灰尘,再取清水适量,过药水平面约2cm,浸泡10min,煮沸后10min,倒出药水至大瓷碗;以同样方法煮取3次,将药水导入同一瓷碗中,混匀,取药当饮料随时引用,余药凉后密封置于冰箱中冷藏(3 d以内饮完)。

二 诊 服用前方后,食不下,蛋白质营养不良。舌淡,苔薄白,脉沉细。

二诊处方 葎草花 15 g　麦冬 12 g　枯芩 12 g

淮山药 12 g　百部 12 g　连翘心 15 g

淡竹叶 9 g　砂仁 9 g　大贝 12 g

10 剂,水煎服,每日 1 剂。

三 诊 服用前方后,蛋白质营养不良好转。不慎外感,咳嗽反复,咯黄痰。舌淡,苔薄白,脉细。

三诊处方 葎草花 15 g　麦冬 12 g　生百部 15 g

瓜蒌仁 12 g　大贝 12 g　枯芩 15 g

炒苏子 12 g　白芷 15 g　淡竹叶 9 g

10 剂,水煎服,每日 1 剂。

医 按 在中医学著作中,肺结核被称为痨病,多属肺阴虚或阴虚火旺而元气大耗、精血两耗。中医学中抗结核治疗兼顾"补虚增元"和"治痨杀虫",一方面增强机体免疫力;另一方面抑制或杀灭病原菌,达到标本兼治的目的。李老用药,以葎草花抗结核,杏仁、大贝、麦冬养肺阴、护肺气。其余因症施治,如患者出现蛋白质营养不良食不下,则加用砂仁开胃气;不慎外感至咳嗽加重时,加用百部杀虫、瓜蒌仁化痰促进痰液排出,炒苏子调理气机。患者通过 3⁺ 个月的治疗,痰液转阴,体重明显增加,体质也得到改善。

第三节　神经系统疾病验案

不寐(心胃不和证)

肖某,男,38 岁。自诉:失眠 1$^+$个月。已到贵阳市内多家医院求治,服用枣仁安神胶囊、眠安宁、艾司唑仑等药物均不能奏效,烦恼无比,工作、生活皆不顺心,家庭关系紧张,近 1 周大量掉发。精神不振,秃顶,面色无华。舌质淡红,舌体适中,舌苔厚而干,脉细无力。

初　　诊　不寐(心胃不和证)。就诊情形:精神萎靡,烦躁,神志清楚,胃脘不适,胸部憋闷,消瘦,纳眠差,二便调。

辨证论治　养心和胃,安神。

初诊处方　
炒厚朴 12 g	麦冬 15 g	淡竹叶 9 g
炒枣仁 12 g	泡参 15 g	焦白术 12 g
首乌藤 30 g	香橼 12 g	砂仁(后下)6 g

10 剂,水煎服,每日 1 剂。

二　　诊　精神较前好转,夜间能睡 2～3 h,乱梦纷纭,胸口憋闷好转,口干,烦躁渐好,胃脘不适感减轻,但反酸,大便稍干,小便调,舌象、脉象同前。

二诊处方　
泡参 15 g	炒枣仁 12 g	香橼 12 g
麦冬 15 g	焦白术 12 g	炒厚朴 12 g
白及 12 g	首乌藤 30 g	淡竹叶 9 g

10 剂,水煎服,每日 1 剂。

三　　诊　患者自诉精神大好,夜间能睡 5 h 左右,但仍做梦,心情也较以前好,胃部不适感减轻,反酸消失,但仍胸闷不适、乏力,二便可。舌淡红,苔白干,脉细。

三诊处方　　淡竹叶 9 g　　　麦冬 15 g　　　香橼 12 g

炒枣仁 12 g　　　浙贝 12 g　　　连翘心 12 g

炙甘草 19 g　　　泡参 15 g　　　首乌藤 30 g

10 剂,每日 1 剂,水煎服,患者情况好转。

医　　按　　不寐是临床上最常见的病症之一,也是困扰目前许多年轻人的主要疾病。李老根据年轻人工作、生活压力大,三餐不定,损伤脾胃,心中常有怨愤,无以发泄,久而郁为火,上扰心神而不寐等特定施治。方中使用泡参、麦冬、香橼三味益气养阴护心,按捺君火,大剂量首乌藤及枣仁安神,焦白术、砂仁和胃醒脾,厚朴使热下行,连翘心、淡竹叶入心,清除心经郁热,香橼理气解郁。全方组方简单,但疗效确切,是针对年轻人失眠的好方剂。

第四章

论 文 选 编

从郁论治青光眼

【摘要】　青光眼是眼科临床常见病,也是严重的致盲性眼病之一,中医学对青光眼的诊治有其独到之处。李宗智教授在其多年的临床实践中提出了"从郁论治青光眼"的思想。本文总结了李老在病机、治则、分型论治等方面对青光眼从郁论治的经验。

【关键词】　郁　论治　青光眼

青光眼是眼科临床常见病,是重要的致盲眼病之一,位居致盲眼病的第二位。中医眼科把该病归属于"五风内障"的范畴,在《龙树菩萨眼论》中即对该病有比较全面的认识,但因历史条件的限制,使中医学对该病的认识仍有其局限性。本人有幸成为第四批国家名老中医师承学员,师从李宗智老师。李老在多年的中医眼科临床实践中,对该病的诊治积累了丰富的经验,在此基础上提出了"从郁论治青光眼"的观点。

一、青光眼的概念

青光眼是一组威胁和损害视神经视觉功能,主要与病理性眼压升高有关的临床症候群或眼病。中医对该病早有认识,《龙树菩萨眼论》中说:"若眼初觉患者,头微旋,额角偏痛,连眼眶骨及鼻额时时痛,眼涩,兼有花,睛时痛……初患皆从一眼前恶,恶后必相牵俱损。其状妇人患多于男子……初觉即急疗之……若瞳仁开张,兼有青色,绝见三光者,拱手无方可救"。《太平圣惠方·治眼内障诸方》中说:"青风内障,瞳人虽在,昏暗渐不见物,状如青盲。"《诸病源候论·目病诸候》中说:"青盲者,谓眼本无异,瞳子黑白分明,直不见物耳。"中医眼科把该病归属于"五风内障"的范畴。

二、眼为玄府之官

玄府是中医学对人体微观结构的一个认识。何谓玄府?"玄府"一词最早见于《黄帝内经·素问》:"上焦不通利……玄府不通,卫气不得泄越,故外热。"至金元

261

时期,刘完素将玄府的内涵进行了升华和扩展,赋予"玄府"全新的概念。傅仁宇在《审视瑶函》一书中提出:"然玄府者,无物不有,人之脏腑皮毛,肌肉筋膜,骨髓爪牙,至于世人万物,尽皆有之,乃气出入升降之道路门户也。人之眼、耳、鼻、舌、身、意、神、识能为用者,皆升降出入之通利也。"丰富了玄府的内涵及外延,并开创了眼科玄府学说。现代许多中医学家对"玄府"做了大量的研究,认为玄府有广狭二义,狭义者即通常所说之汗孔;广义者为遍布人体各处的一种微细结构。玄府具有广泛性、微观性、开阖性、通利性。眼为清窍,结构精细,玄府遍布眼组织的各个部位,眼作为玄府之官,其视物变色之功的正常运行,依赖于玄府的开阖通利。

三、青光眼从郁论治的病机

玄府是眼睛气、液、血脉、荣卫、精神的升降出入通道,其结构至微至小,其特性是开阖通利。玄府是眼内神水运行的通道,神水的运行依赖于至微至小的玄府,依赖其保持开阖通利;玄府之开阖通利依赖于气机的调畅;气机的调畅依赖于肝主疏泄,肝气调达。若肝失疏泄,气机不畅,则玄府开阖通利失司,玄府闭塞,神水运行通道关闭,神水瘀滞于眼内,变生眼病。肝失疏泄,早期致肝气郁结,形成气郁。但随着时间的推移,气郁则气不行,气为血帅,气行则血行,气滞则血瘀,气郁不解,日久及血,血行不畅而致血郁。肝失疏泄,木病及土,日久致脾失健运,水湿运化不及,聚而生痰,形成痰郁。一有郁结,玄府闭塞。血郁、痰郁致眼之玄府闭塞,其流通、渗灌气血的通道关闭,反过来又导致气、血、津液精神升降出入障碍,表现出气失宣通、津液不布、痰阻血瘀的基本病变,从而形成恶性循环。所以肝失疏泄、玄府闭塞、神水瘀滞是青光眼发病的关键。正如《外台秘要·眼疾品类不同候》说"内肝管缺、眼孔不通",《证治准绳·杂病》所说"痰湿所攻,火郁、忧思、忿怒之过"。

（一）李老认为肝失疏泄、气机不畅是郁证的病机关键,就郁而导致眼之玄府闭塞,发为青光眼

1.肝失疏泄、气郁玄府

肝失疏泄,气机不畅,目中玄府流通气液,渗灌气血失司,玄府闭塞,神水运行通道关闭,神水运行失常,瘀滞于眼内,气血、精津失于调畅,致目珠胀硬,晶珠、视衣、视系受损,神光发越失司。

2.气滞血郁、血郁玄府

气为血帅,气行则血行,气滞则血瘀,肝失疏泄,气机不畅,形成气郁。气郁不

解,日久及血,血行不畅而致血郁,目中玄府渗灌气血之功失司,玄府闭塞,则神水运行失常,瘀滞眼内,气血、精津失于调畅,致目珠胀硬,晶珠、视衣、视系受损。

3. 脾失健运、痰郁玄府

肝失疏泄不解,木病及土,日久致脾失健运,水湿运化不及,聚而生痰,形成痰郁,一有郁结,玄府闭塞。神水运行通道关闭,神水运行失常,瘀滞于眼内,气血、精津失于调畅,致目珠胀硬,晶珠、视衣、视系受损,神光发越失司。

四、从郁论治青光眼

(一)治　则

青光眼是"郁"所致,其病机关键是肝失疏泄、玄府闭塞、神水瘀滞。故治疗时一是要疏肝解郁,调畅情志,如《黄帝内经·素问》中说的"木郁达之";二是要开通玄府,流畅气血,《叶选医衡》云:"然郁在气血者,当以有形之药,分气血以疗之,医者之责也";三是要行气利水,恢复神水正常的循行。

(二)治　法

疏肝理气,行气解郁;行气活血,开通玄府;行气化痰,开通玄府。

(三)临床分型论治

李老认为郁证的临床表现很多:比如从病性角度来看,朱丹溪提出气、血、痰、热、湿、食等六郁;从病变所在位置来看,又有肝郁、心郁、脾郁、肺郁、肾郁、胆郁等各脏腑的郁证。就青光眼发病来说,可分为气郁、血郁、痰郁。

1. 气郁型

证　候　目珠胀痛,时有轻度眼胀或眼珠胀痛欲脱,头疼如劈,视力急降,视物昏蒙或视灯火有虹视,胞睑浮肿,白睛混赤或抱轮红赤,黑睛雾状水肿,前房浅,瞳神散大,展缩不灵。全身可见默默欲呕或恶心呕吐,口苦,胸胁胀满或胁肋胀痛,情志抑郁或性情烦躁。舌淡,苔薄白,脉弦;或舌淡红,苔薄黄,脉弦。

治　法　疏肝理气,行气解郁。

方　药　逍遥散加减。

柴胡 15 g　　　　当归 12 g　　　　炙甘草 6 g

白术 10 g	茯苓 15 g	生姜 3 片
薄荷 6 g	白芍 12 g	决明子 15 g
丹参 12 g	王不留行 12 g	

加　减　肝郁化火,性情烦躁,苔黄者,加丹皮、栀子、夏枯草清热泻火。肝郁气滞,胸胁胀痛者,加香附、郁金、川芎疏肝解郁,行气止痛。恶心呕吐甚者,加左金丸(黄连、吴茱萸)和胃止呕。目珠胀痛甚者,加猪苓、泽泻、椰片、甲珠行气利水。大便秘结者,加大黄、枳实。

2.血郁型

证　候　目珠胀痛或隐隐发胀,头闷痛,视物昏朦,视灯火有虹视,抱轮红赤,色暗红,黑睛雾状水肿,前房浅,瞳神散大,展缩不灵。全身可见默默欲呕,口干、苦,胁肋胀痛或刺痛,性情烦躁。舌淡或舌质紫暗,苔薄白,脉弦涩。

治　法　行气活血,开通玄府。

方　药　越鞠丸合桃红四物汤化裁。

地黄 12 g	芍药 12 g	当归 12 g
川芎 9 g	桃仁 9 g	红花 9 g
香附 12 g	神曲 12 g	栀子 12 g

加　减　郁久化火,性情烦躁者,加栀子、夏枯草清热泻火。头痛甚者,加郁金、白芷行气止痛。恶心呕吐甚者,加左金丸(黄连、吴茱萸)和胃止呕。目珠胀痛甚者,加猪苓、泽泻、椰片、甲珠行气利水。大便秘结者,加大黄、枳实。

3.痰郁型

证　候　目珠胀痛或隐隐发胀,头痛,视物昏朦,虹视,抱轮红赤,黑睛混浊,前房浅,瞳神散大,展缩不灵。全身可见呕恶,口吐痰涎,脘腹胀满,纳呆。舌淡胖或有齿印,苔白腻或黄腻,脉弦滑。

治　法　行气化痰,开通玄府。

方　药　将军定痛丸加减。

大黄 10 g	黄芩 10 g	白僵蚕 10 g
陈皮 10 g	天麻 6 g	桔梗 6 g
青石 20 g	白芷 6 g	薄荷 6 g
半夏 10g		

加　减　痰火盛者加芦荟、橘络、制胆南星,以增强降火逐痰之功。胸脘满甚

者,去桔梗、白芷,加泽泻、炒莱菔子、白芥子。郁久化火,性情烦躁者,加栀子、夏枯草清热泻火。恶心呕吐甚者,加天竺黄、竹茹清热化痰止呕。目珠胀痛甚者,加猪苓、泽泻、槟片、甲珠行气利水。大便秘结者,加大黄、枳实。

(四)典型病例

李某某,女,61岁。因左眼胀痛不适,反复半年,加重伴视力骤降1 d,于我院就诊。临床主症:左眼胀痛,头痛,视力差,有虹视,眼红,轻度畏光、流泪。大便干,每3日1次,性情急躁。舌淡红,苔薄微黄,脉弦细。专科检查:VOD 0.8,VOS 0.12,左眼球结膜混合充血,角膜雾状水肿,前房浅,轴深约2.5 CT,周边约1/3 CT,房水清,瞳孔6 mm×6 mm,对光反射迟钝,双眼晶状体及玻璃体透明,视盘边界清,色稍淡,杯盘比为0.5,视网膜中央动静脉鼻侧偏移,眼压为45.00 mmHg。裂隙灯房角镜检查:房角上方窄Ⅳ,鼻侧窄Ⅱ,颞侧窄Ⅱ,下方窄Ⅰ。视野检查:颞侧周边缺损。西医诊断:急性闭角型青光眼。中医初诊:绿风内障,辨为肝失疏泄、气郁化火而上扰于目,目之气机失常,玄府闭塞,神水瘀滞。治予疏肝理气,行气解郁。处方:丹栀逍遥散加减,柴胡15 g,当归12 g,白芍12 g,白术10 g,茯苓15 g,薄荷6 g,决明子15 g,丹皮12 g,栀子12 g,夏枯草12 g,郁金12 g,猪苓12 g,泽泻10 g,槟片12 g,大黄3 g,枳实12 g。7剂,水煎服,每日1剂。

二诊:眼胀、头痛消除,其余无明显不适。舌淡红,苔薄白,脉弦细。NCT 17.30 mmHg,专科检查:VOD 0.8,VOS 0.4。左眼球结膜充血消退,角膜透明,前房浅,轴深约3 CT,周边约1/3 CT,房水清,瞳孔3 mm×3 mm,对光反射存在,其余情况同前,嘱患者上方再进15剂。

三诊:左眼视力提高,无眼部不适。舌淡红,苔薄白,脉弦细。专科检查:VOD 0.8,VOS 0.6。左眼球结膜无充血,角膜透明,前房浅,轴深约3 CT,周边约1/3 CT,房水清,瞳孔3 mm×3 mm,对光反射存在,NCT 17.30 mmHg,其余情况同前,嘱患者上方再进25剂,定期门诊监测眼压(每周1~2次)。

2个月后复查时VOD 0.8,VOS 0.6。眼压:5.5/5 = 17.30 mmHg。视野:左眼颞侧周边缺损,视野无进一步损害。

五、体 会

眼为玄府之官,玄府是至精至微的结构,其特性是开阖通利。眼又为肝之外窍,肝之主疏泄、调情志、喜调达的特性也与眼的生理功能密切相关。若是肝失疏泄,气机郁滞,眼之玄府亦气机不畅,其开阖通利特性失司,玄府闭塞,致眼之神水瘀滞,即可发为绿风内障,故眼和肝之疏泄密切相关。临证常表现为郁证,故青光眼宜从郁论治。在治疗中要注意下列几个问题。

(一)青光眼从郁论治以疏肝理气为要

青光眼从郁论治,其病机基础在于肝失疏泄,气机不畅。肝为刚脏,非柔润不能调和也,肝的主要生理功能是和。其"和"的功能主要表现在肝主疏泄,所谓的肝主疏泄是指肝气具有疏通、条达、升发、畅泄等综合生理功能。肝失疏泄,气机不畅,一身之气机亦失于调畅,目为肝之外窍,肝失调和,则目之气机亦失于调畅。目为玄府之官,其结构至精至微,开阖通利为其特性,气机不畅,则目之玄府开阖通利特性失司,玄府闭塞,气血精津瘀滞目珠,神水瘀滞,视衣、目系失养;临证发为目珠胀痛、神光发越受阻,视力下降,视物昏朦。故肝失疏泄,气机不畅是郁证的病机关键,也是青光眼发病的病机关键,所以青光眼从郁论治以疏肝理气为要。

(二)"治未病"思想在青光眼防治中的重要性

青光眼是仅次于白内障的导致患者视力丧失的主要致盲眼病,在我国原发性青光眼的发病率为0.52%,50岁以上的人群发病率高达2.07%。由于其发病隐匿,且引起的视功能损害是不可逆的,因此早发现、早治疗已成为青光眼防治工作的一个重点。中医学在此疾病的预防上早有建树,"不治已病治未病"早在《黄帝内经》中就被提出来作为防病养生的谋略,古人亦云"上工治未病,中工治已病",提出医者不但要治病,而且要防病,不但要防病,而且要注意阻挡病变发生的趋势,并在病变未产生之前要防其传变,这样才能掌握治疗疾病的主动权,达到"上工之术"。青光眼的防治中也应该遵循"治未病"的思想,因为青光眼对视神经、视功能的损害是不可逆的,也是主要的致盲眼病之一。在青光眼的治疗过程中,"治未病"应该重于"治已病",这样才能有效阻止青光眼对患者视功能的损害,有效保护患者的视力。

(三)青光眼的防治要擅于调畅情志

从李老关于"从郁论治青光眼"的理论中,我们知道其病机关键在于"肝失疏泄,气机不畅"。肝的主要生理功能在于主疏泄、主情志,其正常的生理状态在于肝

266

气的调和。情志活动除由心所主外,也与肝密切相关。《素问·灵兰秘典论》曰:"肝者,将军之官,谋虑出焉。"可见人的精神活动与肝密切相关,若肝和,肝主疏泄之功正常,则肝气冲和条达,人之精神情志活动正常,表现为精神愉快、心情舒畅;若肝失调和,肝主疏泄之功失常,则会出现疏泄不及或疏泄太过,人之精神情志异常,表现为精神抑郁、多愁善感或烦躁易怒。肝主疏泄功能之所以能影响人的情绪活动,实际上是由于肝主疏泄、调畅气机、促进血液运行的生理功能所派生出来的。情志以血为本,以气为用,正常的情志活动,主要依赖于气血的正常运行。肝主疏泄功能正常,则气机调畅,升降有序,出入有节,气血调和,经络通达,精神舒畅。肝主疏泄功能失常,一方面因肝疏泄不及,肝气郁结,而引起情志抑郁,出现郁郁寡欢、善太息等症;另一方面因肝疏泄太过,肝气上逆,引起情志亢奋,出现急躁易怒等症。反过来,若患者情志抑郁或情志太过,也可影响肝之疏泄功能,导致肝气失于调和,肝失疏泄,气机不畅。所以调畅情志在青光眼的"治未病"中是一个重要的措施,需要在预防调护方面和患者做好交流,告知患者青光眼的危害性、青光眼早期防治的重要意义和调畅情志对防治青光眼的重要性,让患者自觉地调畅情志,保持肝气的调和,防患于未然。

(四)水血同源,治水必要治血

人体中津与血均来源于水谷精微,因此津血同源。目为玄府,目中内含神水、神膏,皆依赖肝所藏之真血化生而来,目中之水运行有致,滋养目珠,依赖于血的充盈调畅。气滞血瘀,则水停,血郁水停,目珠失于真血、神水的濡养,视衣、视系失养,则神光发越无基,临症见视物昏朦。故青光眼的治疗中,针对神水瘀滞、内停,除予以利水之法外,一定要兼顾活血,从水血同源的观点出发。水与血是共同构成人体的基本物质,两者在生理上相互滋生,密切联系;在病理上相互影响,互为因果。对于目珠内神水瘀停之症,治疗宜从水血同源之路出发,水血同治,利水兼顾活血,活血利水,方能更好地促进神水与真血的交融,达到血水交融调畅,目珠滋养有源,神光发越有基的目的。

参考文献

[1]葛坚,赵家良,崔浩.眼科学[M].北京:人民卫生出版社,2005.

[2]曾庆华,彭清华,余杨桂,高慧筠.中医眼科学[M].北京:中国中医药出版

社,2007.

[3]葛坚,范志刚.我国青光眼的研究现状及发展趋势(上)[J].中国眼耳鼻喉科杂志,2004,04(2):67-71,77.

[4]葛坚,范志刚.我国青光眼的研究现状及发展趋势(下)[J].中国眼耳鼻喉科杂志,2004,04(3):142-145.

[5]罗再琼,黄文强,杨九一,等."玄府":藏象理论的微观结构[J].中医杂志,2011,52(16):1354-1356.

[6]罗再琼,杨青,张天娥.浅论玄府辽宁中医杂志,2008,35(12).

[7]李清.中医学"郁"的理论研究[D].北京:中国中医科学院,2010.

石芍护睛汤治疗干眼病的临床研究

【摘要】目的:确定石芍护睛汤对干眼病的临床疗效。方法:参照 2004 年 6 月我国干眼的诊断和治疗进展研讨会上暂定的我国干眼诊断标准,以及全国高等医药院校教材、新世纪课程教材《眼科学》(第 5 版)的有关内容制定干眼病的诊断标准,选取 60 例患者,随机分为两组(一组为治疗组,另一组为对照组),治疗组用石芍护睛汤煎剂口服,每次 200 mL,每日 3 次;对照组用必漱平和维生素 A 口服,必漱平 16 mg,每日 3 次,维生素 A 1 粒,每日 3 次。在用药前、后分别进行临床症状评分、泪液检测项目的观测:泪液分泌测定、泪膜破裂时间测定,参照所制定的疗效标准对结果进行分析总结。结果:治疗用药 1 个月后,治疗组泪液检测指标均较治疗前明显改善,统计学处理有明显的差异,治疗组与对照组比较,经统计学处理亦存在明显的差异。结论:石芍护睛汤治疗干眼病从整体观出发,着眼点在泪,解决泪液的生成和分布,对干眼病的治疗有确切的疗效,且避免了局部长期应用眼药水造成的眼表的医源性损害。

【关键词】:石芍护睛汤 干眼病 泪液检测 治疗

干眼是眼科临床极为常见的眼表疾病,它是各种原因引起的泪液质、量、泪液动力学的异常,导致泪膜不稳定和眼表组织(结角膜)病变并伴有眼部不适症状为特征的一类疾病的总称。干眼病的发生与泪液的异常密切相关,既往的治疗手段虽不尽相同,但使用人工泪液点眼是临床应用最为广泛的方法。这种方法虽在不同程度上可以缓解干眼的症状,让眼睛得到滋润,但它仍是一种治标的方法,且局部眼液的长期应用可因眼液中的防腐剂、稳定剂、添加剂、抗生素等对眼表造成进一步的损害,从而加重眼表疾病。中医在干眼病治疗方面的研究相对滞后,尚未发现行之有效的治疗手段,有鉴于此,我们从中医学的整体观角度出发进行研究,着眼点在泪,予具有滋阴生津、润燥明目的石芍护睛汤内服,并与目前常用的内服西药对照,通过泪液有关项目的检测,以观测泪液的分泌及泪膜的稳定情况,进而确定石芍护睛汤的疗效。

一、病例选择

(一)病例来源

干眼病患者共 60 例,均来自 2005 年 8 月至 2006 年 3 月在贵阳中医学院第一附属医院眼科就诊的病患。

(二)诊断标准

干眼病的诊断标准尚无统一,参照 2004 年 6 月我国干眼的诊断和治疗进展研讨会上暂定的诊断标准,以及全国高等医药院校教材、新世纪课程教材《眼科学》(第 5 版)的有关内容制定如下:

(1)主观症状(必需):干涩感、异物感、眼疲劳;

(2)泪膜不稳定性(必需):泪膜破裂时间(BUT);

(3)泪液分泌减少、泪河高度测定:schirmer test;

(4)眼表损害(加强诊断):荧光素染色(FL),孟加检改瑰红染色(RB),丽丝胺绿染色(Iissanine Green);

(5)泪液渗透压或乳铁蛋白减少(加强诊断);

(6)排除眼部其他原因。

结果:①BUT≤5 s,(1)+(2)就可以确诊;②BUT≤10 s,(1)+(2)+(3)或(1)+(2)+(4)才可以确诊;(3)(4)和(5)是加强诊断。

干眼病的诊断应注意的事项:①必须有主观症状,否则如果其他指标都是阳性也不应该诊断为干眼病,眼疲劳、异物感和干涩感占病人所述症状中的 90% 以上,对干眼诊断价值最高;②根据病情还应检查 BUT。诊断为干眼病必须具备以上两个条件。

(三)纳入标准

符合诊断标准,年龄在 20～70 岁的患者均可纳入受试对象,性别不限。

(四)排除标准

(1)年龄小于 20 岁或大于 70 岁的患者。

（2）有眼部其他疾患的患者。

（3）不能坚持用药治疗的。

（4）用药治疗过程中应用其他干眼治疗药物的。

二、临床资料及分组

将符合纳入标准的门诊及住院患者随机分为两组：治疗组与对照组。治疗组30 例(54 只眼)：男 13 例，女 17 例，男女之比为 1∶1.3；年龄最小的 22 岁，年龄最大的 65 岁，平均年龄 51 岁；病程最短的 1 个月，最长的 11 个月，平均为 6.5 个月；有 24 例为双眼患者，确诊为干燥综合征的 2 例。对照组 30 例(58 只眼)：男 14 例，女 16 例；年龄最小的 37 岁，年龄最大的 68 岁，平均年龄 55 岁；病程最短的 3 个月，病程最长的 16 个月，平均为 5.8 个月；有 28 例为双眼患者。两组临床资料经统计学处理无显著性差异，分组的基本情况如表 4 - 1。

表 4 - 1　临床一般资料

组　别	例　数	眼　数	性　别		平均年龄（岁）	平均病程（月）	病情等级		
			男	女			轻　度	中　度	重　度
治疗组	30	54	13	17	51.50 ± 8.19	6.53 ± 2.70	6	20	4
对照组	30	58	14	16	55.20 ± 6.69	5.80 ± 2.71	7	19	4
统计量			0.07*		-1.92★	1.05★		0.22△	
P			0.80		0.06	0.30		0.83	

注：* 为 χ^2 检验，★ 为 t 检验，△ 为秩和检验。

三、治疗方法

（一）方　法

治疗组：以石斛护睛汤口服，药方以石斛、白芍、决明子等组成，贵阳中医学院第一附属医院煎药室提供袋煎剂。每次口服 1 袋(约 200 mL)，每日 3 次，连续用药 30 d。

对照组：以必漱平和维生素 A 口服。必漱平每次 16 mg，每日 3 次；维生素 A 每次 1 片，每日 3 次。连续用药 30 d。

（二）观察项目的检测

1. 观察指标

（1）临床症状：以问卷记分的方式。

（2）检查项目：①泪液分泌试验（Schirmer test）；②泪膜稳定性测定（BUT）；③角膜荧光素染色（FL）。

2. 检测方法

（1）泪液分泌试验方法：在非眼表麻醉的情况下，取 1 张 5 mm × 35 mm 标准的 whatmean 41 号滤纸条，一端折成 5 mm 的襻，然后将襻插入下睑缘外 2/3 处，避免接触眼球，另一端自然下垂，轻闭双眼 5 min 后取出滤纸，从弯折处测量湿长。一般认为 5 min 后正常人湿长 > 10 mm，若 <5 mm 的疑为干眼病。

（2）泪膜破裂时间测定：是目前测定泪膜稳定性最常用的方法。在非眼表麻醉的情况下，在被检者结膜囊内滴 1 滴（1 ~ 2 μL）1% 荧光素钠，嘱患者眨眼，自最后 1 次瞬目后睁眼向前直视，裂隙灯下用钴蓝光观察自眨眼后荧光素在泪膜中出现第一个随机分布黑斑所需时间，一般认为 <10 s 为异常。

（3）角膜荧光素染色：使用荧光素进行角膜染色，观察角膜的染色情况，根据角膜着色点数判定角膜的损害情况。

以上 3 项检测指标分别在治疗前 1 次，治疗后每 5 日 1 次，共计 30 d 治疗，前后检测共 6 次。

（三）疗效判定

为便于临床疗效的观察，我们将干眼病临床常见症状及常用检查项目进行评分和分级，以便对干眼病的严重程度和治疗效果进行判断。该分类方法参照了国内张汗承及吕帆等教授的研究成果。

1. 干眼病临床症状评分方法及分级标准

分级时，将各项症状按不同程度进行打分，然后把各分值相加得到总积分，根据积分的大小分等级。分为 4 级，0 级为痊愈，1 级为轻度干眼，2 级为中度干眼，3 级为重度干眼，具体情况见表 4-2。

表4-2 干眼病临床症状评分、分级标准

程 度	症 状					积 分	等 级
	干涩感	异物感	畏 光	烧灼感	视物模糊（瞬目后好转）		
无	0	0	0	0	0	0	0
偶 尔	3	4	3	3	4	11~17	1
经 常	4	5	4	4	5	18~22	2
持 续	5	6	5	5	6	23~27	3

2. 干眼病检查项目评分方法及分级标准

分级时将3项检查结果的记分相加,总积分除以3所得平均分数即为干眼的积分,根据积分的大小分级,共分为4级,具体情况见表4-3。

表4-3 干眼病检查项目的评分、分级标准

泪液分泌试验湿长(mm)	泪膜破裂时间(s)	角膜荧光素染色(点)	记 分	积 分	等 级
≥11	≥11	≤3	0	0	0
6~10	6~10	4~10	1	0.7~1	1
2~5	2~5	11~50	2	1.3~2	2
≤1	≤1	≥50	3	2.3~3	3

3. 疗效标准（判定）

参照国家中医药管理局发布的《中医病症诊断疗效标准》,以临床症状、泪液分泌量、泪膜破裂时间、角膜荧光素染色为观察指标。①治愈:症状消失,泪液分泌试验多次测定湿长(5 min)≥11 mm,泪膜破裂时间≥11 s,角膜染色消退;②显效:症状明显减轻,泪液分泌试验多次测定泪液分泌物量明显增加,泪膜破裂时间较前延长,角膜荧光素染色较前减少;③好转:症状减轻,泪液分泌试验多次测定泪液分泌物量有所增加,泪膜破裂时间较前延长,角膜荧光素染色较前减少;④无效:症状无改变,泪液分泌试验多次测定泪液分泌量未增加,泪膜破裂时间、角膜荧光素染无变化。

四、结　果

(一)干眼病患者治疗前后临床症状变化情况比较

治疗前两组症状积分比较无显著性差异,治疗组治疗前与治疗后症状积分比较有显著性差异,对照组治疗前与治疗后症状积分比较有显著性差异,治疗后两组症状积分比较有显著性差异见表4-4。

表4-4　两组治疗前、后临床症状积分比较

组　别	例　数	症状(积分)		治疗前后比较	
		治疗前	治疗后	配对 t	P
治疗组	30(54)	20.93±2.92	13.20±8.09	4.92	<0.0001
对照组	30(58)	21.07±2.43	17.23±6.26	3.13	0.002
t		-0.19	-2.16		
P		0.85	0.04		

(二)两组治疗前后泪液流量测定、泪膜破裂时间比较

治疗组、对照组治疗前泪液观测项目检测,经统计学处理无显著性差异,治疗组治疗后与治疗前泪液流量测定、泪膜破裂时间比较有显著性差异,对照组治疗后与治疗前泪液流量测定、泪膜破裂时间比较有显著性差异,治疗后两组泪液流量测定、泪膜破裂时间比较有显著性差异见表4-5、表4-6。

表4-5　两组治疗前后泪液流量测定(ST)

组　别	例　数	泪液分泌试验湿长(mm)		治疗前后比较	
		治疗前	治疗后	配对 t	P
治疗组	30(54)	4.26±2.60	8.38±3.28	5.39	<0.01
对照组	30(58)	4.02±2.36	6.10±4.43	2.27	0.02
t		0.37	2.26		
P		0.71	0.02		

表4-6 两组治疗前后泪膜破裂时间比较

组 别	例 数	泪膜破裂时间(s)		治疗前后比较	
		治疗前	治疗后	配对 t	P
治疗组	30(54)	6.20 ± 2.81	9.43 ± 3.24	4.13	<0.01
对照组	30(58)	5.43 ± 3.12	7.92 ± 2.18	3.58	<0.01
t		1.00	2.12		
P		0.32	0.03		

(三)两组治疗前后角膜荧光素染色情况比较

治疗前两组比较无显著性差异,治疗组治疗前与治疗后荧光素染色积分比较有显著性差异,对照组治疗前与治疗后荧光素染色比较有显著性差异,治疗后两组荧光素染色积分比较有显著性差异见表4-7。

表4-7 治疗前后角膜荧光素染色情况比较

组 别	例 数	荧光素染色(积分)		治疗前后比较	
		治疗前	治疗后	配对 t	P
治疗组	30(54)	1.57 ± 0.45	0.89 ± 0.21	7.50	<0.01
对照组	30(58)	1.55 ± 0.36	1.13 ± 0.28	5.04	<0.01
t		0.19	2.19		
P		0.84	0.03		

(四)两组临床疗效比较

从表4-8中可以看出,治疗组与对照组总有效率比较有显著性的差异。

表4-8 临床疗效比较

组 别	例 数	痊 愈	显 效	好 转	无 效	总有效率(%)
治疗组	30(54)	7	10	8	5	83.3*
对照组	30(58)	3	6	12	9	70.0

注:*秩和统计,$Z = -2.027$;治疗组与对照组比较:$P = 0.043$。

五、讨 论

(一)石芍护睛汤组方的理论基础

结合中医理论对干眼病的认识及现代医学对干眼病的研究成果,干眼病无论是什么原因导致的,其最终还是泪液质和量的改变或泪液动力学异常导致泪膜的不稳定和眼表组织的损害。有鉴于此,近年来我们从中医学的角度出发,通过对其发病机制的研究,认为治疗干眼病,其着眼点是泪,其病机为肝肾阴虚,泪液生化无源,以及虚热灼津,因虚致瘀。临床发现本病常阴虚津亏与目络瘀滞同存,根据其病机基础,我们以《目经大成》中治疗神水将枯的名方"滋阴地黄丸"为基础方,选用养阴生津、通络明目的中药石斛、白芍、茺蔚子、决明子组方,名之为"石芍护睛汤"。

(二)石芍护睛汤的方解

本方证治为阴虚液亏、燥热郁目所致,方中白芍味苦酸,微寒,归肝脾经,本品养阴敛阴,柔肝平肝和脾,对阴虚血燥所致的目珠干涩,泪少微痛有良效,《秘传眼科七十二症全书》谓其能"生新血,退热止痛明目"。因本病为阴虚液亏,燥热内生所为,故本品为治疗本病之主药(敛阴非滋阴,无滋腻碍脾之忧)。石斛甘淡微寒。归肺、脾、肾经,本品为滋养阴津之要药,既益胃津以助脾阴,又可养肺阴以生肾水,《古今医统大全》谓其"补五脏虚劳羸瘦,强阴益精",强调了其独到的补阴作用,且本品味甘,白芍味酸,二药合用,有酸甘化阴作用,故用之为臣药。决明子甘、苦、咸,微寒,归肝胆经,本品明目而有清热作用,既泻实火,又退虚热,故能清因阴虚液亏所生之燥热,其尚有滋补肝肾之功。《500种中药现代研究》认为"决明子明目,乃滋益肝肾,以镇潜补阴为义,是培本之正治",本品辅佐主药养阴,又清燥热,故为佐药。茺蔚子味甘,微寒,归肝、心包络。本病之泪少,虽责之肝、肾、肺、脾,但肝化液为泪,重在于肝,本品入肝养阴,并有活血作用。《本草纲目》谓"此物能活血补阴",其能引诸养阴生津药入肝,并可通经祛瘀滞,故为佐使药。诸药合用,共奏养阴清热、润燥明目之功。

(三)石芍护睛汤对干眼病的作用机理

在本研究中,我们发现石芍护睛汤治疗干眼病,用药后泪液分泌试验及泪膜破裂时间等相关指标比用药前有显著改善,治疗组总有效率达83.3%,与对照组总有效率70%相比较,有显著性的差异,证明石芍护睛汤的治疗是有确切疗效的,结合现代医学对干眼病的认识,考虑其作用机理可能与下列几个方面的因素有关。

(1)解决泪液生成不足的问题。石芍护睛汤通过滋肾、补肝、润肺,应用养阴药解决泪液的化生,泪液的生成不足常与肝血亏虚、肾精不足、肺气阴两伤有关(泪液的生成与肺 、肝、肾三者关系密切),通过对其化生之源的滋补,解决其化生之源的问题。结合现代医学的研究,石芍护睛汤在养阴方面可能调节了眼睑腺体、细胞分泌水样液、黏液及脂质的功能。研究表明,泪液分泌减少,黏液分泌减少,都可导致脂质层与黏液层相混,导致泪膜的稳定性受破坏,引起泪膜破裂。石芍护睛汤通过养阴,解决了泪液生成不足的问题,维护了泪膜的稳定性,从而改善眼表环境,达到治疗干眼病的目的。

(2)解决了水液蒸发过快的问题。泪膜是由睑板腺分泌的脂质、泪腺及副泪腺分泌的水样液和眼表上皮细胞分泌的黏蛋白所构成,水液、脂质、黏蛋白这三者在泪膜的稳定中缺一不可,其中脂质层在调节泪液的正常蒸发过程中起着重要作用。脂质的异常将引起水液的蒸发过快,从而破坏泪膜的稳定性,损害眼表的健康,石芍护睛汤可以促进睑板腺脂质的分泌,从而改善因脂质缺乏所致的水液蒸发过快。

(3)促进眼表损害的修复。眼结膜、角膜上皮的健康与泪膜的完整是至关重要的,泪水的缺乏常导致上皮的损害,甚则可引起角膜的破溃,眼表上皮细胞的损害反过来会导致黏液层的损害,从而导致泪膜的不稳定。石芍护睛汤通过养阴、清热、润燥,可在促进泪液分泌,维护泪膜稳定的同时,促进眼表损害的修复。

(4)维护泪膜的稳定性。泪膜的稳定与否与泪水的质和量密切相关,当水液分泌不足或者水液蒸发过快时,泪膜三层结构中的水液层变薄,脂质层逐渐与黏液层靠近,当脂质层与黏液层接触时,泪膜破裂,泪膜的稳定性遭到破坏,黏液、脂质分泌减少,角膜上皮粗糙,都可能导致脂质层与黏液层相混,引起泪膜破裂而使角膜、结膜发生干燥。石芍护睛汤在解决泪液生成不足、泪液蒸发过快,促进眼表损害修复的同时,解决了泪膜不稳定的因素,从而能维护泪膜的稳定性,改善干眼病的症状。

参考文献

[1]曾庆华. 中医眼科学[M].北京:中国中医药出版社,2007.

[2]美国眼科学会.眼科临床指南[M].赵家良,译.北京:人民卫生出版社.
2006.

[3]刘祖国,钟铮,梁凌毅.干眼的诊治[J].中华医学信息导报,2004(11):
25-26.

[4]傅彦江,黄欣.中医对干眼症的认识[J].中医杂志,2011,52(22):1978-
1979.

[5]王利民.试述从肝肾论治干眼病[J].四川中医,2005,23(7):13-14.

[6]孙倩娜.干眼的研究现状[J].眼科研究,2009,27(9):819-822.

[7]高卫萍,孙化萍,王育良等.针刺治疗干眼症的临床研究[J].中国针灸,
2004,24(10):685-687.

[8]李洁,高健生.鱼腥草雾化治疗干眼病的疗效观察[J].中国实用眼科杂
志,2005,23(9):996.

[9]初培莲,张丽彩,王静波.润眼爽目汤治疗干眼病119例[J].吉林中医药,
2005,23(9):38.

[10]李民坚.中药熏蒸治疗干眼病70例[J].广西中医学院学报,2004,7(4):
24-25.

李宗智治疗复发性单孢病毒性角膜炎58例

【摘要】病毒性角膜炎是眼科临床常见的疾病,可以由多种病毒性感染引起,其中最多见的是单纯疱疹病毒性角膜炎,它已成为角膜病中首要的致盲眼病,其病程缠绵,容易反复,且对目前临床上使用的多种抗病毒药具有耐药性,其发病与免疫状态有关,是临床眼科医生较为头痛的疾病之一。李宗智教授是国家级名老中医,贵州省名老中医,从医50余载,积累了丰富的临床经验。笔者在从师的过程中,发现李老根据中医"急则治其标,缓则治其本"的理论,自拟中药方剂治疗复发性病毒性角膜炎58例,收到不错效果。

【关键词】复发性单孢病毒性角膜炎 中医药 治疗

一、资料与方法

(一)一般资料

本组病例共58例65只眼,全部系2008年1月至2013年3月在我院眼耳鼻咽喉科住院及门诊求治的病人,其中男性21例24只眼,女性37例41只眼,年龄由13岁到76岁,且以18岁至55岁居多,病程半年至10余年,均有反复史,多者1年反复七八次。

(二)治疗方法

58例患者就诊时均有不同程度眼红、畏光、流泪、梗涩、视力下降,均采用阿昔洛韦眼药水滴眼,更昔洛韦眼用凝胶涂眼,同时口服具有疏风清热、明目退翳之中药,处方如下:青葙子15 g,榔片12 g,泽泻9 g,蝉蜕9 g,枯芩12 g,白蒺藜12 g,麦冬15 g,蛇蜕9 g,淡竹叶9 g,上方煎水,每日3次,每次150~200 mL。待症状明显减轻后根据病人具体情况,加服扶正祛邪的中药,如气虚弱者加用泡参、黄芪等;肺肾阴虚者加用养肺阴之品如玄参、花粉、芦根等,或用肾阴之品如桑葚、女贞子等,如气阴不足则二者兼之;兼有湿邪者使用祛湿之品如薏苡仁、车前子、土茯苓;等等。

(三)疗效判定

刺激症状消失,睫状充血消退,视力恢复至病前或稳定,荧光素染色(-),随访半年无复发为治愈。治疗时间 15~30 d,平均 21 d。治愈 51 例,6 例半年内复发,1例继发青光眼手术后失明。治愈率为 87.9%。

二、典型病例

患者李某某,女性,47 岁,因反复左眼梗涩、视物模糊 7⁺个月来我科就诊,来时左眼结膜轻度混合性充血,角膜浑浊如毛玻璃状,角膜内皮皱褶,角膜后沉积物(-),荧光素染色可见密集点状着染。询问病史,患者每于月经、劳累、感冒后发病,近半年来发作 4 次,辗转求治于省内各大医院,均诊断为"左眼病毒性角膜炎",使用抗病毒药及激素类眼药水,症状时好时坏。平素经常自觉困倦、疲惫欲寐。观其舌淡微胖,边有齿痕,苔微黄,脉细弱。中医辨证:聚星障(气虚邪留)。治则:急则治其标,缓则治其本,先除外邪,后补气扶正。服用上方 14 剂,症状明显减轻,再服上方去枯芩加黄芪 15 g,泡参 15 g,共 20 剂,症状完全消失,视力恢复至病前。

患者张某某,女性,62 岁,退休工人,因反复右眼发红、梗涩、流泪,视力逐渐下降 10⁺年来我科就诊。就诊前反复求诊于省内外多家医院,诊断均为"单纯疱疹病毒性角膜炎",使用各种眼药水滴眼,症状仍有反复,严重时不到半月就复发,也曾口服中药,仍不能控制。检查见角膜散在斑翳,鼻侧可见小片状浸润,荧光素染色(+)。右眼梗涩、发红、流泪,视物模糊不清,伴口干、鼻干、咽喉干燥,时有腰痛,夜间汗多。舌红瘦,苔白少津,脉细。中医辨证:聚星障(阴虚邪留)。治则:疏风清热,明目退翳。服用上方 20 剂,症状消失,检查见角膜斑翳,荧光素染色(-),继服上方去枯芩加玄参 15 g,生地 12 g,丹皮 12 g,共 20 剂,1 年未见复发,视力一直维持未见恶化。

三、体 会

单纯疱疹病毒性角膜炎是由单纯疱疹病毒 HSV-1 型感染引起,原发感染有眼睑或睑缘的疱疹性损害,可能发展为潜伏感染。感染后的病毒可在宿主神经节内特别是三叉神经节内终生潜伏,近年的研究认为其也可在感染过的角膜基质内潜伏。复发性单纯病毒性角膜炎是由潜伏病毒的再活化所致。当机体抵抗力下降,如感冒,全身或局部使用皮质类固醇激素、免疫抑制剂等时,活化的病毒沿神经轴突逆行到眼表或角膜的上皮细胞引起复发性感染。本病对视力损害较大的原因是其复发性,造成病程迁延,容易演变成深层实质性损害。能控制急性期角膜刺激症状,又能减少本病复发的治疗方案,才是治疗本病的有效方法。中医治病讲究治病必求其本,本病也不例外。本病属于中医的"聚星障""混睛障"范畴,李老认为本病之所以反复发作,总有气血阴阳不足的一面,"急则治其标,缓则治其本",方中青葙子、枯芩、蝉蜕、蛇蜕、蒺藜疏风清热,退翳明目,槟片、泽泻使邪热从二便出,麦冬护阴,淡竹叶调和诸药,同时也有淡渗利水的作用,方中注重气机的升降在人体中的作用,有升有降,使邪热有外泄通道。全方起到疏风清热、退翳明目的功效。待邪热已去,正气也伤,就要逐渐过渡到以扶正为主、祛邪为辅的治疗当中,根据病人情况,分别使用益气、养阴或二者兼有之品治疗,方能达到邪去正安。同时鼓励病人适当锻炼,增强体质,才能"正气存内,邪不可干",达到既能控制急性期症状,又能减少复发的目的,组方简单,但疗效显著。

参考文献

[1] 姜忠良.单孢病毒性角膜炎的分子生物学研究进展[J].国外医学眼科分册,1997,21(2):109-114.

[2] 吴一迪,刘丹,刘军,等.单疱性角膜炎病毒基因诊断研究[J].中国实用眼科杂志,1998,16(3):139-140.

李宗智教授治疗增龄性黄斑病变的特色及优势

【摘要】李宗智教授是国家级名老中医,贵州省名中医,第四批、第五批全国中医药师承人员指导老师,从医50余载,积累了丰富的临床经验,在本专业中具有极高的声望。李老不仅医术精湛高明,且怀揣悬壶济世的仁爱之心,深受患者爱戴。增龄性黄斑病变是危害中老年人中心视力的一个重要疾病,随着我国年龄结构的老龄化,此病必会成为社会及许多家庭的负担。西医治疗本病虽有一些有效的方法,但治疗效果并不确切,且价格昂贵,许多家庭无法承受,只有眼见其失明,悲哉!而中医药治疗本病被赋予了极大的期望。李宗智教授经过多年潜心研究及临床经验,对增龄性黄斑病变的认识有独到的见解,认为本病既然是一种老年性疾病,就与人体的衰老有莫大的关系,其形成是经过数十载的多因素影响的结果,涉及的脏腑也必然是多方面的,但究其根本是由于脏腑的虚损,因虚至实,因虚致瘀,因虚生痰,虚实夹杂而引起。干性者主要是由脾肾亏损、肝气不舒、心阳不振引起,对于湿性者主要是由脏腑虚损,心经郁热、血热燔灼所致,因虚致瘀,因虚生痰,痰瘀互结,病情缠绵而深重。主张从多脏腑治疗增龄性黄斑病变,标本兼治,分期治疗。治疗早期以实脾益肾,平肝养心,化痰散瘀为法,中期以滋养肝肾,凉血清心,化痰散结为主,后期以补益肝、脾、肾,养心,软坚散结为主。重视心火在本病中的重要性。

【关键词】黄斑病变　特色　优势

一、李宗智教授对增龄性黄斑病变病因病机的认识

(一)脾肾亏虚是基础

本病多发生于中老年人,主要是因其脾、肾衰弱。肾为先天之本,肾主水,藏精,为一身之根本,关系到人的生、长、壮、老、已,衰老先从肾开始。《医经原旨》说:"目者,五脏六腑之精也。"说明眼之能视凭借于精,而肾主藏精,肾既藏先天之精,亦藏后天之精。亦如《素问·脉要精微论》所言:"夫精明者,所以视万物,别黑白,审短长。以长为短,以白为黑,如是则精衰矣。"肾精的盛衰直接影响到眼的视觉功

能,肾精充足则目视精明。五轮学说中水轮疾病为肾所主,而黄斑属于水轮,故增龄性黄斑病变的产生基础是肾气亏虚。另外,脾胃为后天之本,气血生化之源,先天需要后天的滋养,否则目失濡养,瞳神干枯而现昏渺。脾主土,居中州,主黄色,黄斑位于视网膜后极中央,色黄,与脾的特性相似。脾主统血,血行脉中;脾气上升,散精于目,故而目窍得养,神光充沛。《医贯》曰:"夫五脏六腑之精气,皆禀受于脾土,而上贯于目。此精字乃饮食所化之精,非先天之元精也。脾者诸阴之首也,目者血脉之宗也,故脾虚则五脏之精气,皆失所司,不能归明于目矣。"目前西医的病因认识是此病与遗传、代谢等有关,这不正是脾肾功能的体现? 故认为脾肾亏虚是形成增龄性黄斑病变的基础。

(二)精血不足是核心

李老认为增龄性黄斑病变以虚者居多,纵有实证的表现,也是本虚标实或虚实夹杂。他认为增龄是肾精不足,母虚子弱,肝血亏虚,肝阳上亢,神光衰微而成,加之精血同源,两者相互影响。精血主要涉及的脏腑是肾、肝,也包括心。肾为先天之本,主藏精,为一身阴液的根本,关系到人体的生、长、壮、老。《素问·上古天真论》说:"肾者主水,受五脏六腑之精而藏之。"《审视瑶函》指出:"真精者,乃先后二天元气所化之精汁。"《素问·脉要精微论》言:"夫精明者,所以视万物,别白黑,审短长。以长为短,以白为黑,如是则精衰矣。"所以,肾精的盛衰对于视力的影响是巨大的。肝主藏血,为血海,开窍于目,目受血而能视。《审视瑶函》说"真血者,那肝中升运于目,轻清之血,乃滋目经络之血也","血养水,水养膏,膏护瞳神"。肝肾精血同源,故认为肝肾精血不足是核心。因心主血脉,血液运行于脉中,受心气的推动,身体所有的血皆为心所主,当然也包括了脉络膜的血液及视网膜的血液,所以涉及的脏腑主要有肝、肾、心。

(三)血分郁热与心阳不振是重点,注重"心火"在疾病形成中的重要性

心为君主之官,神明出焉,心为火脏,神光也属于神明的一部分。心的特点是心阴常不足,心阳常有余。心阳即心中之火,心火包括少火也包括壮火,太过与不及均会导致眼疾,即是生理之火不足或血分有热,心火过盛则会导致视瞻昏渺。本病干性型的早期认识是由于肾气不足,脾气虚弱、心阳不振、不能温煦所致;干性型晚期及湿性型则是由于肝、脾、肾亏虚,精血不足,营血亏虚,血分热蒸,痰瘀互结,

导致新生血管及出血的产生。由于心主血脉,营血在脉中运行,营血亏虚,血虚生热则血分热盛,上蒸视衣;再者心为脾之母,心肾为水火互济的关系,心在脾肾中起到连接上下的作用,心神安则神光得以发越。本病的基础是脾肾亏虚,核心是精血不足,营血亏虚,血热上蒸,加之患病者多欲多思,相火妄动,阴火内生,长久则易引起血中热盛,心经郁热,燔灼视衣。关于多虑多思伤心,清代费伯雄《医醇賸义》有谓:"然七情之伤,虽分五脏,而必归于心。喜则伤心,此为本脏之病,过喜则阳气太浮,而百脉开解,故心脏受伤也。至于怒伤肝,肝初不知怒也,心知其当怒,而怒之太过,肝伤则心亦伤也。忧伤肺,肺初不知忧也,心知其可忧,而忧之太过,肺伤则心亦伤也。思伤脾,脾初不知思也。心与为思维,而思之太过,脾伤则心亦伤也。推之悲也,恐也,惊也,统之于心,何独不然?"故而在疾病的中后期主张以滋养精血为主,清营凉血解郁为辅,同时化痰逐瘀,软坚散结。重视心神的安养,心火的清解,还提倡清心寡欲,注重治未病,未病先防,已病防变。

(四)瘀血、痰浊是其标

痰浊和瘀血是机体产生的病理产物,还可成为新的致病因素引起多种病变。中老年人由于脾肾功能逐渐衰退,容易导致津液代谢障碍及运行不畅而形成痰浊、瘀血。精血亏虚,脉中血热,煎熬精血也会致瘀。痰浊、瘀血的形成,又更加重气血津精的亏耗,形成恶性循环。《医述》指出:"流水不腐,户枢不蠹,动也。形气亦然,形不动则精不流,精不流则气郁矣。"实则是气血津液运行敷布不畅所致。而痰浊、瘀血又容易相互影响,或二者互结为患,加重脾肾等脏腑的虚损,遮蔽神光,使神光失养而日渐衰微,导致视瞻昏渺的加重。它的产生是由于脏腑虚损引起,因虚致瘀,故认为瘀血、痰浊是形成本病之标。

二、李宗智教授对增龄性黄斑病变的诊疗思路

(一)先辨病,再辨证,辨证与辨病相结合

辨证论治是中医诊疗疾病的基本原则和方法,是中医整体观念及其理、法、方、药在临床中的具体运用。辨证论治的关键,是从整体观念出发,对现阶段所获知的证候进行综合分析和推理归纳,判定其内在的病机。《素问·至真要大论》说:"审察病机,无失气宜。"《素问·脉要精微论》云:"切脉动静而视精明,察五色,观五脏

有余不足,六腑强弱,形之盛衰,由此参伍,决死生之分。"然而中医的"辨证论治"并不是绝对完美的,它在中医眼科的微观方面有极大的限制性,虽说"有诸内必形于诸外",但增龄性黄斑病变的早期,部分病人是没有视觉改变的,或虽然视力下降很严重但也不一定伴有全身症状的出现,这里就强调要先辨病。这里辨病的"病",既指西医之病,又含中医之病,借助现代医学先进的检查仪器设备,如 OCT 检查、眼底检查、视觉电生理检查、眼底血管荧光造影检查等,在一些病人还没有出现明显视力下降时就可以发现疾病,早诊断,早治疗。明确了西医的"病",再根据中医的五轮学说、内五轮学说,结合病人平素的生活饮食习惯、性格特点等,进行辨证,早进行中医干预。这样就可以延缓病情的发展,维持更长时间的有效视力,提高生活质量。

(二)干性者从心、脾、肾论治

干性型增龄性黄斑病变的主要改变是黄斑部视网膜色素上皮萎缩,玻璃膜疣等没有出血、渗出、水肿,没有新生血管形成。李宗智教授曾经在成都中医药大学跟随陈达夫老先生学习中医眼科 1 年,回到贵州后创建了贵州省第一个中医眼科专科,对陈老先生的内眼结构与内脏相属的六经辨证学说非常推崇。黄斑位于视网膜后极部,位居中央,色黄,与五脏脾居中州、主黄色、属土的特征极其相似,故而认为黄斑疾病与脾功能失调有极大的关系。而增龄性黄斑病变是一种老年性疾病,与人体的衰老相关,人的衰老,涉及的重要脏腑为肾,实则是肾气、肾精的衰弱,李老认为光是脾肾功能的失司还不足以引起黄斑病变的发生,还要有心阳的温煦失职。心者,君主之官,神明出焉,心为火脏,主血脉,心阳常有余,心阴常不足,心为脾母,母虚子弱;心与肾为水火既济的关系,心、脾、肾三者密不可分。故主张治疗干性增龄性黄斑病变从心、脾、肾三脏论治,不能只从某一个脏腑论治。

(三)湿性者从心、肝、脾、肾论治,兼以软坚、化痰、逐瘀

湿性型病变的典型改变是视网膜下新生血管形成,眼底可见出血、渗出、瘢痕等改变,对中心视力的影响非常大,严重影响患者的生活和工作。李老认为本病主要是由于年老体衰,脏腑虚损,脾肾不足,肝肾精血亏虚。本病多见于中老年人和吸烟饮酒者,在知识分子中发病率更高,从这些发病的特点可以看出,这类人群除了有脏腑虚损外,再加上多虑多思,营血亏虚,血虚生热,久之则血热上蒸目窍,心

经郁热不解,向上燔灼视衣;且脾肾功能失司,气血津液代谢失调,痰浊、瘀血内生,甚至相互搏结而成本病。针对本病的一个典型的病理改变——脉络膜新生血管,李老认为主要是由于精血不足,血分热盛,燔灼视衣而成。总的来说,对于湿性型者,病机复杂,涉及多个脏腑,虚实夹杂,究其根本,实则是本虚,即是脏腑虚损,血中热盛,痰浊瘀血互结。故而在治疗湿性型增龄性黄斑病变中,除了补益肝、脾、肾外,还要重视血热心火的清解,清心凉血,兼以化痰,后期瘢痕形成,则需要软坚散结。标本同治,虚实兼顾,用药中正平和,不燥不烈,对于中老年人非常合适。

(四)形神兼养,养形聚神

健康的视觉,应是形、神两个方面都保持正常的活动。增龄性黄斑病变实际也是形神俱损的结果。敏锐视觉即"神"的形成,必须有充沛的"形",也就是气、精、血、津液的充足。正如《灵枢·大惑论》所载:"故阴阳合传而精明也。"形具才能"神生",神以形为物质基础。故提倡本病的形成主要是因"阴常不足,阳常有余",重视养有形之精、气、血、津液。肾藏精,脾胃为后天之本,气血生化之源,肝藏血,故养形主要是平补肾、脾、肝,清心火血热。形具则神有所依,才能聚神,神光即视觉属于中医"神"的范畴,故神聚的体现主要是心功能的康健,表现在心阳的不盈不亏。重视调和心神,心神安则神光才能得以发越。

(五)慢性疾病主张缓治

李老认为看病如同剥卷心菜,得一层一层地剥去,俗话说得好"病来如山倒,病去如抽丝"。许多眼科疾病,往往是几年甚至几十年才形成的,故而治疗的时间相对较久。这也是看病的一个技巧,先解决病人的一些容易解决的问题,病人服药后感觉有效,就会有信心继续治疗下去。看病要注重先后缓急,先治疗新病、新出现的症状,再慢调旧病。如许多患者常常有眼表的不适,如眼干、眼涩、疲劳等,还有全身的症状,如口干,大便干结难下或便溏、腹胀、倦怠等,这些症状相对容易缓解,先使用药物解决容易处理的,病人感觉到中医治疗的好处,就不会放弃治疗。增龄性黄斑病变是一种老年性疾病,其形成经历了数年乃至数十年的积淀,在这个过程中,内因、外因均促进了疾病的发展,饮食、情志、劳倦、痰浊、瘀血,脏腑的虚损交错,是何等的复杂。故治疗这类疾病要从多脏腑、多方面进行诊治,虚中有实,虚实夹杂,本虚标实,认清疾病的本质,抽丝剥茧,缓慢且长期治疗。

三、理论溯源

(一)增龄性黄斑病变发病的根本在脾肾,涉及肝

1.肾在形成增龄性黄斑病变中的重要性

本病的形成,是人体衰老的一种表现,其根本是肾的衰老。肾为一身之本,生命之根,关系着人一生的生长、衰老,同时也包括了目珠的生长、发育与衰老。《素问·六节藏象论》说:"肾者主蛰,封藏之本,精之处也。"《素问·上古天真论》云:"女子七岁,肾气盛,齿更发长;二七而天癸至,任脉通,太冲脉盛,月事以时下……五七,阳明脉衰,面始焦,发始堕;六七,三阳脉衰于上,面皆焦,发始白;七七,任脉虚,太冲脉衰少,天癸竭,地道不通,故形坏而无子也。丈夫八岁,肾气实,发长齿坚;二八肾气盛,天癸至,精气溢泻,阴阳和,故能有子……五八,肾气衰,发堕齿槁;六八,阳气衰竭于上,面焦,发鬓颁白;七八,肝气衰,筋不能动,天癸竭,精少,肾藏衰,形体皆极;八八则齿发去。"肾气在人体的生命活动中起着主导的作用,决定着人的生、长、壮、老、已。如《医学正传·医学或问》中说:"肾元盛则寿延,肾元衰则寿夭。"根据五轮辨证学说,瞳神为肾所主,而黄斑属于肾,故肾的衰老必然会导致黄斑的衰老。

肾气包括肾阴和肾阳,分别被称为真阴与真阳。肾阴中重要的是肾精,先天生成,来自于父母,是生命的基础。如《素问·上古天真论》说:"肾者主水,受五脏六腑之精而藏之。"《灵枢·本神》说:"故生之来谓之精,两精相搏谓之神。"《素问·金匮真言论》说:"夫精者,身之本也。"随着人体的生长、衰老,肾精也有充实、衰落的变化,而精血同源,肾精衰,则精血必衰。朱丹溪在《格致余论》中说:"人生至六十、七十以后,精血俱耗……头晕目眩,肌痒溺数,鼻涕牙落,涎多寐少,足弱耳聩,健忘眩晕,肠燥面垢,发脱眼花,久坐兀睡,未风先寒,食则易饥,笑则有泪。但是老境,无不有此。"肾精的充盛,能够抵御外邪的侵入,对身体有极其重要的防御功能。《素问·金匮真言论》说:"夫精者,身之本也。故藏于精者,春不病温。"肾阳为命门之火,可以温煦全身,增强全身的机能运动,肾阳衰,脾阳必衰,水谷精微无传转输运化,加重肾阳衰,温煦失职,视衣必会失养,机能自然下降,神光何以发越? 故认为增龄性黄斑病变中脏腑虚损的根本在于肾气的虚损。

2.脾在形成增龄性黄斑病变中的重要性

脾为后天之本,气血生化之源,主运化水谷精微。气是构成人体和维持正常生理功能的最基本的物质,而血则是营养全身的主要物质,人的生命离不开先天,同样也离不开后天。

脾为气血生化之源,主运化,化生水谷精微,上贯于目。《景岳全书·传忠录》云:"脾胃为水谷之海,均为五脏六腑之本。"《太平圣惠方》云:"夫脾象于土,脾为中州,意智之脏也。其肝心肺肾,皆受脾之精气以荣养焉。"《素问·经脉别论》曰:"食气入胃,散精于肝……饮入于胃,游溢精气,上输于脾,脾气散精,上归于肺,通调水道,下输膀胱。"《兰室秘藏》云:"夫五脏六腑之精气,皆禀受于脾土而上贯于目。脾者,诸阴之首也。目者,血气之宗也。故脾虚则五脏之精气皆失所司,不能归明于目矣。"《丹溪心法》曰:"脾居中,亦阴也,属土。经曰:饮食入胃,游溢精之德。"先天之精来源于父母,为与生俱来,后天之精要通过饮食清气,通过脾胃的转化才能形成。《灵枢·五味》中云:"故谷不入,半日则气衰,一日则气少矣。"《素问·六节藏象论》中说:"五味入口,藏于肠胃,味有所藏,以养五气,气和而生,津液相成,神乃自生。"《灵枢·营卫生会》曰:"老者之气血衰。"同时脾胃后天气血还起到滋养先天之精的作用,故而先后天相互影响。

脾主升清,通于目窍。目窍位居头面高位,为清阳之窍,唯独清阳之气方能达之。李东垣指出:"耳、目、口、鼻,为清气所奉于天。"《素问·阴阳应象大论》也说:"清阳出上窍。"清阳之气要能够达到头面之上的目的,必须有脾气的升运,否则"清阳不升,九窍为之不利",阴火易于内生并上犯于目而致目疾。

脾还有统血的功能,其他脏腑对于血的调控都需在脾统血功能正常的基础上才能发挥作用。《兰室秘藏》中说:"脾者,诸阴之首也;目者,血气之宗也。"血液在脉中运行,需要借助脾气的统摄功能,否则可能导致视网膜出血,当然,黄斑部的出血也包含在其中。气血的充沛与否,对人体起着非常重要的作用,对于维持眼睛的正常功能也至关重要。

脾居中央。《素问·阴阳应象大论》说:"中央生湿,湿生土,土生甘,甘生脾,脾生肉,肉生肺,脾主口。其在天为湿,在地为土,在体为肉,在脏为脾,在色为黄。"已故眼科大师陈达夫老先生在《中医眼科六经法要》中,根据《素问·金匮真言论》"中央黄色,入通于脾"的理论,提出了眼底黄斑部位于视网膜的中心,属足太阴脾经,许多黄斑的疾病主张从脾论治。

3.肝在形成增龄性黄斑病变中的重要性

目为肝之外窍。《素问·金匮真言论》描述:"东方青色,入通于肝,开窍于目,藏精于肝。"肝气通于目,肝主藏血,肝受血而能视,肝中所藏之血谓之"真血"。《审视瑶函·目为至宝论》阐释说:"真血者,即肝中升运于目,轻清之血,乃滋目经络之血也。此血非比肌肉间混浊易行之血,因其轻清上升于高而难得,故谓之真也。"肝肾精血同源,肝肾为母子关系,母病及子,肾气虚损,肝血不足,肝阳上亢,肝气不舒,导致视瞻昏渺的产生,故增龄性黄斑病变根本为肾,涉及肝。

(二)重点在心

1.心与目的联系

心与目在生理上及病理上都有许多联系,"心气"通于眼目,眼目的变化亦反映出"心气"的功能。如《灵枢·大惑论》曰"五脏六腑之精气,皆上注于目而为之精。精之窠为眼,眼之精为瞳子。"《灵枢·静脉第十》曰:"手少阴之别,名曰通里。去腕一寸,别而上行,循经入于心中,系舌本,属目系。"《灵枢·口问》曰:"心者,五脏六腑之主也;目者,宗脉之所聚也,上液之道也;口鼻者,气之门户也。故悲哀愁忧则心动,心动则五脏六腑皆摇。"《灵枢·邪客》云:"心者,五脏六腑之主也。"《管子·心术上》云:"心之在体,君之位也。九窍之有职,官之位也。耳目者,视听之官也。"《荀子·天论》云:"耳目鼻口形能各有接而不相能也,夫是之谓天官。心居中虚,以治五官,夫是之谓天君。"《灵枢·五癃津液别》曰:"五脏六腑,心为之主,耳为之听,目为之候,肺为之相,肝为之将,脾为之卫,肾为之主外。"《类经·疾病类》对此注曰:"心总五脏六腑,为精神之主,故耳目肺肝脾肾,皆听命于心。是以耳之听,目之视,无不由乎心也。肺朝百脉而主治节,故为心之相。肝主谋虑决断,故为心之将。脾主肌肉而护养脏腑,故为心之卫。肾主骨而成立其形体,故为心之主外也。"

2.心主神明,视觉功能属神明

心的另外一个重要功能是主神明。中医学"神"的概念,吸收了古代哲学关于"神"为宇宙万物变化的主宰和规律的认识,构建了广义之"神"和狭义之"神"。广义之"神"是人体生命活动的主宰者和调控者;狭义之"神"是指人的精神意识、思维情感等活动。张景岳云:"心为一身之君主,禀虚灵而含造化,具一理以应万几,脏腑百骸,惟所是命,聪明智能,莫不由之。"神的表现是多方面的,但望神的重点在于目光、表情和动态。中医所述的神光属于神明的部分,中医谓神光即视觉功能。《素问·八正神明论》:"帝曰:何谓神?岐伯曰:请言神。神乎神,耳不闻,目明心开而志先,慧然独悟,口弗能言,俱视独见,适若昏,昭然独明,若风吹云,故曰神。"《审视瑶函·目为至宝论》载:"神光者,谓目中自然能视之精华也。"可见,精明是指眼睛、眼神。姚止庵云:"盖人一身之精神,皆上注于目。视精明者,谓视目精之明暗,而知人之精气也,观下文'夫精明者'一段可见矣。"从训诂学的角度而言,"精"与"睛"同。如《说文通训定声》云:"精,字亦作睛。"由此可以明显看出,神光即指视觉功能。《审视瑶函·目为至宝论》载:"夫神光原于命门,通于胆,发于心,皆火之用事。"《审视瑶函·运气原证》载:"夫气之所用谓之火,在身为运用,在目为神光。"唐代张万福《传授三洞经戒法录略说卷下》载:"亦如明缘神照,神托心存,心由形有,形以道全,一物不足,明何依焉?所以谓之神明者,眼见耳闻,意知身觉,分别物理,微细悉知,由神以明,故曰神明。"心主神明(精神、意识、思维活动),在目则为视。心之神,赖阳气所生,所以说神光发于心。

病理上,心主神明的功能失常,则目病生。《素问·灵兰秘典论》说:"心者,君主之官也,神明出焉……故主明则下安,以此养生则寿,殁世不殆,以为天下则大昌。"《素问·解精微论》:"夫心者,五脏之专精也,目者其窍也,华色者其荣也,是以人有德也,则气和于目,有亡,忧知于色。"《灵枢·大惑论》说:"目者,五脏六腑之精也,营卫魂魄之所常营也,神气之所生也。故神劳则魂魄散,志意乱。是故瞳子、黑眼法于阴,白眼、赤脉法于阳也。故阴阳合传而精明也。目者,心使也。心者,神之舍也,故神精乱而不转。卒然见非常处,精神魂魄,散不相得,故曰惑也。黄帝曰:余疑其然。余每之东苑,未曾不惑,去之则复,余唯独为东苑劳神乎?何其异也?岐伯曰:不然也。心有所喜,神有所恶,卒然相惑,则精气乱,视误,故惑,神移乃复。是故间者为迷,甚者为惑。"这里可见"神精乱"则目"不转","心有所喜,神有所恶"则"卒然相惑"。《素问·上古天真论》云:"志闲而少欲,心安而不惧,形劳而不倦。气从以顺,各从其欲,皆得所愿……是以嗜欲不能劳其目,淫邪不能惑其心,愚智贤不肖不惧于物,故合于道。"

3. 心主血脉,目得血而能视

目的功能是视万物,别黑白,辨颜色,这种功能的完成需要有血液的滋养,目受血而能视。这里的血主要指肝中所藏真血,而心主血脉,全身所有的血液均在血脉中运行,真血也不能除外,受心的支配。血液在心气的推动下,源源不断地运送到目。有了充足的血液,在心气的推动下供应于目,使得目之神光得以发越,视万物,别黑白,审长短,辨颜色。《黄帝内经》说:"心之合脉也","诸脉者,皆属于目","诸血者,皆属于心"。《审视瑶函》云:"血养水,水养膏,膏护瞳神","夫目之有血,为养目之源,充和则有发生长养之功,而目不病。少有亏滞,目病生矣"。可见目的功能正常,有赖阴血的充盈与运行有序,稍有血虚,则目窍失养,目疾即生,血虚又易生内热,燔灼视衣而成视瞻昏渺。心主血脉,故眼中的一切血脉皆为心主宰。已故陈达夫老先生创立的内眼结构与六经对应学说即认为黄斑属脾,脉络膜属心。脉络膜为眼中的血库,黄斑中心凹的血液供应来自脉络膜的毛细血管,故应属于手少阴心经。凡是脉络膜的出血均可从手少阴心经着手治疗。正如《灵枢·大惑论》载:"故阴阳合传而精明也。"湿性型增龄性黄斑病变的主要病理改变是脉络膜新生血管形成,属于内眼血证的范畴。新生血管的产生与心的功能失调有关,主要是由于心火旺盛,血分有热熏蒸而成,能形成新生血管膜,也能导致出血,"血不利则为水",日久煎熬成痰,痰瘀互结加重本病的发展。

4.心为火藏,对神光的发越有重要作用

心在五行属火。《白虎通·五行》云:"火,阳,君之象也。"《太平经》亦云:"火在南方为君,太阳在南方为君,四时盛夏在南方为君。五祀灶在南方为君。五脏心在南方为君。君者,法当衣赤,火之行也。"《素问·六节藏象论》言:"心者生之本,神之变也;其华在面,其充在血脉,为阳中之太阳,通于夏气。"《素问·阴阳应象大论》又云:"在天为热,在地为火。"这里的火其实指的是人一身的阳气,可见心为人体一身阳气之大主。心中之阳对神光的发越有重要作用,《素问·生气通天论》说:"阳气者,精则养神,柔则养筋。"《景岳全书》云:"凡变化必着于神明,而神明必根于阳气,益此火生气则无气不至,此火化神则无神不灵。"头面为诸阳之会,人的灵窍如耳、鼻、目、舌等均居头面之上,火性炎上,唯有高颠之上最能达到,反映人的精神意识活动的各种表情也都集中表现在面部。阳主动,所以人的精神意识活动最活跃而不停,君火以明为用,所以人的精神意识活动以清明安定为正常,神光的发越也正是如此。心属火,心为火藏,集中概括了心作为人身之大主的生理特征。《顾松园医镜》谓:"天之大宝,只此一丸红日;人之大宝,只此一息真阳。"心中阳气的太过与不及均能导致昏朦不昧。

（三）痰浊、瘀血始终参与本病的形成及促进本病的发展

痰浊与瘀血的形成实则是脏腑虚损所致，因虚生痰成瘀，在增龄性黄斑病变的发生、发展过程中有重要的促进作用。

中医讲的痰泛指一切水液代谢的异常，既是致病因素又是病理产物。"百病多由痰作祟"指出痰邪致病的广泛性、难治性与痰邪为病的多变性、复杂性。痰的产生与脾肾功能失司有关，而本病的发病基础是脾肾的亏虚。《素问·上古天真论》曰："肾者主水，受五脏六腑之精而藏之，故五脏盛，乃能泻。"《素问·逆调论》曰："夫水者，循津液而流也。肾者，水脏，主津液。"肾在五行属水，故认为肾与水液代谢有莫大的关系。脾主运化包括运化水谷和运化水液两个方面，《素问·经脉别论》曰："食气入胃，散精于肝……饮入于胃，游溢精气，上输于脾，脾气散精，上归于肺，通调水道，下输膀胱。"可见痰浊的产生主要是脾肾脏腑功能衰弱的产物。增龄性黄斑病变中黄斑区的玻璃膜疣、渗出、视网膜前膜及后期瘢痕的形成都是痰浊作祟的体现。

"瘀血"属于中医学专有概念，是指血液瘀积或滞留，导致脉络不通、血运不畅，素有"凝血、留血、恶血、干血、蓄血"之称，它既可以是一种病理状态，也可以看作是疾病在发生发展过程中的某种病因病机。瘀血记载始于《黄帝内经》："血凝于肤者为痹，凝于脉者为泣，凝于足者为厥。"瘀血也是形成增龄性黄斑病变的重要因素，尤其是湿性型者。本病多见于中老年人，其产生要经历数年乃至数十年的积累，久病入络，导致瘀血的产生；精血亏虚，血虚生热，血中热盛，煎熬血液也会成瘀；现代人贪图安逸，多坐少行，气虚血瘀；还有就是纵情房室，导致阴精亏于下，阴虚火旺致瘀；再者就是压力大，肝气郁结，气滞而成瘀。这些因素，都导致了瘀血的产生。湿性型增龄性黄斑病变者多伴有出血、新生血管形成等都是瘀血的体现。

痰浊和瘀血二者相互为患，互相影响。《景岳全书》云："津凝血败，皆化为痰。"朱丹溪云："痰夹瘀血，遂成窠囊。"《医门法律·虚劳门》云："盖滞血不消，新血无以养之。"《明医杂著》也提出："用血药而无行痰、开经络、达肌表之药以佐之，焉能流通经络，祛除病邪以成功也。"痰浊阻络可成瘀，瘀阻经络加重痰浊的结聚，干性型及湿性型早期主要表现为色素的改变、玻璃膜疣的产生或融合，这些与痰浊关系密切；湿性型中后期表现为出血、渗出，新生血管、瘢痕则主要是痰瘀互结，血不利则为水所致。痰致瘀，瘀生痰，痰瘀互结，导致病情缠绵深重，久治不愈。

四、治疗增龄性黄斑病变处方用药心得

(一)用药规律探讨

李老对于增龄性黄斑病变主张全身治疗,通过调节脏腑的虚损盈亏,达到治疗疾病的目的。总以审证求因,辨病辨证相结合,局部与全身相结合。查其处方,常使用的药物有:补肾滋肾之品有女贞子、黄精、枸杞、山萸肉、菟丝子、桑螵蛸、覆盆子、天门冬、石斛;实脾健脾之品如黄芪、太子参、淮山药、茯苓、葛根;养肝平肝明目药有茺蔚子、车前子、决明子、青葙子、谷精草、白芍;清心凉血养心药有广枝仁、连翘心、淡竹叶、桂尖、首乌藤、炒枣仁;利水通便之品有冬葵子、茯苓、车前子、泽泻、槟榔、王不留行、火麻仁、天竺黄;化痰软坚活血使用生牡蛎、浙贝、郁金、丹参;退翳药物常用神曲、白蒺藜、青葙子、谷精草、茺蔚子等;还常使用香橼理气,地黄、牡丹皮养阴凉血等。用药总不过40余味,甚少使用动物有情之品,极少使用贵重药材。李老认为血肉有情之品填补肾精固然是好,但过于滋腻,只能使用在大虚大羸之身,何况过于滋腻不利于眼目之轻清,纵然要用,也只能使用一二,还要有升清之品载之方可。贵重药材之贵重不见得就是其药效的神奇,更多的是在于物稀而贵,世人吹捧而为之,故一般不使用贵重之品。

(二)多用子药

李老治疗眼疾,用药最喜欢使用子药,即多种植物的种子,有"子"也谓重生即重见光明之意,如茺蔚子、女贞子、覆盆子、车前子、决明子、枸杞、青葙子、菟丝子,等等。种子是一株植物的精华部分,植物繁殖生长、进化的优劣之源都会聚集在种子当中,正如眼在人体中的重要性,黄斑在眼中的重要性一样。"五脏六腑之精气,皆上注于目而谓之精……"《黄帝内经》曰:"十二经脉,三百六十五络,其血气皆上于面而走空窍,其精阳气上走于目而为之睛"。人体中所有的精华都要上注于目才能形成视觉。再有就是种子多位于高颠之上,吸收了大自然的阳光、雨露,甚少受到世间浊气污秽的干扰,善于治疗同样位于头面之上,为清窍之目珠的疾病。

(三)喜用"心"药

李老在治疗眼科疾病中,不管是滋养肝肾为主,还是健脾益气为要,或多或少

都会使用养心、清心的药物。尤其是眼底的疾病，他认为眼底视网膜的疾病，尤其是黄斑部的疾病，均与心的功能失常有关，这与心的生理功能相关。心为君主之官，心不宁则五脏不宁，百病由生，究其根本，主要是心血及心阳的重要性，心血容易亏滞，心阳则可以不足也可以太过为患，二者必须保持不偏不倚，方能五脏平和，神光才能得以发越。故李老喜欢使用养心温心之酸枣仁、首乌藤、桂尖等，清心之广枝仁、连翘心、淡竹叶，药味虽少，但起到四两拨千斤的作用。

（四）用药无须多，而贵在精

李老用药，不管是多么复杂的疾病，用药总不过9味。李老言："天、地、人三者必为一体，上中下、天地人必须兼顾，总不过三九以归之。"最后总用淡竹叶一味调和诸药，而不是平常所用甘草。询问李老，其言："眼、耳、鼻、咽、喉均为人之清窍，位居头面之上，善用清轻之品，不能被浊气混沌之，且保持其轻利，故使用淡竹叶一味调和诸药。"从现代药理学角度来说，淡竹叶有一定的淡渗作用，又能清心，而甘草有引起水钠潴留的弊端，有碍清窍之品轻利。许多医者处方往往是"大包围"，比如病人讲述关节痛，就使用羌活、独活、络石藤、续断、秦艽等药物。一者效果不见得就好；两者增加病人的经济负担；三者也增加了用药的风险性。李老仅使用一味，当然这要辨证非常准确才行。如使用决明子、青葙子、茺蔚子、谷精草等均有清肝明目退翳的功效，但李老在使用这些药物时认为每一种药都作用于眼的不同部位，针对不同的翳障，治疗的效果也不同。青葙子主要用在黑睛、黄仁疾病上，具有清热平肝、散大瞳神的作用，故主要用于角膜疾病及虹膜疾病；谷精草清肝明目，其作用于晶珠，主要退的是晶珠的翳障，故重点用于白内障的治疗；决明子善治肝热引起的一切眼病，伴有肾亏、便结者更适合，故几乎所有的黄斑疾病患者都可使用；茺蔚子清肝明目，兼有活血滋肾的作用，最适合于肾虚、肝经有热兼有瘀血者。再比如覆盆子和车前子主要作用的部位是神膏，能够改善玻璃体混浊，减轻眼前蚊虫萦绕的症状。在使用滋补肝肾药物上，女贞子善于滋补肝肾之阴，主治肝肾阴虚兼有虚热之目疾；枸杞甘平，善于治疗视网膜黄斑功能障碍而无明显热象者；山茱萸、白芍味酸，补益肝肾，用于伴有一定视疲劳症状的患者，可以解除睫状肌痉挛。总之就是辨证准确，对中药的性味归经、现代药理作用均非常熟悉，加上长期的临床经验积累，才能选药少而精，且疗效独特。

（五）善用对药

对药是指两味药配伍应用。对药的使用往往起到协同作用，而加强药物的作用，或是互补，互相抵消其副作用而专取所长者，相得益彰，为方剂配伍中常使用者。李老在治疗增龄性黄斑病变时善用对药，如泡参、麦冬意在滋养肺阴，同时还有补气的功能，兼顾了气阴的统一；石斛、淮山药，两者多用在治疗眼睛干涩、昏朦上，养阴又不忘从中州补之，因中州为万物之源，气血津液均由其化生，并由之运化；榔片、泽泻，意在引上窍的多余水分从大小便分消，保持上窍的清新；连翘心、桂枝二者一个清心凉血，一个温心养心，意在补其不足，损其有余，保证心阳的中正平和，不偏不倚；广枝仁与连翘心，李老认为不单纯是清心，重点还在于两者结合，可以清心凉血，同时也可以振奋心阳，使神光发越，有双向调节的作用；天冬和生牡蛎，二者软坚散结，滋补肾阴，李老常说，瘢痕形成要想散开，必要有肾水的滋养，犹如土块要想散开需用水洒才易一样；枸杞和白芍，两者补益肝肾，酸甘化阴，缓急，因许多增龄性黄斑病变的患者常伴有眼表的干涩疼痛、酸胀疲劳等症状；生牡蛎与地龙，两者配合使用可以软坚散结、通络明目，最善治疗血脉瘀阻、痰瘀互结之证。酸枣仁与首乌藤，酸枣仁养心阴、益肝血，清肝胆虚热而宁心安神；首乌藤养心安神，养肝肾，止虚汗。二药伍用，养心安神之力甚效。凡血虚心失所养，心阳外越之心悸、怔忡、惊悸、失眠者，皆可用之。炒苏子与桑螵蛸，苏子下气，使肾气下纳于膀胱；桑螵蛸固精止带，最适合治疗肾气虚导致的小便频多清长不尽之症。临床如此用药，均能不同程度地解决病人的一些疾苦。

（六）以滋阴为主，兼以温阳

李老认为增龄性黄斑病变的形成，实则是多脏腑俱损的结果，肝、脾、肾脏腑虚损，心阳不足与血中有热，形损则神无所依有关，故重点在于补有形之精血。黄斑疾病在五轮学说中属于水轮疾病，既为水轮，总与人体精血、津液有莫大的关系。《审视瑶函·识病辨证详明金玉赋》中有云："夫血化为真水，在脏腑而为津液，升于目而为膏汁。"《证治准绳》谓："大概目圆而长，外有坚壳数重，中有清脆，内包黑稠瞳神一函，膏外则白稠神水，水以滋膏，水外则皆血，血以滋水。"《古今名医汇萃》又曰："神膏、神水、神光、真气、真血、真精，此滋目之源液山。"故李老认为本病的形成多是阴不足而阳有余引起，精血不足，虚热内生，血热内盛，目珠失于濡养，神光日渐衰微,发越无基,故见视力逐渐下降,视物就越来越昏朦。阳气在眼底的疾病中也发挥一定作用,但不如阴血那么重要。养阴血的重点在于补脾益肾,滋养肝肾精血,同时也注重心在眼底疾病中的重要性,常会使用清心凉血、养心温阳的方法辅佐治疗。因目为肝之外窍,肾为水脏,脾为后天之本,与气血津液生成密切相关。心为君主之官,主血脉与神明,精血不足,势必心血也亏,营血有热,神光也属神明,故需重视心的功能。在治疗增龄性黄斑病变的处方中,较多地使用如女贞子、黄精、枸杞、山茱萸、天冬、葛根、熟地、覆盆子等滋养之品,少佐菟丝子、桂枝、骨碎补、补骨脂等温阳之物。甚少使用如鹿茸、鳖甲、龟板、虫草等贵重药品,滋阴药使用多而剂量较重,滋阴养血的同时均会使用清心凉血之品,清除血分积热,温阳药使用少且剂量较小,李老喻其有画龙点睛的作用。

(七)药物剂量控制得当,防止用量偏大

李老用药,常用以治疗黄斑疾病的40余味中药中,女贞子、黄精通常使用30 g,生牡蛎也是30 g,因为是贝类药物,故而用量稍大,其余的药物均在9～15 g之间。本病患者多是中老年人,年事已高,用药剂量大,利少弊多,尚不说虚不受补,大剂量的药物使用反而会暗耗真阴。再者本病患者多是长期服药,长期大剂量用药,势必会增加肝肾负担,也可能会引起蓄积中毒。三者大剂量使用不利于达到位于头面部的眼目,使用一至两味滋肾填精可以坐稳下焦,更多的是要使用轻清之品上行头面。如连翘心12 g,广枣仁12 g,茺蔚子12 g,淡竹叶9 g,桂枝6 g,白蒺藜12 g,白芍15 g,山药15 g,黄芪15 g,枸杞15 g;等等,用药中正平和,轻清灵动。如要使用黄连、麻黄、细辛等也不过3～5 g,且中病即止,以防败胃和伤及人体阳气。

(八)注重二便的通调

二便的正常预示着多脏腑功能的调和,对于老年人来讲主要是肾功能的正常,再者二便也是排除体内糟粕、邪气的重要渠道。目位于头面之上,喜清轻而恶污浊,大小便不正常则必会污及双目导致昏朦不清。对于大便不通或是干燥者,多认为是由于精血亏虚或气虚引起,喜用决明子、炒厚朴、炒枳壳、天竺黄、火麻仁、杏仁等通便,很少使用生大黄、芒硝之类峻猛之品。决明子一味更是每一张处方的必用之品,除了其清肝平肝明目之功外,被频用的另一个重要原因就是还有通便功能。对于小便不调者,尿频、夜尿次数多者,多是肾气不足,膀胱气化不利所致,常以桑

螵蛸及炒苏子合用,温肾纳气固摄。因多数来就诊的病人均是老人,体质较差,故多使用此二类,意在缓治,且不伤正。

参考文献

[1]王怀隐等.太平圣惠方[M].北京:人民卫生出版社,1958.

[2]朱震亨.丹溪心法[M].沈阳:辽宁科学技术出版社,1997.

[3]张介宾.类经[M].北京:人民卫生出版社,1965.

[4]王明芳.黄斑部疾病的诊治——黄斑部常见的病变表现及其中医认识[J].江苏中医药.2006,39(4):1-2.

[5]杨基建."心为火藏"及其临床意义的探讨[J].陕西中医学院学报,2003,26(1):10-13.

李宗智弱视治疗经验的临床研究

【摘　要】　目的:观察中医药治疗3～5岁弱视、6～12岁近视的临床疗效。

【方　法】　采用李宗智教授中药处方,弱视配以穴位按摩、单眼遮盖疗法、穿针等的综合治疗;近视则配以用眼注意事项。

【结　果】　弱视治愈20只眼,好转16只眼,有效率100%;近视治愈40只眼,好转36只眼,无效6只眼,有效率92.7%。

【结　论】　中医药、穴位按摩、单眼遮盖穿针治疗以及注意用眼卫生对于小儿弱视、近视是有效的方法。

弱视是指眼部无明显器质性病变,以功能性因素为主,引起远视力小于0.8,且不能矫正者。弱视的发病机制较为复杂,主要是由于失去了正常物像对视网膜中心凹的刺激,因而阻碍了视觉功能的正常发育所引起的,即弱视是由于视功能在发育期受到抑制或废用所形成的。我国目前普查结果,儿童弱视发病率在3%以上,本文治疗观察的病例全部属于3～5岁的幼儿,现代医学认为该年龄段是弱视患者的最佳治疗时期。

近视眼是一种屈光不正的眼病,指眼在无调节的状态下,外界物体发出的平行光线经屈光系统屈折后,形成的焦点落在视网膜之前,而在视网膜上形成一个弥散环,所以看远处目标不清楚。中医对近视的认识是以视近清晰,视远模糊为主证的眼病,古称"能近怯远症",至《目经大成》始称近视。本病常由日常生活中的不良用眼习惯导致,如平时过用目力、劳瞻竭视;亦可由禀赋不足,先天遗传所致。目前儿童近视率的发生每年逐渐增加,严重影响少儿的学习和日常生活,危害下一代的健康成长。本文所选病例均为6～12岁的儿童,在眼睛尚未发育完善期间治疗是最有效的。

一、资料与方法

(一)资　料

1. 病例来源

36 只眼 18 例弱视患者均为李宗智教授的门诊病人,其中年龄最大者 5 岁,最小者 3 岁,全部病例均有配镜矫正和弱视训练史。82 只眼 41 例近视患者也为李宗智教授的门诊病人,其中年龄最大者 12 岁,最小者 6 岁,病程最短者 1 年,最长者 5 年,全部病例均有配镜矫正史。

2. 诊断标准

全部病例均符合中华眼科学会颁布的弱视近视诊断标准。

3. 纳入标准

(1)符合前述弱视近视诊断标准。

(2)弱视在 3～5 岁、近视在 6～12 岁年龄范围内。

4. 排除标准

(1)不符合前弱视近视诊断标准。

(2)未中止其他治疗,可能影响本研究的治疗效应指标数。

(3)合并其他眼疾。

(4)合并有心脑血管、肝肾等严重危及生命的原发疾病。

5. 疗效判定标准

(1)弱视患者远视力达到 1.0 以上,近视力达到 1.5 为治愈;远视力提高 2 行以上(含 2 行),近视力提高 2 行以上(含 2 行)为好转。近视患者远视力达到 1.0 以上为治愈,提高 2 行以上(含 2 行)为好转。

(2)视力无改善、退步、未改善或未达 2 行都为无效。

6. 安全评介

分别于治疗前 20 d 查血常规、尿常规、心电图、肝肾功能各 1 次,治疗结束 40 d 再查 1 次。

(二)治疗方法

1.采用弱视方、近视方进行加减并口服眼保胶囊Ⅰ号、眼保胶囊Ⅱ号

(1)方药组成。弱视:决明子15 g,刺蒺藜9 g,生白芍9 g,枸杞9 g,茺蔚子9 g,葛根9 g,连翘心7 g,淮山药9 g,淡竹叶7 g;近视:决明子15 g,刺蒺藜12 g,生白芍12 g,女贞子21 g,茺蔚子12 g,僵蚕12 g,连翘心12 g,泡参12 g,淡竹叶9 g。

(2)方药加减。男孩用茺蔚子,女孩用丹参,大便稀用生白芍,脾胃不佳用焦谷芽,伴有斜视将葛根改为僵蚕或双钩藤,如遇感冒咳嗽可酌情加枯芩、浙贝等物。

所有中药都由贵阳中医学院第一附属医院门诊药房提供。

2.采用电子治疗仪穴位按摩治疗

(1)取穴攒竹、翳明,丝竹空、太阳,瞳子髎、鱼腰三组交替,隔日1次。

(2)用电子治疗仪对穴位进行刺激按摩,时间为10～15 min。

(三)观察指标

(1)视力。远视力检查采用标准对数视力表,近视力采用标准对数近视力表,明亮室内或40 W并排日光灯2组照明。

(2)矫正视力测量所佩戴的眼镜均用日月牌镜片箱眼镜进行矫正确认。

(四)统计学方法分析

1.结　果

(1)视力。治疗前后方视力比较差异有统计学意义($P<0.05$),见表4－9、表4－10。

表4－9　弱　视

疗　效	例　数	百分比(%)
治　愈	20	55.6
好　转	16	44.4
无　效	0	0
下　降	0	0
合　计	36	100

表4-10 近 视

疗 效	例 数	百分比(%)
治 愈	40	48.8
好 转	36	43.9
无 效	6	7.3
下 降	0	0
合 计	82	100

三、讨 论

对弱视的定义,高校《眼科学》(第五版)教材说:弱视,指正在视觉发育期间,由于各种原因造成视觉细胞有效刺激不足,从而造成矫正视力低于同龄正常儿童,一般眼科检查未见黄斑中心凹异常。中医对弱视没有一个明确对应的病名,但从弱视症状分析可以归纳进中医眼科的"小儿通睛""能近怯远""胎患内障"等病种。弱视相对应的症状,《审视瑶函》及后世医家均认为是先天禀赋不足、元阳虚衰、脉道不通、情气不陷所致。本研究治疗弱视的基本方法以鼓励元阳、升发清气为主。在儿童近视和弱视的防治过程中,中医和西医的确存在不同的理论。西医主张依赖眼镜矫正,但这仅仅是一种光学角度的调整,只是通过眼镜将本来落到了视网膜之前的成像点后移到视网膜上,从而使眼睛能够看清物体。可由于不良用眼环境的存在,眼睛的近视度数很难不发生改变,一旦近视加深了,眼镜度数就要跟着加深,否则眼睛依然看不清物体。于是,我们就这样被动地跟着眼睛的近视状况的发展不断更换眼镜,这就是为什么孩子的镜片会越来越厚。要想更有效地防治近视,就要采取更加主动的措施,从去除近视的发病原因——近距离用眼过度导致的眼睛调节紧张入手,积极地控制近视度数的进一步增长,这就是中医强调的内部调节。中医学将人体营养精微物质称为气血,气血在经脉中流动,濡润人体的组织、器官。只有气血充盈了,人体的各项生理功能才能得以正常发挥。当与眼相联系的经脉不通畅时,眼周的血液循环和营养供给就会出现问题,这时,以视疲惫为主要表现的近视和以视功能发育障碍为主要发病机理的弱视就出现了。近视的发生发展受多方面的影响,李老强调内和外参通过气血的调节,从内部给眼睛营造一个良好的生理环境,在外面注意用眼卫生,给眼睛创造一个健康的外部环境,内调外养相结合,才能更有效地防治近视。

李宗智教授诊治慢性咽炎经验琐谈

【摘　要】　目的:对李宗智教授治疗慢性咽炎的经验进行总结,并加以继承和发扬。

【方　法】　通过门诊跟随李老学习,对慢性咽炎的医案进行整理归纳。

【结　果】　李宗智教授诊治慢性咽炎整体辨证,思路清晰,用药精当,临床效果佳。

【结　论】　慢性咽炎的辨证及用药要从现代人的生活和工作环境考虑,从阴虚论治,疗效显著。

【关键词】　李宗智　慢性咽炎　肺肾阴虚

李宗智教授为国家中医药管理局确定的第四批全国老中医药专家学术经验继承工作指导老师,为贵州省名老中医。李老从事中医眼科、耳鼻咽喉科以及杂症的临床、科研和教学工作长达 50 余年,积累了丰富的经验,善于辨证施治,用药精当,疗效显著。例如在慢性咽炎的诊治上,李老根据多年的临证经验形成自己独特的理论体系和遣方用药。

一、概　念

慢性咽炎为咽部黏膜、黏膜下及其组织的慢性炎症,临床上以咽喉干燥,痒痛不适,咽内异物感或干咳少痰为特征,病程长,症状易反复发作,往往给人们不易治愈的印象。此病属于中医学"喉痹"范畴。《素问·阴阳别论》曰:"一阴一阳结,谓之喉痹"。痹者,闭塞不通之意,喉痹指咽喉肿塞、水浆不得入等为主要症状的咽喉疾病。

二、病　因

慢性咽炎是门诊的常见病、多发病。李老认为气候的变化,环境的污染,工作压力的增大,过快的生活节奏,情绪的烦躁易怒都对本病的发生有着重要的影响。

另外急性咽炎或热病伤阴也是本病的诱发因素之一。近年来各种肿瘤病的放疗、化疗造成各部分腺体的损害,腺液分泌被破坏或丧失,咽部、口腔黏膜干燥甚至萎缩,吞咽困难,也列入此范畴内予以治疗。

三、病机分析

咽部是除鼻外的呼吸第二通道,与肺直接相连,不停地呼气吸气,每天大量地讲话(如教师),会丧失大量的水分。李老认为现代人压力大、节奏快、熬夜多、情绪躁导致津液耗损过多,损伤肺肾。而肺与肾紧密相连,肺为气之主,肾为气之根;肺为水之上源,肾主水液代谢;肺属金,肾属水,金能生水,水能润金,肺肾阴液互资,金水相生。肺与肾在病理关系上又相互影响,肺阴亏损,久必下汲肾阴,导致肾阴亏虚;或肾阴亏虚,虚火上炎,灼伤肺阴,形成肺肾阴虚,出现咽干不爽、吞咽不利、口干口苦、痰少不易出等症状。此时中药若再投以苦寒、清热之品,西医再行抗感染治疗,无疑火上浇油,寒极生热,热盛伤阴,抑制腺体分泌而使咽炎的症状更甚。李老强调,治疗时不做辨证一味清解、消炎,致使肺肾两经更加亏损,症状更加严重,病程迁延难愈,从而造成有的医家言慢性咽炎是治不好的不实论调。

四、治法用方

李老认为治疗慢性咽炎当立即停止一切抗感染治疗,包括中药的苦寒清解之品。忌食煎炸烧烤,忌食荔枝、菠萝、桂圆、芒果、橘子等热性水果,注意休息,劳逸结合。特别是不能熬夜,同时还要保持舒畅的心情,宽以待人。

中医治则有益气养肾、润肺生津、化痰润燥、滋肾养肺等治法。常用方药有:泡参15 g,麦冬30 g,冬桑叶12 g,芦根30 g,女贞子30 g,桔梗9 g,石斛15 g,大贝12 g,淡竹叶9 g。方中泡参养气阴,补气不助阳,养阴不腻湿;麦冬大剂量养阴润肺,益胃生津,清心除烦;石斛清热养阴,益胃生津;女贞子入肝、肺、肾三经养阴气,平阴火,养阴益肾,补气疏肝,与开宣肺气的桔梗作为对药使用;芦根清热生津;大贝化痰止咳。根据临床症状的不同也可加减,如异物感重似有物梗死则将女贞子换为炒厚朴;大便稀则将大贝改为京半夏,大便干则用天竺黄;干咳少痰则将石斛换为百合。

五、验案举例

患者王某,女,42 岁。贵阳市某机关公务员,平素常加班至深夜。以"咽干咽痒,干咳少痰反复发作 3 个月"来就诊,伴见发热、口干口苦,纳少眠差,舌红少苔,脉细数。专科检查:咽部黏膜干燥,后壁少许滤泡,余未见特殊。中医初诊:虚火喉痹(肺肾阴虚)。西医诊断:慢性干燥性咽炎。治则:补肺滋肾,解热生津。方用:泡参 15 g,麦冬 30 g,冬桑叶 12 g,芦根 30 g,女贞子 30 g,桔梗 9 g,百合 15 g,大贝 12 g,淡竹叶 9 g。5 剂,水煎服,每日 1 剂,分 3 次口服。同时嘱咐患者早休息,不熬夜,忌食荔枝、菠萝、桂圆、杧果、橘子等热性水果。二诊:上诉症状明显好转,微感咽干,口苦,上方将女贞子、桔梗换为石斛、淮山药续服 5 剂。再诊时症状已消除,嘱其自购玄麦柑橘颗粒冲服 1 周。

六、结 论

李宗智教授认为慢性咽炎的发生与现代人的生活和工作以及情志的变化有关,治则多从阴虚论治,遣方用药以养肺肾之阴为主,兼以生津泄热,主张不用抗生素。这些辨证思想值得进一步研究和推广。

第五章

薪火相传

第一节　水轮病治疗以"导滞"为先

水轮病纯属肝肾精血亏损者少,临证以虚实夹杂或以实证者居多。而实证多属因郁而滞,虚证多为郁而致虚,故治宜以"开郁导滞"为主。

水轮病多始于郁。

肝为"将军之官",性喜条达而恶抑郁。肝气条达,则全身气机和畅,脏腑功能健旺,目窍自明。若稍有怫郁,肝失条达,则气机不利,而目病生焉。故"郁"乃水轮病最主要的致病因素之一。肝气郁滞(气郁)而升降失序,五脏之精不能上承;或因郁而血行滞涩,瘀血停着(血郁)而目失血养;或肝强而脾气被戕(木乘土),运化不利,湿郁而为害于目;或因脾失健运而聚湿生痰,痰气凝结(痰郁)而上干目窍;或因郁化火(火郁)而致肝经风火上扰,目窍被扰;或郁火耗伤阴精,五脏皆失所养,而生脏腑虚损之证。

临床上,由气、血、湿、痰、火诸郁及情志之郁而引起的五风内障,如瞳神紧小及干缺、云雾移睛、视昏、视惑、暴盲、青盲等,远较由大虚大羸所致者为多。因此认清"郁"在内障病病理中的重要地位,对于提高中医治疗水轮病的疗效,是十分有益的。

由于水轮病的发生与"郁"的关系十分密切,所以治疗中以"开郁导滞"治之。自拟方(开郁导滞方)如下:

当归 15 g　　　　川芎 9 g　　　　香附 15 g

桃仁 9 g　　　　熟地 24 g　　　　黄芪 12 g

甘草 3 g　　　　茺蔚子 20 g

本方以理肝为主。药用味甘温通,辛而走散,补而调气之当归以冲和肝血;以味厚气雄,升散走窜之川芎载气上行,且能助其和血之力。香附开气滞,桃仁破瘀血,茺蔚子协同诸药入肝行气以和血。更用熟地固本,甘草和中,黄芪补气以助诸药之力。本方为开郁导滞,通窍明目之剂,凡遇水轮疾患,只要无明显的亏损征象,可先投本方开郁导滞;若确为虚证,亦可先用本方开郁祛邪,而后再行进补。

加减法:上方加丹皮、川贝母、桑叶,对偏热者适用;加桂枝、生姜、细辛,对偏寒者适用;若患者有明显的肝郁不疏之证,兼见抑郁寡欢,多疑善虚,胸闷胁痛,脘腹痞胀,不思饮食,舌苔薄腻,脉沉涩者,可用上方合逍遥散(柴胡、当归、白芍、茯苓、薄荷、煨姜、白术、甘草)加减;若瘀血见症明显者,如眼底血管阻塞不通,或有陈旧性出血,眼珠胀痛,舌质紫黯或有瘀点,脉沉或涩者,可用上方合血郁汤(《证治准绳》方:香附、丹皮、苏木、降香、穿山甲、桃仁、红花、通草、麦芽)加减;若属肝郁犯脾,运化不利,水湿停滞,溢于目中,眼底视神经乳头、视网膜等组织水肿或渗出,兼见身重倦怠,首如物蒙,脘闷不饥,大便不爽或溏泄,舌苔白腻或黄腻,脉象濡数或沉数者,可用上方合湿郁汤(《证治准绳》方:苍术、白术、厚朴、半夏、橘红、赤茯苓、羌活、独活、香附、川芎、甘草、生姜)加减;若水湿凝聚成痰,眼底渗出物成块成团,坚凝难消者,可用上方合二陈汤(《杂病源流犀烛》方:陈皮、半夏、升麻、赤茯苓、甘草、柴胡、防风、川芎)加减;若郁而化火,肝胆之火循经上炎,兼见头痛,眼珠胀痛,气轮红赤,眵泪,心烦易怒,口苦咽干,渴喜冷饮,小便黄赤,大便秘结,舌红苔黄,脉弦而数者,用上方合火郁汤(《证治汇补》方:黄芩、栀子、连翘、柴胡、芍药、薄荷、升麻、葛根)加减。郁火甚者,可加羚羊角、大黄等平肝降胃;郁火炽盛,瞳神散大者,则去辛而走散的茺蔚子,以防耗散精血。

治疗内障虚证,一般先用上方数剂后,再改用攻补兼施、滋补肝肾、气血双补等法。唯独对眼底出血之暴盲证,不首用上方,而以止血为先,待血止后,再用上方合血郁汤加减治疗。

病　例　刘某,男,38 岁,农民。2011 年 1 月 25 日初诊。

自诉右眼球因外伤而于 3⁺ 年摘除。1⁺ 年因家务繁忙,睡眠欠佳,心胸烦闷,随后发现左眼有黑花飞舞,如云似雾,经某医院检查,诊为左眼玻璃体轻度絮状混浊。时已逾年,病久不愈。近来经常头晕目眩,胸闷胁痛,叹息不已。查左眼视力 0.4,外眼未见异常。舌边尖稍红,脉沉弦。此为情志不舒、肝气郁结所致的"云雾移睛",当用开郁导滞、疏肝理气之法。遂以开郁导滞方合逍遥散加减治之。

处　方

当归15 g	川芎9 g	熟地24 g
香附15 g	桃仁9 g	茺蔚子18 g
黄芪12 g	柴胡9 g	白芍12 g
茯苓15 g	甘草3 g	

二　诊　上方服 10 剂后,自觉飞花之象明显减少,头晕目眩已愈,脉转和缓,患者情绪乐观。效不更方,嘱其原方继服 20 剂。药后左眼飞花基本消失,视力已恢复到 0.8,改以杞菊地黄丸久服,以善其后。

第二节　"中浆"从脾、肝、肾论治

中心性浆液性脉络膜视网膜病变,临床上常简称"中浆"。本病病变部位在脉络膜、视网膜黄斑部,特征是黄斑区水肿,常伴有黄白色或灰白色点状渗出,荧光素造影,在急性期每可发现渗漏现象。现代医学对其发病原因认识仍不明了,有认为是睡眠不足、压力大、情绪波动等诱发因素致视网膜外屏障被破坏,西医学目前认为本病的治疗无有效药物,强调通过患者的自身调节,等待其自行恢复。

中医学对本病早有认识,在古代由于受检查器械的限制,无从了解眼底的病变,医者往往通过对患者症状的观察来认识疾病。因患者常诉眼前暗影,重者如隔纱幕,视物变形,视大为小,视直为曲,故古时即有如"视瞻昏渺""神瞻有色""视大为小""视正反斜"等描述。如《证治准绳·杂病》曰:"视瞻有色证,非若萤星、云雾二证之细点长条也,乃目凡视物有大片甚者通行。"其病机古人多从五轮学说着眼,认为病在水轮,在脏属肾,肝肾相应,每以肝肾不足或血少气弱为病机。其治法以明目地黄丸壮水之主,以制阳光。实则本病病机较为复杂,综合而论,可概括为正虚、邪盛两个方面:正虚者,诸如脾阳亏,运化失司或肝肾不足,精血不升,若精气不足或运化失司,则目失所养,精明失用,乃至视物昏朦,视物变色,视物变形;邪盛者,主要是湿邪壅滞,上泛于目,脉络瘀郁,乃至黄斑部发生水肿、渗出,形成本病。然正虚与邪盛又密切相关,盖脾失健运,则易患湿邪。《叶选医衡》说:"脾土主运行,肺金主化气,肾水主五液。凡五气所行之液,悉属于肾;五液所行之气,悉属于肺;转二脏以制水生金者,悉属于脾。"这说明水湿之邪,与脾、肺、肾三脏之功能密切相关,而以脾之功能为首要。若正不胜邪则邪愈盛,病邪久羁又可导致正虚,从而使病情迁延不愈或易反复发作。李老遵从此观点,在此基础上创立从脾、肝、肾的治疗三法,现阐述如下。

(一)健脾清热利湿

此法多用于本病初期,前述特征明显,症见舌红,脉数,小便不利,神疲,食欲缺乏,夜寐不佳或伴腰酸遗精。方用五苓散加减,常用药物:茯苓、猪苓、白术、泽泻、桂枝、白芍、大豆卷、宣木瓜、龙骨、牡蛎、甘草等。

此法之机理已综述如前,凡黄斑部水肿及渗出明显,症见舌红、脉数、小便不利者,是属水与热结,上泛于目,故用五苓散加味以健脾利水清热。

(二)疏肝活血化瘀

此法每用于本病的陈旧性病例,由于初发时失治或治疗失当,病程较长,反复缠绵,黄斑部可见硬性点状渗出,或疏或密,或见细小色素沉着,中心凹反光不明显,视力时好时差,眼前暗影时浓时淡。症见舌有瘀点,脉见涩象。方用桃红四物汤加减,常用药物:归尾、赤芍、川芎、生地、桃仁、红花、丹皮、制香附、柴胡、茺蔚子、郁金等。

凡病程日久,黄斑部见陈旧性病变者,当属气血瘀滞,宜用活血化瘀法,佐以疏肝理气。桃红四物汤既能行血,又能养血,祛邪而不伤正。所以佐疏肝理气者,盖“肝气通于目”,肝和气顺则有助于化瘀之力。

(三)滋肾固精明目

此法宜用于素体虚弱,正不胜邪,反复发作的患者。症见食欲缺乏、神疲、腰酸、遗精,夜寐不佳。舌淡苔白,脉细无力。方用六味地黄汤加味,常用药物:茯苓、生地、山萸肉、山药、泽泻、丹皮、龙骨、牡蛎、柏子仁等。

肝肾之精气充沛与否,对本病的疗效及预后,至关重要。正如《银海精微》所云:“肝肾之气充,则精彩光明;肝肾之气乏,则昏蒙眩晕。”故凡见上述肝肾虚亏之症者,当用本法施治,而辨证务宜恰当,否则易犯虚虚实实之误。

第三节 眼病治疗善用寒凉，不远温热

　　眼为清窍，位居头面，而火热之邪其性炎上，易伤头目等位居上部的器官。李老常言："自古目病多火热。"热性病的发病特点是"温邪上受"，即病位在上。目为清窍，居各窍之上，因而眼目之病多火热。《素问·至真要大论》曰："热者寒之。"所以李老在治疗眼病时善用寒凉之品以清目之火热。如病在气轮，常累肺卫，暴风客热、风粟、椒疮、金疳等，宜用桑菊、银翘等清凉宣泄之品凉散之。病在风轮，属肝胆，多在气分，如聚星障、凝脂翳、"金井蓄脓"等，宜用苦寒泻火之剂，佐以疏风清热之品，药用龙胆、黄芩、黄连、蒲公英、生石膏之品。病在风轮，虽属肝胆，但也与心有关，因黄仁乃心血所营。若气营两燔或血热妄行，如急性"瞳神紧小"及其所致的"金井蓄血"，则宜用清热凉血之剂，药用羚羊角、生地、牡丹皮、栀子之类。外眼热性病后期，见局部轻度充血，患眼干涩不适，则宜用滋阴生津之品，如麦冬、女贞子之类。李老虽善用寒凉，但仍注重辨证，像真寒假热之眼病，红肿不甚，疼痛绵绵，畏光，得温热则安，形寒肢冷，二便自调或便稀溺清，口渴饮热，脉沉细微，苔薄白而润，此乃陈寒涸冷之证，虽属少见，亦不容忽视，麻黄、细辛、蔓荆子、藁本、羌活、防风、川芎、白芷、附子之属，势在必用。某慢性角膜炎患者，多方求医，疗效甚微，观其处方，皆龙胆泻肝之类，李老认为此乃苦寒伤正，寒邪凝滞之故，遂用辛温发散之品，如麻黄、蔓荆子、藁本、细辛、生姜、防风，治之而愈。李老在治疗眼病时虽喜用寒凉，但亦强调寒凉之品易致人体的阳气受损，且过用苦寒之品不仅阳气受损，亦能化燥伤阴，而致阴液受损，导致人体正气的亏耗。所以李老在治疗中常注意：虽予寒凉，但不宜过之。

　　眼底病属水轮，李老认为并非仅为肝肾所主，也与五脏六腑有病理生理的密切联系，还有表里寒热虚实之别。辨证时应以八纲为纲，五脏为目，纲举则目张。如

出血性眼底病,部位则有表里之分,浅层者呈火焰状,深层者呈圆点状或大片不规则状,用药则有轻重之分,治疗也有久暂之别。视网膜视神经炎多属肝郁化火,治宜清肝泻火;眼底渗出病变,多为寒湿阻滞,病多在脾,治宜健脾温阳,散寒利湿;而眼底退行性病变,则以肝肾虚为主,治宜根据气血阴阳分而治之。

总之,李老在眼病的治疗中,善用寒凉之品,但亦不远温热。李老认为外眼病多是阳热之邪为患,故外眼病偏用寒凉,而内眼病多为虚证,喜以温补为主,用药宜缓进,不可大剂,同时要注意全身和局部的病情变化,随症加减,灵活变通,方可药投病所,不致失治、误治。

第四节 对眼底病与肝、肾之脏腑病机的认识

眼底病属于中医学"内障"的范围,其特点是外观不红不肿,亦无翳障气色,俨似好眼一般,只是自觉视功能发生改变。对眼底病病因病机的认识历代医家多责之于肾,认为肾主水轮,水轮乃瞳神,瞳神之病多为肾之阴阳失调所致。然时至今日,从临床观察眼底病的病因病机极为复杂,如外感六淫、内伤七情、饮食不节、劳倦过度、脏腑经络失调、气血失和、痰郁经络、跌仆损伤、竭视劳瞻、久患头风、禀赋不足、年老体衰、他病继发等均可引起。但机体的一切活动是基于内脏活动的,内而消化循环,外而视听言动,无一不是内脏活动的体现。病理变化的产生,从上到下,从里到外,无一不是因内脏活动的失调。因此,眼底病的病机,与脏腑病机至关重要,下面就李老对眼底病与肝、肾之病机介绍如下。

(一)肝与眼底病的关系

肝开窍于目。《素问·金匮真言论》:"东方青色,入通于肝,开窍于目。"《灵枢·脉度》:"肝气通于目,肝和则目能辨五色矣。"说明目是肝之窍,目属肝所主,

肝气上通于目,方能辨五色。但这种肝气宜和顺条达,疏泄舒畅。若肝不和则表现以下几方面:①精神焦虑、情志抑郁、肝气郁结,郁则气机不畅,气血失调而产生多种眼底病,或既病之后,因病而郁,加重眼底病的发展。②愤怒暴悖、怒气伤肝、肝气上逆,眼底气血郁闭,精明失用而致暴盲,如眼底血管阻塞等。③肝气横逆,乘侮脾土,脾失运化,水湿停滞,可致眼底水肿,如黄斑水肿、视盘水肿、视网膜水肿。④肝阴虚弱,阴不潜阳,肝阳上亢或肝风内动,火动痰生,痰火阻滞、肝胆脉道而致头晕目眩,视物昏朦,甚至视力急降,如眼底动脉硬化、血管阻塞、出血等。⑤肝气化火,火性上炎,目受蕴蒸,可致眼底出血、视网膜渗出、视盘肿胀等。

肝藏血。《诸病源候论》:"肝候于目而藏血,血则荣养于目。"说明肝有藏血和营养于目的作用。若肝阳上亢、肝气上逆、肝火上炎、疏泄太过均可致肝之藏血失常而致眼底出血。若肝血虚弱、目失濡养,可致视物昏暗、高风雀目等症。肝主筋,视神经为筋系组织,属肝所主,视神经病变应从肝论治。

(二)肾与眼底病的关系

肾藏精。《素问·上古天真论》:"肾者主水,受五脏六腑之精而藏之。"它既藏先天之精,又藏后天之精。肾精在视觉生理中占有相当重要的地位,因为眼底属瞳神,"瞳神为肾之精华"。肾精充盈则能辨析万物,明察秋毫;肾精虚弱则视力下降,视觉改变。故《审视瑶函》中曰:"真精者,乃先后二天元气所化之精汁,先起于肾,次施于胆,而后及乎瞳神也。凡此数者,一有所损,目病生矣。"《医学入门》说:"又肝之系虽总于目,而照彻光彩,实肾精、心神所主,故补精气安神者,乃治眼之本也。"且肾主骨生髓,髓通于脑。肾精充则髓海充足,肾精不足则髓海不足,"髓海不足,则目无所见"。

肾为水火之脏,寓真阴真阳。这种真阴真阳为全身阴阳的根本,阴平阳秘是机体强壮的根本条件,阴阳失调是一切疾病产生的根本原因。肾之阴阳失调在眼底病的发生发展中占有重要地位,肾阴不足、肾阳虚衰、阴虚及阳、阳损及阴、阴阳俱虚,均可致神光失养,出现目昏、妄见、视惑、昼盲、夜盲、青盲等多种眼底病。

肾主水。《素问·上古天真论》云"肾者主水",说明肾与全身水湿代谢有关。但这种功能是受肾阳支配的,若肾阳不振,则肾水泛滥。某些眼底病的水肿呈弥漫性者,多与肾阳不振有关。

第五节　眼底出血的治疗经验

　　眼底出血是临床上的常见症状,可由多种疾病引起,如视网膜静脉周围炎、视网膜静脉栓塞、视盘血管炎、糖尿病视网膜病变、高血压视网膜病变、毕夏综合征等。出血量少者,仅在视网膜浅层或视网膜深层,量多者则流入玻璃体而严重阻碍视力。若出血量多,日久不散,或反复出血,又可出现多种并发症,如继发性青光眼、增殖性视网膜病变、牵引性视网膜脱离等。因此,眼底出血应认真治疗。其治疗方法不外乎止血与化瘀。止血者是塞其流,阻止血液不再从血管内溢出,让其血液循着脉道正常循行;化瘀者是活其血,将离经之血消散吸收,帮助恢复视功能,避免并发症的发生。因此,止血与化瘀是眼底出血时常用的法则。对于这个法则的具体运用,各地经验不同,各人见解也不同。借鉴湖南中医药大学第一附属医院李传课教授观点,除血管阻塞性眼底出血外,均应以止血为主,兼以化瘀,概括为"止中有活"。因为已出之血,吸收是主动过程,如常见的球结膜下出血、外伤皮下出血,不治经数日也可消失,但要防止继续出血。但止血之法,要分辨病因、审察脏腑,常用的具体治法有以下几种。

(一)清心止血化瘀法

　　本法用于心火上炎而眼底出血者。其出血多来源于脉络膜血管,因心主血脉,脉络膜为丰富的血管组织,同属心所主,心火上炎,熏蒸目窍,郁迫脉络,血溢络外。常见于中心性渗出性脉络膜视网膜病变、黄斑出血等。全身可有心烦失眠,小便短赤,舌尖红,脉数等。治疗以清心止血为主,兼以化瘀。自拟清心凉血汤(黄连、连翘心、生地、麦冬、藕节、三七粉、大黄、丹参、甘草)加减。

　　案例:张某,女,31岁,超市售货员。2010年3月4日初诊。左眼视力下降、视物变形 15 d。专科检查:VOD 1.0(矫正),VOS 0.08(矫正)。左眼黄斑部有灰色近圆形渗出病灶,约 1/2 PD 大小,边界欠清,轻微隆起,灶缘颞侧有月状出血。其余未见明显异常。眼底荧光造影,病灶处荧光不断增强,至后期呈现强荧光斑(CNV),出血处呈遮蔽荧光。诊断为中心性渗出性脉络膜视网膜病变(左)。西医劝其激素治疗,患者拒绝,特求治于中医。根据局部病变和年龄体质,辨为心火上炎,灼伤脉络所致。用清心凉血汤加减:大黄 6 g、黄连 10 g、连翘心 12 g、栀子炭 10 g、生地 15 g、麦冬 10 g、竹叶 6 g、车前子 15 g、三七粉 3 g、丹参 15 g、白茅根 15 g、甘草 3 g。服用 10 剂后大便通畅,黄斑部无新出血,于上方去大黄续服 15 剂,出血明显减少,水肿消失,视力增至 0.2。改用眼保Ⅰ号胶囊口服,每次 3 粒,每日 3 次。服用 1 个月后,出血吸收,病灶处呈现灰白色瘢痕,戴镜视力为 0.3。

(二)清肝止血化瘀法

本法用于肝火上炎而眼底出血者。肝主藏血,肝火上炎,郁蒸脉络,藏血失职,致眼底出血。出血可来自于脉络膜或视网膜,量少者为视网膜条片状出血,量多者可流入玻璃体。常见于毕夏综合征、视盘血管炎等。全身可有急躁易怒、口苦,苔黄,脉弦数等。治疗以清肝止血为主,兼以化瘀。自拟清肝凉血汤(决明子、栀子、黄芩、柴胡、水牛角、生地、牡丹皮、夏枯草、丹参、三七粉)加减。

案例:雷某,男,27 岁,农民工,家住开阳县。于 2009 年 12 月 17 日来诊。因双眼出现葡萄膜炎,口腔及阴部反复发生溃疡,诊断为毕夏综合征,已用激素 6 个月,环磷酰胺 3 个月,病情有好转,但停用激素后又复发,加用激素又减轻,如此反复 4 次,本次复发,患者不愿再用激素,寻求中药治疗。专科检查:VOD 0.4,VOS 0.02。眼前部已不充血,角膜后壁有灰白色点状渗出物附着,前房无积脓积血,双侧瞳孔药物性散大,无后粘连;双玻璃体混浊,左眼明显;眼底可见,双视盘稍充血,边界不清,视网膜有渗出病灶,视网膜血管充盈,视网膜面有多处片状出血,尤以左眼为多。舌质红,苔稍黄,脉弦。此为肝胆火盛,郁于脉络之症。用清肝凉血汤加减:决明子 15 g,龙胆草 12 g,夏枯草 12 g,栀子 10 g,黄芩 10 g,水牛角 20 g(先煎),生地 15 g,牡丹皮 10 g,金银花 15 g,丹参 15 g,甘草 3 g。每日 1 剂,续服 20 剂。因血象正常,环磷酰胺续服。二诊:视力有提高,右眼 0.6,左眼 0.04,眼底出血减少,渗出物亦减少,血象正常,于上方去龙胆草 12 g,金银花 15 g,续服 30 剂。三诊:视力右眼 0.8,左眼 0.08,眼底出血基本吸收,渗出物亦已吸收,于上方去水牛角,加白薇

10 g,服 30 剂。停用环磷酰胺,改服雷公藤多苷片,每次 1 片,每日 3 次。四诊:视力右眼 1.0,左眼 0.12,仍用上方加减,兼服眼保 Ⅰ 号胶囊,每次 3 粒,每日 3 次,雷公藤多苷片改为每日 2 次。1 年后来查,未见复发。

第六节　李老对决明子临床应用的经验体会

李老在多年的临床工作中积累了丰富的临床用药经验,其中在眼科临床中擅于应用决明子。决明子,又称决明子,属清热泻火类中药,为豆科植物决明或小决明的干燥成熟种子。质坚硬,味苦,略带黏性,功效清肝益肾、祛风明目,《神农本草经》列其为"上品"药材,认为它可"助肝气,益精水,治头风,明目疾……久服轻身"。该药在李老的处方中每每出现,并在临床应用中起到良效。现对李老对决明子的临床应用做归纳总结如下。

(一)清肝明目,消肿,降低眼压

应用决明子清肝明目,消肿,降低眼压的功效,李老在临床中常用决明子防治近视眼、老花眼、增龄性白内障、青光眼、眼结膜炎及夜盲症等眼疾。在近视治疗中常与白芍、刺蒺藜配伍使用;治疗增龄性白内障时常与榔片、泽泻、谷精草配伍使用,治疗青光眼常与榔片、泽泻、王不留行配伍使用;治疗眼结膜角膜炎常与榔片、泽泻、桑叶、菊花、蝉衣等配伍使用;治疗夜盲症则常与补益肝肾的药物配伍应用,如女贞子、菟丝子、补骨脂等。

(二)治疗高血压

在临床中决明子常与夏枯草配伍使用治疗高血压;也可用决明子炒至微有香气,加枸杞、菊花、冰糖,以开水浸泡 30 min 后饮用,不拘次数。临症观察 30 例高血压患者,12 例自觉症状消失,血压控制在正常范围内;8 例自觉症状减轻,血压较服药前有所下降,但仍高于正常值;5 例无效。

(三)高血脂

现代研究证实决明子有明显的降低血脂的作用。绝大部分病例经服决明子 2 个月后复查高血脂指标均有不同程度的下降。其中对胆固醇的有效率为 95.8%,对三酸甘油酯的有效率为 86.7%,对 β 脂蛋白的有效率为 89.5%。决明子对血脂的疗效依次是胆固醇、β 脂蛋白、甘油酯,其降低血清三酯的效果并不亚于氯贝丁酯或烟酸肌醇的疗效。李老使用决明子茶治疗高脂血症,以决明子、生山楂、菊花等配伍代茶饮。1 个月为 1 个疗程,服用 1~2 个疗程后,能明显地降低血清总胆固醇和甘油三酯含量,同时明显升高高密度脂蛋白胆固醇(HDL - C)含量,血清总胆固醇与 HDL - C 的比值升高,接近正常水平。

(四)便　秘

现代研究表明,决明子有缓泻的作用,若炒焦后其泻下作用明显减弱,临床应用于习惯性便秘,大剂量使用时常引起滑肠,使大便次数增加。但对脾虚便溏的患者要慎用,若必须要用,则宜选用焦决明子。

(五)决明子在临床上的其他用途

李老还将决明子应用于缺血性脑卒中、脑血栓、脑梗死、冠心病、糖尿病伴便秘患者、心绞痛伴高血压,还可将决明子用于治疗热毒疮痈、口疮及小儿疳积等症。

决明子在临床中的应用广泛,其作用机制还有待进一步探讨。笔者将在今后的临床工作中和李老的指导下,进一步探讨决明子的临床应用和作用机制。

第七节　滋阴活血法治疗增龄性黄斑病变的体会

增龄性黄斑病变的治疗是一个世界性的难题,是发达国家致盲的主要原因,在中国也是老年人失明的重要原因,目前尚无有效药物进行治疗。年龄相关性黄斑病变(AMD)又称增龄性黄斑变性或老年性黄斑变性,患者多在 50 岁以上,随着年龄的增长,发病率逐渐增高。据美国有关数据统计,年龄 65 岁以上的人患病率达 27.9%。也可见于 50 岁以下的患者,近年来认为称其"年龄相关性黄斑变性"比较确切。我国在研究年龄相关性黄斑病变方面也做了不少的工作,中医对于本病也有一定的认识,从中医药的角度对本病做了不少的研究,临床中取得了比较好的疗效。李老在多年的临床工作中对本病有其独到的见解,本人有幸跟随李老,对本病的治疗有所体会,现记录如下。

中医认为黄斑属脾所主,五脏六腑之精气又皆上注于目,故眼部黄斑病变与五脏六腑均有关系,但与脾的关系较为密切,临症常见虚证或虚实夹杂,与肝、脾、肾的亏损有密切关系,常见证型有肝肾亏损、脾虚湿困、脾不统血。肝肾阴亏多因患者年老体衰,肝肾亏损,精气不能上荣于目,目失精血濡养所致,治疗以补益肝肾之精为主,另加活血明目之品。脾虚湿困者多因劳役饥饱,伤其脾胃,运化失司,浊邪害目所致,治疗中需健脾利湿,活血明目。脾不统血者多因脾虚气弱,血渗黄斑所致,治疗以健脾益气、养血活血为法。

李老在总结多年的临床经验中认为,黄斑疾病虽与肝、脾、肾关系密切,但其病机有共同点,阴虚是本病的基础,血瘀是本病的表现,阴虚血瘀是本病的主要病因病机。李老认为早期的增龄性黄斑病变患者常为阴虚血瘀的病因病机所致。根据"标本同治""补虚泻实"的中医治疗原则,以滋阴活血法治疗增龄性黄斑病变早期阴虚血瘀型患者。治疗组方常用女贞子、枸杞、茺蔚子、决明子滋阴养血、活血明目;菟丝子、山茱萸平补阴阳,有阳中求阴之意;川芎、浙贝、山楂有祛瘀除湿、活血明目之功能。诸药合用,可滋补肝肾、活血化瘀明目,改善微循环,加强组织细胞的新陈代谢能力,对控制增龄性黄斑病变的发展,促使视功能的恢复、提高具有疗效。对于湿性型增龄性黄斑病变,眼底有渗出、水肿、出血者,李老认为阴虚血瘀仍是其基本的病机,血瘀则血不利,血不利则血不循常道,血溢脉外则见视网膜出血。中医学认为气为血帅,血为气母,气血相依,关系密切。治疗中,在养阴活血的同时,要注意辅以健脾益气利湿之品,但益气利湿之品有耗伤精血之弊,治疗上仍要以养阴为本,酌加益气利湿活血之品,李老常选用黄芪、淮山药、白术健脾益气,贝母、泽泻、冬葵子利湿化痰。在临床中依此法诊治患者,每每奏效。

第八节　玻璃体混浊的治疗体会

正常人的屈光间质(即房水、晶状体、玻璃体及角膜)是透明的。它们中的任何部分发生混浊,都可能使眼前出现黑影。角膜和晶状体的混浊是不动的,只有玻璃体的混浊才会随眼球的活动飘动。玻璃体混浊的病人自觉眼前有灰尘状、斑点状、线条状、雪花状等的黑影随眼球运动而上下或左右飘动,而且在眼球停止运动时,又回到原来的部位。常见的症状有出血性混浊、炎症性混浊、变性性混浊。玻璃体99%为水分,1%为固体成分,水使玻璃体保持良好的透明性。玻璃体混浊是一种常见且难治的眼病。其病因病机较为复杂,临床表现也不尽相同。玻璃体本身无血管,不会发生出血。玻璃体积血性混浊多因眼外伤、眼内手术等引起。严重的高血压、糖尿病等也可引起视网膜血管硬化破裂出血,使血液进入玻璃体内。玻璃体炎症性混浊主要是眼病引起的,如虹膜睫状体炎、视网膜血管炎、视网膜血管瘤、视网膜静脉周围炎和视网膜静脉血栓等。玻璃体变性性混浊多见于高度近视、玻璃体钙质及胆固醇沉着。但按中医的辨证归纳，不外乎实证、虚证、虚实夹杂三大类型。实证多属湿热蕴蒸、浊气上泛、肝郁气滞、血热瘀滞；虚证多属肝肾不足、肝血亏虚；虚实夹杂者则以两证兼见。从局部来看，一般炎症型、出血型的早期病变为实证；中期多为虚实夹杂；后期多为虚证，退变性多为血虚证，亦有虚实夹杂或实证者。临床要探本求源、分辨虚实进退、察定病诉、认证准确。急则治其标，缓则治其本。实者以驱邪为先，缓者以固本为要。遣方用药，既要灵活应变，又要不废准绳，这样才能收到事半功倍之效。

炎性玻璃体混浊多因湿热内蕴、浊气上犯、熏蒸神膏、目中清纯之气被扰而致，治疗宜清热利湿。李老常选用五苓散加减，若病久而阴虚火旺者，则宜滋阴降火，化痰散浊，在选用滋阴地黄丸的基础上加用化痰散结祛瘀之品。出血性的玻璃体混浊要根据出血分期进行辨证分型治疗。李老认为出血性的玻璃体混浊，早、中期选用中医药进行辨证治疗效果不错，治疗早、中期注意凉血止血的同时也要注意留瘀之弊，注意活血之品的应用，故在临床中要养阴活血利水，以促进玻璃体积血的吸收。

退变性玻璃体混浊是玻璃体混浊的一种，属于中医"云雾移睛"的范畴。多见于高度近视的老年人。近视度数越高，发病年龄越早。患者常自觉眼前有如蚊虫状飞舞，多双眼起病，发病缓慢，病程长，久难治愈。从中医角度来看本病的发生，多因长期身心过劳，用眼过度，或年老精气已衰、气血不足、神膏失养所致。治疗上首补益气血、滋补肝肾。常以泡参、黄芪、白芍、川芎、茯苓、女贞子、车前子、蔓荆子、石斛、淮山药、生地、丹参等方剂随症加减。

第九节　淡竹叶用作使药之体会

李宗智老师为国家级名老中医，长期从事中医五官科以及各种内外科疑难杂症的临床工作,尤其擅长于辨证施治,处方用药精当,临床疗效显著。在跟师学习的这段时间里,本人发现在老师的遣方用药中,除在治疗心动悸、脉结代等心血虚、心气虚等症的病人中使用炙甘草,其余极少用到生甘草,在治疗五官科各种疾病及其他内伤杂病时淡竹叶是每方所必有的。本人为寻求答案故搜寻资料以求其解。

淡竹叶一药,始载于《本草纲目》:"淡竹叶,处处原野有之。春生苗高数寸,细茎绿叶,俨如竹米落地所生细竹之茎叶,其根一窠数十须,须上结子,与麦门冬一样,但坚硬尔。随时采之。八、九月抽茎,结小长穗。人采其根苗,捣汁和米作酒曲,甚芳烈。"可去烦热,利小便,清心。它不是淡竹或苦竹的叶(鲜竹叶),而是另一种草本植物"淡竹叶"的叶。《本草再新》中曰:"入心肾二经。"又名竹叶麦冬、山冬、地竹、野麦冬、土麦冬,为本科植物淡竹叶的全草。历代各家对其功效均有论证,如在《本草纲目》中:"去烦热,利小便。"在《生草药性备要》中:"消痰止渴,除上焦火,明眼目,利小便,治白浊,退热,散痔疮毒。"在《草木便方》中:"消痰,止渴。治烦热,咳喘,吐血,呕哕,小儿惊痫。"在《分类草药性》中:"治咳嗽气喘,眼痛。"在《现代实用中药》中:"清凉解热,利尿。治热病口渴,小便涩痛,烦热不寐,牙龈肿痛,口腔炎。"现代药理学研究发现淡竹叶所含的功能性因子主要是:黄酮、酚酸类化合物,氨基酸,锰、锌等微量元素。实验表明,这些有效成分能清除体内活性氧自由基,诱导生物体内部的抗氧化酶系的活性,增强机体的抗应激和抗疲劳能力,提高记忆能力,延缓衰老的进程。另外,淡竹叶中还含有丰富的叶绿素。研究表明,叶绿素有抗肿瘤功效,因叶绿素具有较强的抗氧化功能,这对预防心血管病和防衰老有积极的作用。所以,淡竹叶功能因子除可用于老年功能性食品和抗氧化食品外,还可作为开发一些治疗常见疑难病药物的成分来源,如心脑血管保护药剂、抗肿瘤药物等。在临床运用中,淡竹叶与不同药物相配,治疗不同证候。凡外感热病,心烦口渴,热在气分者,可与生石膏、知母、芦根等配伍,清热除烦止渴;气阴两伤者,可再加麦冬、人参等,益气生津;心经热盛下移小肠而致小便涩痛者,可与生地、木通等配伍,清心导热利尿;膀胱湿热蕴结、小便淋沥赤涩者,可与海金沙、车前子、白茅根等同用,清热利尿通淋。

甘草,味甘,性平,无毒。主治五脏六腑寒热邪气,坚筋骨,长肌肉,倍气力,解毒,久服轻身延年。生甘草,长于清火,清热解毒,润肺止咳力胜,用于痰热咳嗽、咽喉肿痛等。炙甘草,长于温中,甘温益气,缓急止痛力强,用于脾虚胃弱、心悸脉结代等。粉甘草,善治尿道痛、尿路淋,生草节宜消肿毒、利关节;粉甘草,偏重清内热,泻心火。同是一物,其炮制方法不同,则功效主治亦别。在中医上,甘草补脾益气,止咳润肺,缓急解毒,调和诸药。但因其味甘难免滋腻,临证可能出现假象,并影响其余药物药性的发挥。

李老认为淡竹叶甘、淡、平,无毒,为阴中微阳之品,轻清向上,利咽除烦,外合皮毛,内可达脏腑,能清除人体代谢之杂质,外达皮毛汗腺,内入膀胱祛邪于外。因其药性平和,既可除湿而不伤阴,又可纵阳而不损阳。在处方中与诸药合用既可使方中其他药物充分发挥各自的特有功效,又可使之相互作用,因此淡竹叶调和诸药之功较之甘草更胜一筹,可于临证之时广泛运用。

第十节　做医先做人,用药如用兵

李宗智教授是全国名老中医,从医 50 余载,青年时曾师从多位中医大家,积累了丰富的临床经验,在整个贵州省乃至全国都享有盛誉,曾在中央电视台国际频道被推崇为治疗眼科疾病名医,接待来自全国各地以及海外的病患,在病人中有极高的声望。能够师从李宗智教授,是本人的荣幸,所以不仅要学习李老用药的神奇,也要学习李老谨慎、谦虚的学习态度以及对待病人如亲人的高尚品德。

(一)学中医必须对中医充满自信

李老常把用药比喻为用兵。中医学就像一个宝库,里面有许多兵器,对付疾病有很多办法,诸多疾病都有赖于中医的治疗。年轻人要把中医学好用好,就必须把中医的思维一以贯之,在日常的诊疗工作中,多加实践,才能提高用药水平。中医的自信,来源于临床疗效。在眼科疾病中,许多病症属于疑难杂症,西医经过许多仪器的检查,在诊断上没有问题,可无奈没有方法治疗,故而许多眼科疾病需要寻求中医的治疗,如增龄性黄斑病变、疱疹病毒性角膜炎、视网膜色素变性,等等。中医药在延缓病情、提高病人生活质量、延长有效视力上起到重要的作用,目前已越来越为病人所接受。因此,我们要看到中医治疗及防治疾病的重要,对学习中医充满信心。

(二)用药无须多,贵在精

李老用药,不管是多么复杂的疾病,用药总不过9味。李老言:"天、地、人三者必为一体,上中下、天地人必须兼顾,总不过三九以归之。"临床上,我们不乏看到几十味药的处方,李老称之为大包围,如关节疼痛,就把络石藤、鸡血藤、羌活、独活、乌头等一大堆药全部用上,病人花了很多钱,吃了一大堆中药,效果不见得就很好。而李老用药少而精,如病人气阴不足,一般就是泡参15 g,麦冬15 g就行了。最后总用淡竹叶一味调和诸药,而不是平常所用甘草。询问李老,其言:"眼、耳、鼻、咽、喉均为人之清窍,位居头面之上,喜用清轻之品来保持其轻利,故使用淡竹叶一味调和诸药。"从现代药理学角度来说,淡竹叶有一定的淡渗作用,而甘草有引起水钠潴留的弊端,有碍清窍之品轻利。

(三)眼底疾病多主张阴常不足,阳常有余

眼底疾病在五轮学说中属于水轮疾病,包括了晶珠、神膏、视衣、目系等,西医学上包括了晶状体、玻璃体、视网膜、视神经、视路等,病因复杂,许多疾病至今病因病理不清,但它又是客观存在的,不可能不治疗,任由病人失明。中医在这时就发挥了重要的作用。既为水轮,总是与人体精血、津液有莫大的关系,尤其是一些老年性及退化性疾病,多是由于阴血不足,目珠失于濡养,神光日渐衰微,发越无基,故见视力逐渐下降,视物越来越昏朦,而阳气在眼底的疾病中也发挥一定作用,但不如阴血来的重要。养阴血的重点在于滋养肝肾阴血,因目为肝之外窍,肾为水脏,为一身阴血之根本,肝肾本同源,故重在滋养肝肾,用于治疗老年性眼底疾病及退行性眼底疾病。

临床辨证除了整体辨证之外,局部辨证也显得非常重要,整体辨证与局部辨证要相结合。眼科辨证虽多从局部病变着手,以局部症状为重点,但也不能孤立地以局部症状为依据,只有从整体观念出发,局部与全身辨证相结合,外在表现与五脏六腑病变相结合,辨证求因,全面分析疾病的性质,综合起来进行辨证,抓住证候的主要致病因素,才能为施治提供可靠的依据。

第十一节　小儿近视、弱视治疗体会

在李宗智教授这里看病的人,有许多是小儿,其中最多的疾病是近视,其次是弱视。有的小孩才两三岁,大的十七八岁,但很多已经坚持就诊了好几年,效果很好;还有很多患儿是在各大西医院治疗,效果不显著,经人介绍而来的。在跟随李老学习的过程中,对近视弱视的治疗有以下所得。

(一)小儿、少年近视眼的治疗

近视,中医病名"能近怯远",它的发生与遗传有一定关系,但其形成主要是后天的原因,如健康状况、营养、生活学习习惯、用眼卫生等。现代社会,小儿几乎每天都在接触电脑、电视,长时间的近距离注视,导致近视的产生及加重。再者由于胎儿在母体中的营养不足或是药物的影响,均导致了近视的高发。中医对于近视的认识,多认为其与肝肾不足有关,许多地方治疗近视使用针灸治疗,效果也不错。李老治疗近视,主要是口服中药,加上日常的注意事项,多数患儿疗效显著。李老认为,"能近怯远",顾名思义就是能看近处,不能看远处,这除与肝肾亏损不足有关之外,还与心阳亏虚有关。心阳不足,无以鼓动人体的精血到达双目,使神光不能发越远处,故能近怯远。李老治疗近视时还注重调理小儿胃肠,这样可以改善脾胃功能,增加营养精华的吸收。同时,李老治疗近视还会对患儿千叮万嘱,尽量少接触荧光屏,注意用眼卫生,这与许多医者治疗近视不同。本人翻阅许多文献,文中多使用补益肝肾,补益阳气之法,但对于心阳的提及甚少。李老治疗度数较高的近视时,还会使用遮盖疗法,避免由于屈光参差引起弱视。经过以上治疗,大多数患儿视力提高明显,治疗效果显著。李老治疗小儿近视还有年龄的界定,一般年龄越小,治疗效果越好,女孩年龄不超过十四五岁,也就是在月经来临之前;男孩年龄适当延后,可到十七八岁。

(二)小儿弱视

弱视是目前临床上一种常见的疾病,眼无器质性疾病,指矫正视力不能达到 0.8 者。这一疾病现在临床越来越多,李老认为是与现代小儿户外运动少,接受自然光线刺激少,在小儿视觉形成的关键时期,视网膜,尤其是黄斑区得不到有效的刺激而导致,加上饮食习惯等因素使母体所得的营养不足,均导致了本病的多发。李老在治疗本病时除了注重补益肝肾之外,还注重调养心脾,重视心阳在鼓动阳气上的作用,因此采取补益的方法治疗。同时李老治疗弱视还注重遮盖疗法,目前市面上的许多眼罩是蓝色或其他彩色的,李老对此非常反对。他认为,眼睛好比照相机,遮盖疗法必须是不透光的,主张采用一层红布一层黑布制成眼罩。治时同时配合穿针疗法,从大针穿起,逐渐过渡到小针。李老注重远近视力一起检查,往往对于近视力的重视大于远视力。他认为,近视力的恢复代表了视网膜功能的恢复,即使远视力不能恢复,而近视力正常了,就可以佩戴眼镜获得清晰的物像;但如果近视力不好,无论什么眼镜均不能改变视物模糊的状况。对于弱视的治疗,往往治疗时间较长,很多家长不能坚持,小孩也不能坚持,对于这样的病人,李老会让患者口服眼保Ⅰ、Ⅱ号胶囊。根据近视力的好坏区别使用,近视力达到 1.0 以上使用眼保Ⅱ号胶囊,否则使用眼病Ⅰ号胶囊,补益肝肾,但遮眼穿针同样不可少。

对于近视及弱视的治疗,目前在临床上也是较困难的,李老通过这些治疗方法,使许多患儿恢复视力,其方法值得我们学习与推广。

第十二节 李宗智教授治疗咳嗽经验体会

到李老这儿来看病的人,绝大多数都是慢性疾病的患者,涉及的范围也很广,许多病人所叙述的病症非常复杂,从头到脚,从里到外,寒热虚实均有,本人时常不解。李老就说:"疾病就像卷心菜,剥了一层又一层,治病不能急于求成,要抽丝剥茧慢慢来,抓住疾病的根本,标本同治。"

如对于慢性咽喉炎引起的咳嗽,临床非常多见,有些人反反复复,缠缠绵绵,咳嗽迁延数年,经多方检查均无大碍,对于这类病人李老的处方非常简单,就是 9 味药,泡参 15 g,麦冬 15 g,杏仁 12 g,浙贝 12 g,桑叶 12 g,炒苏子 12 g,炙紫菀 12 g,女贞子 30 g,淡竹叶 9 g。9 味药看似简单,但其实标本兼治,主要的药物在肺,仅一味女贞子滋肾,但剂量较大,泡参、麦冬养肺阴补肺气,杏仁、浙贝化痰止咳,苏子、紫菀降气止咳,桑叶宣肺,淡竹叶淡渗利水,调和诸药,全方共奏滋养肺肾、化痰止咳之功。方中还注重气机在人体中的作用,有升有降,药物不多,均较平和,没有使用大攻大补之品,适用于久咳不愈者。

而对于咳嗽时间较短的患者,李老认为其主要涉及的脏腑是肺,治疗当攻补兼施,用上方去女贞子,加枯芩 12 g,防风 12 g,意在清除肺中蕴热。对于咳嗽超过 1个月的患者,李老认为其是肺之气阴不足,故而泡参、麦冬为必用之药。李老在治疗咽炎咳嗽的方中还注重咳嗽的时间,根据时间的不同选择用药。如咳嗽以白天为主,认为它是由于肺热重,夜间咳嗽严重者认为是肺气阴虚,白天重者用枯芩、薄荷,夜间重者用防风、麻绒。本人观察来诊的病人,大多数病人咳嗽症状均能明显减轻,证明了这个方法治疗咳嗽非常有效。在治疗咳嗽的过程中,李老还注重饮食的调养,叮嘱患者勿食过酸的食物,不食用甜酒,少食用牛、羊、狗肉,水果中的荔枝、桂圆、菠萝等尽量少食。酸有收涩的作用,对于长期咳嗽的病人,不能一味收涩,要以养为主,以发散为次;牛、羊、狗肉、荔枝、桂圆、菠萝均为燥热之品,食用后更伤肺阴,故要少食。对于食用麻绒的问题,李老认为麻绒相对于麻黄,但作用要平和许多,发散的作用不强,宣肺平喘的作用很好,尤其对于夜间咳嗽较甚、伴有微喘者。

治疗慢性咽炎的时候,李老认为,许多慢性咽炎的患者与情绪有密切的关系。性格内向、抑郁者,咽中常有异物感和堵塞感,吞之不下,吐之不出,与中医疾病"梅核气"很相似,治疗时要注意到这个特点,适当使用疏肝健脾之品。对于性格焦虑、烦躁者,李老认为,此类患者除了要滋养肺之气阴外,还要注重清肝疏肝,故常使用香橼、柴胡之品。

当然,咳嗽的原因是多方面的,在使用中药内服之前,要注意排除肺系的器质性疾病,必要的检查也不可废弃。总之,治疗慢性咽炎以及咽喉疾病所引起的咳嗽,重点的脏腑在肺、肾,时间长者要补肾,时间相对短者主要滋养肺之气阴,在治疗中除了注重辨别咳嗽的寒热,还要观察咳嗽出现的时间,同时要留意病人的性格特点,注重以养为主,不使用大补大攻之品,对于咽喉疾病引起的咳嗽,常能收到很好的效果。

第十三节　从肺、肝、肾看中医诊治干眼

干眼症是一组因泪液分泌低下或其他不明原因的泪液异常、泪膜稳定性差而导致的以眼表损害为特征的疾病的总称,为眼科临床常见病。其主要症状有眼干、异物感、烧灼感、视疲劳、畏光等,常影响患者的工作和生活。干眼症患者多数为女性,患病年龄多为中老年,但青年人中也不乏患者。干眼症治疗的总目标是保护患者的视功能,抑制眼表的炎性反应,恢复眼表面的正常结构及功能。目前治疗方法除部分重症干眼症患者采用自体游离颌下腺移植手术外,局部应用人工泪液的替

代物仍然是治疗干眼症最主要的临床方法。

李老治疗干眼症,涉及的脏腑主要有肝、肺、肾,有时也需健脾益气,但总以养肝血为主。《诸病源候论》中专设"目涩候",分析了其致病原因,"目,肝之外候也,腑脏之精华,宗脉之所聚,上液之道,心为汗,肺为涕,其液竭者,则目涩"。提出目涩与泪液不足相关。《素问·宣明五气》曰:"五脏化液……肝为泪。"《素问·五脏生成》说"肝受血而能视",故滋养肝血即是滋养真血。但五脏六腑之精气皆上注于目,故干眼症又不能只是滋养肝血。肝肾同源,肾精充足,肝血才有源源不断的生源。白涩症属于白睛的疾病,白睛为肺所主,故许多干眼症的患者还与肺津伤有关。气血不能滋养目窍,后天不足,气血生化不足,眼也失其养,故而一些疾病还需要健脾益气。除上述之外,李老还认为,一些干眼症的患者有明显的心理问题和睡眠问题,故还要注重养心安神、疏肝健脾等。

对于青壮年,干眼症的发生多与长期用眼过度,加之生活没有规律,工作及生活压力大有关,久则导致肝郁脾虚,肝血不足,故在治疗上要注意兼顾,常用当归、茯苓、白术、白芍、柴胡、决明子、首乌藤、炒枣仁、黄精、茺蔚子、麦冬、蝉蜕等药物。如睡眠不好,睡眠改善后双眼干涩的情况也会有所好转。同时叮嘱病人戒烟酒,适当休息,加强锻炼,养成健康的生活习惯。

对于年龄相对较长的病人,李老认为其病因多与肾阴虚有关,这主要见于年龄相关性干眼症,老年人肾精自亏,要么是肺肾阴虚,要么是肝肾阴虚,治疗都要使用滋养肾精的药物,但鲜有单独滋养肾精的。李老常说,对于一个慢性疾病,不可能只是某一个脏腑的虚损,多是涉及多个脏腑。在治疗干眼症的同时,李老也注重中药的外治法,如煎中药时以热气熏眼,煎完中药的药渣用棉布包好热敷双眼,这些都能够促进眼部血液循环,改善眼睛的分泌功能,内外兼治,临床效果不错。李老从多脏腑、多角度治疗干眼症,针对不同年龄的患者有不同的治疗方案,这种治疗方式是值得在临床推广的。

第十四节 李宗智诊病经验体会

（一）以症候为主，以舌象为辅，结合脉象诊病

辨证论治是中医初诊疾病的基本原则和方法，是中医整体观念及其理、法、方、药在临床中的具体运用。辨证论治的关键，是从整体观念出发，对现阶段所获知的症候进行综合分析和推理归纳，判定其内在的病机。李老在诊治眼科疾病时，注重病人的"症"，这里的症包括从四诊中得到的一切临床资料，同时也包括通过眼科专科检查所得到的"症"，如黄斑类的疾病一定要行 OCT 检查，眼底疾病需要行眼底检查、视力检查、眼压检查等，才能更加准确地知道眼底疾病的具体情况，这也属于中医望诊的内容。在诊病的过程中还要结合舌象，李老常说舌象是诊断疾病的一个重要步骤，它是人体内脏寒热虚实的真实反映。脉象的准确性相对较差，故李老在诊治疾病时对脉象的重视程度不如前两者多。

（二）重视二便的调顺

李老认为二便在眼科疾病的形成、发展及预后等过程中都有重要的作用。因目为上窍、清窍，需要水谷精微、各种清气濡养才能发挥其正常功效，而二便正是排除人体浊气、糟粕的主要通道。如大小便不正常，不管是多还是少，都会引起眼病。如增龄性白内障，属于中医圆翳内障的范畴，是一种老年性退行性疾病，中医认为其多由于肝肾亏虚、精血不足、肝热上扰而成，与虚火蒸扰有关，故要保持大小便通畅，使火有外泄的通道，才能保持上窍的清利。在李老诊病的过程中，通常倒数第二味中药与病人的二便情况有关，根据大便情况酌情使用浙贝、天竺黄、麻仁、厚朴、枳实、肉苁蓉、大黄等药物。

（三）主张眼科疾病"阴常不足，阳常有余"

在李老的眼病处方中绝大多数都是养阴轻清之药，李老认为这是由于眼的特殊性所决定的，因"五脏六腑之精气，皆上注于目而谓之精"。阴在中医学中是一个广泛的概念，包括血、津液以及由血及津液化生的生理之水。阴对眼的视功能发挥着主要作用。《审视瑶函》说："血养水，水养膏，膏护瞳神。"目的功能是司视觉，受五脏六腑的影响，容易郁而成火，维持正常的生理功能，需要耗伤阴液，故阴更易亏损，阳则相对偏亢。正是基于此，在李老的方子中较多地使用女贞子、石斛、白芍、地黄、山茱萸、黄精、枸杞之品。

（四）辨病与辨证相结合

在诊治疾病的过程中，"辨病"是根据疾病的主要表现，对照各"病"的概念与特征从而确定疾病病名的诊断过程。病是疾病发展的全过程，是脏腑、经络、气血病变过程的概括，是共性；证由病而产生，是不断变化着的疾病发展中的某一个阶段，是病变个体因人、因时、因地而异的具体表现，是个性。"辨证"是对疾病当前病理本质做出判断，并概括为具体的证名的诊断过程。李老在诊治疾病时常常是辨证与辨病相结合，针对不同症候的辨证和针对病症全过程基本病机的辨病，两者的结合是辨证论治和辨病论治相结合的基本内涵。这一体系为我们指明了一条可行的中医发展途径，尤其在中医症候实质难以取得突破性进展的情形下，中医之"病"和现代医学之"病"作为对象的辨病论治已经被初步证实是切实可行的。故而李老重视现代医学所收集到的"症"，也是这个道理。

第十五节　从心、脾、肾论治眼科年龄相关性疾病

李老诊治的病人中，绝大多数是眼科病人，其中就诊较多的是年龄相关性黄斑

病变、年龄相关性白内障的患者,这两种疾病都是与年龄有关的疾病,也就是说是老年性疾病。既然是老年性疾病,就是由于衰老而引起的。李老对此类病人的治疗有其独到的治疗理念。

生长、发育、衰老、死亡是人类生命的自然过程,随着年龄的增加,机体机能低下而出现一系列生理性的衰老表现。人们常说人老的表现是耳聋眼花,其中眼花主要的病因就是白内障或黄斑病变,李老认为主要是心、脾、肾三脏的衰老,引起功能失调。

肾居元阴元阳,为生命之宅。其主要功能是藏精化气。元气由先天之精生化,又赖于后天的滋养和补充。脏腑、十二经脉、筋骨肌表的功能活动都依赖元气的激发和推动,并直接关系到人体的生长、发育、生殖和衰老。《素问·上古天真论》说:"女子七岁,肾气盛,齿更发长;二七而天癸至,任脉通,太冲脉盛,月事以时下,故有子……六七,三阳脉衰于上,面皆焦,发始白;七七,任脉虚,太冲脉衰少,天癸竭,地道不通,故形坏而无子也。丈夫八岁,肾气实,发长齿更;二八,肾气盛,天癸至,精气溢泻,阴阳和,故能有子……五八,肾气衰,发堕齿槁……七八,肝气衰,筋不能动,天癸竭,精少,肾脏衰,形体皆极。"由此可见人体的生长、发育和衰老过程主要取决于肾气的盛衰。肾脏是机体最重要的水液调节器官,主骨生髓通于脑。骨骼之所以坚固而成为人体的支架,以及人的智慧和技巧的发挥,主要与肾藏精气有着直接的关系。《圣济总录》说:"脑为髓海。"《类证治裁》称:"脑为元神之府。"为此,肾中精气盛衰与否,与骨的生长、退化、变性,以及人的精神意识、思维活动有着密切的关系。

李东垣曾提出"内伤脾胃,百病由生"。脾胃为后天之本,气血生化之源,脾胃为人身升降的枢纽,脾主升,胃主降,升清是枢纽的主要方面。关于脾胃内伤的原因,李东垣归纳为饮食不节、寒热不适、劳倦过度、七情所伤。中医认为脾胃健旺不易生病,尤其对于中老年人,脾胃功能更为重要。所以有"无胃气则死,有胃气则生"的说法。老年人脾胃功能逐渐衰弱,水谷精微不足,目窍自然失养。

中医学认为心的主要功能有二:一是心为君主之官,藏神。心是人体精神意识、思维活动以及聪明智慧的发源地,主宰整个机体脏腑组织的生理活动,为生命活动的中枢。《灵枢·邪客》说:"心者,五脏六腑之大主也,精神之所舍也,其脏坚固,邪弗能容也。容之则心伤,心伤则神去,神去则死矣。"人的聪明智慧、视听言行、肢体活动以及人的生、死、寿、夭均与心主神明密切相关,而神光属于神明的一部分,心衰者神光也衰。二是心主血脉。目之能视,必要有肾精、肝血的滋养,而心脏通过经脉的布施,推动血液有规律地循环不息,把营养物质输送到全身各组织器官,以保证机体新陈代谢的正常进行,维持人的生命活动。人体的视、听、言、行、感觉、运动,以及呼吸、消化、排泄、血液循环等器官的生理活动均受心神的主宰和支配;反之,过亢与不及均可导致机体的发病而使人早衰。

故而心、脾、肾衰老是引起年龄相关性疾病的主要原因。在治疗此类疾病中,李老多从这三脏入手,对于延缓病情,维持有效视力,提高病人的生活质量,有很大的帮助,这也正是中医在保健、延年益寿方面的优势。